Springer

Berlin
Heidelberg
New York
Barcelona
Budapest
Hongkong
London
Mailand
Paris
Santa Clara
Singapur
Tokio

Peter Hien

Echokardiographie-Handbuch

Mit 158 Abbildungen in 242 Einzeldarstellungen

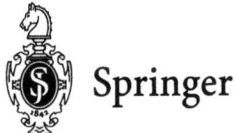 Springer

Dr. med. Peter Hien
Stadtkrankenhaus Bobingen
Innere Abteilung
Chefarzt Dr. med. G. Heilmann
Wertachstraße 55
D-86399 Bobingen

ISBN-13:978-3-540-60090-9

Die Deutsche Bibliothek – CIP-Einheitsaufnahme
Hien, Peter:
Echokardiographie-Handbuch: mit 158 Abbildungen / Peter Hien. –
Berlin; Heidelberg; New York; Barcelona; Budapest; Hongkong;
London; Mailand; Paris; Santa Clara; Singapur; Tokio.
ISBN-13:978-3-540-60090-9   e-ISBN-13:978-3-642-79902-0
DOI: 10.1007/978-3-642-79902-0

Herstellung: Bernd Stoll, Heidelberg
Illustrationen: Bernard Zimmerman, Kraichtal
Umschlaggestaltung: Springer-Verlag, Design & Production
Satz und Reproduktionen: Mitterweger GmbH, Plankstadt

Weiterverarbeitung: Schäffer, Grünstadt
SPIN: 10503848   23/3134 – 5 4 3 2 1 0 – Gedruckt auf säurefreiem Papier

Das Buch ist meinem kleinen Sohn

Felix

gewidmet, der gerade zur Welt kam,
als das Manuskript fertig war.

Vorwort

Der Titel „Echokardiographie-Handbuch" soll nicht das Handbuch im üblichen Sinne bezeichnen; er leitet sich von den amerikanischen „manuals" ab, die medizinische Themengebiete kurz, umfassend und praxisrelevant darstellen.

Die Echokardiographie wird im klinischen Kontext beschrieben. Über eine straffe Gliederung und eine knappe Darstellung der Sachverhalte wird der Leser rasch in die Lage versetzt, eine echokardiographische Untersuchung durchzuführen. Gerätetechnische Fragestellungen werden insoweit angesprochen, als sie für eine Befunderhebung praktisch von Belang sind. Großes Gewicht hat die Beschreibung der Schwierigkeiten und Fallstricke für den Anfänger sowie deren Vermeidung erhalten.

Die Kapitel zu den einzelnen Krankheitsbildern sind im allgemeinen immer gleich gegliedert: Am Anfang eines Kapitels faßt eine Stichwortliste die echokardiographischen Kriterien zur Befundung eines Krankheitsbildes zusammen. Im Abschnitt „Grundlagen" werden die pathophysiologischen und klinischen Zusammenhänge eines Krankheitsbildes in bezug auf die echokardiographische Beurteilung hergestellt. Ein tabellarischer Überblick zeigt den kurzen Weg zur vollständigen Erfassung eines pathologischen Befundes und die kardiologischen Konsequenzen aus den erhobenen Daten. Danach werden die Befundungen durch das zweidimensionale UKG, das M-mode und die Dopplerechokardiographie im Detail besprochen und graphisch dargestellt. Abschließend wird die Wertigkeit der zu erhebenden Daten diskutiert.

Hauptziele dieses Buches sind:

- kurze, prägnante Beschreibung der Sachverhalte, aus denen der Praktiker Konsequenzen für seine tägliche Arbeit ziehen kann;
- Zusammenfassung der pathophysiologischen und klinischen Grundlagen als Basis der Befunderhebung;
- Darstellung der kardiologischen Konsequenzen aus den echokardiographischen Befunden;
- kritische Wertung der echokardiographischen Parameter bezüglich ihrer Konsequenzen.

Für das Korrekturlesen und die vielen Anregungen danke ich Dr. Ulrich Wolfhard, Dr. Michael Schmöckel und Dr. Reinhardt Müller, die an kardiologischen bzw. kardiochirurgischen Zentren tätig sind und mich bei der Erstellung dieses Buches begleitet haben. Mein besonderer Dank gebührt Dr. Heiner Breuer, meinem langjährigen Freund aus Ulmer Zeit, der dem vorliegenden Buch mit seiner kritischen Auseinandersetzung maßgeblich Gestalt gegeben hat. Last, not least danke ich dem Springer-Verlag für sein Engagement und die Sorgfalt bei der Buchherstellung.

Bobingen, im Herbst 1995   Peter Hien

Inhaltsverzeichnis

1 Grundlagen

Man unterscheidet die konventionelle Echokardiographie von der Dopplerechokardiographie. In der konventionellen Echokardiographie leitet man ein zweidimensionales Bild (2-D-Bild) und ein eindimensionales Signal, (M-mode) ab. Außerdem unterscheidet man die transthorakale von der transösophagealen Ableitung. In diesem Buch wird die transthorakale Echokardiographie (TTE) erklärt. Dort, wo diese nicht ausreicht, wird auf die transösophageale Echokardiographie (TEE) verwiesen, z.B. bei der Suche nach Thromben in den Vorhöfen, Beurteilung von Kunstklappen und bei Verdacht auf eine Aortendissektion oder eine Endokarditis.

Das **2-D-Bild** im **B-mode** ist ein zweidimensionaler Schnitt durch das Herz wie man es von der Sonographie des Abdomens kennt. Der Schallkopf muß an bestimmten definierten Punkten aufgelegt werden. Diese Auflagepunkte sind die Schallfenster. Im Rahmen einer standardisierten Untersuchung des Herzens wählt man 5 definierte Schallfenster, die nachfolgend sehr ausführlich gezeichnet und beschrieben sind:

- linksparasternaler Längsschnitt (LPL),
- linksparasternale Querschnitte (LPQ),
- apikaler Drei-, Vier- und Fünfkammerblick (3KB, 4KB, 5KB),
- suprasternaler Schnitt (SST),
- Subkostalschnitt (SK).

Leider liegen oft Lungenabschnitte zwischen dem Herzen und dem Schallkopf, so daß nicht jeder Standardschnitt zur vollen Zufriedenheit eingestellt werden kann. Dieses Problem begegnet dem Untersucher vor allem bei schlechter Lagerung des Patienten oder bei Patienten mit einem Lungenemphysem. Mitunter schiebt sich nur die Lingula der linken Lunge bei Inspiration vor das Herz. Dann muß man die Exspiration abwarten, um ein vernünftiges Bild zu bekommen.

Die Lagerung ist entscheidend. In Linksseitenlage (LSL), mit dem linken Arm über den Kopf gestreckt, dem Kinn nach oben, Rücken gerade, und dem rechten Arm auf dem Körper gelegen sowie mit etwas angehobenem Oberkörper fällt das Herz an die Thoraxwand. Dies ergibt die optimalen Sichtverhältnisse. Unter Umständen bedarf es noch einer leichten „Überkippung" des Oberkörpers. Dann sollte der Patient ganz an der Kante liegen oder idealerweise ein Echokardiographie-Tisch mit Aussparung für den Schallkopf verfügbar sein (Abb. 1.1).

Der Subkostalschnitt und die suprasternale Ableitung sind nicht immer nötig. Die jeweils optimale Lagerung für diese Ableitungen wird weiter unten beschrieben.

Das **M-mode** ist ein eindimensionaler Schnitt durch das Herz, also ein Strich. Man lotet das Herz im M-mode an und der Monitor zeigt alle Bewegungen entlang dieser Achse. Ein Bild mit

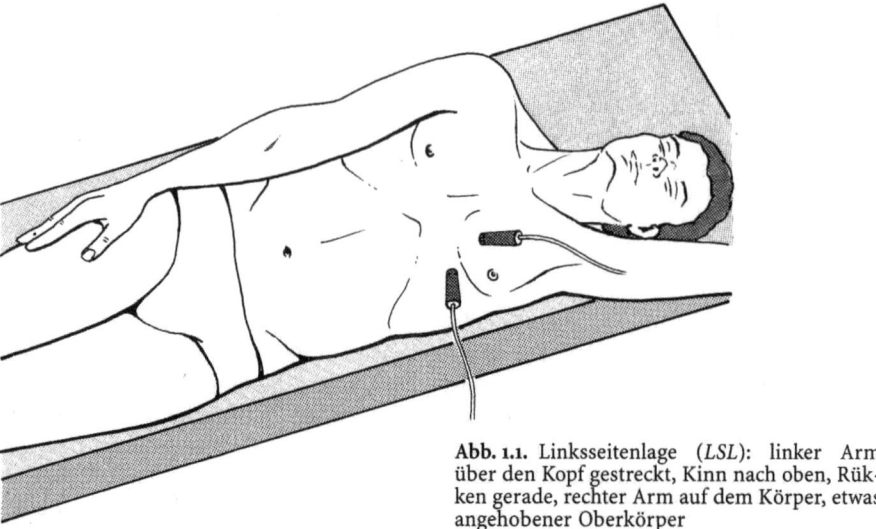

Abb. 1.1. Linksseitenlage (*LSL*): linker Arm über den Kopf gestreckt, Kinn nach oben, Rücken gerade, rechter Arm auf dem Körper, etwas angehobener Oberkörper

den typischen Kurven entsteht, weil der Computer dieses Signal entlang der Zeitachse verschiebt. Die zu untersuchenden Strukturen sollten möglichst rechtwinklig getroffen werden. Damit wird im M-mode eine deutlich schärfere Auflösung der fraglichen Strukturen erzielt als das 2-D-Bild liefert. Während das 2-D-Bild einen raschen Überblick bietet, können im M-mode die Herzmorphologie sowie die Wand- und Klappenbewegungen zuverlässiger quantifiziert werden. Früher wurde mit einer Stiftsonde der M-mode-Strahl über das Herz bewegt. Der Geübte erkannte aus dem Verlauf und der Kurve alle Strukturen. Heute ist das deutlich einfacher geworden. Das 2-D-Bild wird gezeigt, man drückt auf die M-mode-Taste und kann jetzt 2-D-Bild, M-mode-Strahl und M-mode-Kurve gleichzeitig sehen. Kleinere Geräte zeigen das 2-D-Bild, man kann sich die Achse für den M-mode-Strahl darauf suchen und das 2-D-Bild verschwindet, sobald man die M-mode-Kurve sehen will. Diese Art der Abbildung ist reduziert, weil diese

kleineren Geräte nicht soviel Rechenleistung im Computer haben, um beide Ableitungsformen gleichzeitig durchzuführen und abzubilden.

Am Anfang wird man die M-mode-Kurven sehr genau anschauen müssen, um die Bewegungen und den Verlauf beurteilen zu können. Darauf sollte man nie verzichten, weil diese Information präziser ist, als sie das 2-D-Bild liefern kann. Sehr bald ist man dann soweit, daß man den M-mode-Strahl nur noch über die zu untersuchenden Klappen und die Wände zieht. Ad hoc kann man dann zwischen einem Normalbefund und genauer zu untersuchenden Pathologika unterscheiden. Standardschnitte mit den Standardanlotungen für das M-mode werden in den folgenden Kapiteln ausführlich beschrieben. Typische Kurvenverläufe im M-mode muß man sich wiederholt anschauen, um Abweichungen zu erkennen.

Eine **EKG-Ableitung** erleichtert die Zuordnung der M-mode-Kurve zum Herzzyklus. Vor allem eine Bilddokumentation kann mit dieser Zusatzinformation besser nachvollzogen werden. Bei Aorten-, Mitralis- und Kunstklappeninsuffizienzen kann man mit dem EKG vorzeitige Klappenbewegungen erkennen, die ein Kriterium für den Schweregrad sind.

Die **transösophageale Echokardiographie** (TEE) wird mit einer Ösophagussonde durchgeführt, an deren Spitze seitlich ein Schallkopf ist. Vom Ösophagus oder Magenfundus können 2-D-Bilder, das M-mode oder Dopplersignale abgeleitet werden. Die erforderliche Eindringtiefe ist dabei kürzer, und die Frequenz des Schallkopfes kann höher gewählt werden, womit eine bessere Auflösung erreicht wird. Dies erlaubt eine bessere Beurteilung der Vorhöfe, der AV-Klappen und der Aorta als mit der TTE. Die Methode ist aufwendiger und wird bei bestimmten Fragestellungen oder schlechter transthorakaler Schallbarkeit hinzugezogen. Eine schlechte transthorakale Schallbarkeit ist oft bei adipösen Patienten, Patienten mit Lungenemphysem, bei Patienten, die nicht zu lagern sind und bei beatmeten Patienten gegeben. Bei der Suche nach Thromben in den Vorhöfen, Verdacht auf eine Aortendissektion, zum Ausschluß eines Aortenaneurysmas, Diagnose und Verlauf von Endokarditiden, Beurteilung von Mitralklappenprothesen und bei einem Verdacht auf eine Sinus-valsalva-Perforation wird man die TTE in der Regel heranziehen müssen. Die Technik entwickelt sich auch hier rasant. Starre monoplane Schallköpfe werden von stufenlos verstellbaren Schallsonden abgelöst.

Die **Kontrastmittelechokardiographie** geriet mit Einführung der Dopplertechnik etwas in Vergessenheit. Die einfachste und praktischste echokontrastgebende Substanz ist eine aufgeschüttelte Kochsalzspritze. Zum Beispiel nimmt man 9 ml Kochsalzlösung und 1 ml Luft, schüttelt diese kräftig

und injiziert sie ohne Luft. Die kleinen Luftbläschen reflektieren nur an ihrer Oberfläche. Damit sieht man im 2-D-Bild kleinste Strichchen senkrecht zum Schallstrahl, die sich im Blutfluß bewegen. Echokontrastgebende Substanzen sind auch Gelatineexpander, HAES-Lösungen oder das Echovist (Fa. Schering Berlin). Letzteres sind mikroverkapselte Lufteinschlüsse in Galaktose.

Nach einer sicheren und optimalen Einstellung des Herzens im 2-D-Bild, in der Regel von apikal, wird das Kontrastmittel schnell injiziert. Zu den Risiken der Luftbeimengungen in der Kochsalzspritze gibt es keine Studien. Wahrscheinlich darf man gefahrlos 0,5 bis 1 ml Luft mit injizieren. Andererseits gibt es vereinzelt Hinweise, daß bei einem Rechts-links-Shunt TIA aufgetreten seien. Mit der Verwendung von Echovist kann man diese Unsicherheit vermeiden. Zudem bekommt man reproduzierbare und bessere Darstellungen. Irreguläre Strömungen bei Ventrikel- oder Vorhofseptumdefekten sowie Auswascheffekte (s. Kap. 2.24) sind mit Kontrastmittelgabe einfach nachweisbar. Pendelflüsse oder Auswascheffekte bei Pulmonalis- oder Trikuspidalinsuffizienzen werden gesehen. Eine weitere Indikation ist die Applikation von Kontrastmittel in den Perikarderguß. Damit wird die sichere Applikation einer Nadel oder eines Katheters gesehen und dokumentiert.

In der Dopplerechokardiographie kann man schwache Signale, wie sie bei geringem Flow, ungünstigem Ableitungswinkel oder bei schlechter Schallbarkeit vorkommen, durch Zugabe von Kontrastmittel verstärken. Diese Bedingungen liegen nicht selten beim Vorhofseptumdefekt vor. Bei Endokardkissendefekten, beim Vorhofseptumdefekt Typ I, schwer ableitbaren Sinus-venosus-Defekten und bei komplexen Vitien, wie der Fallot-Tetralogie, kann man einen schnellen Überblick über die Flußrichtungen bekommen.

Die **Dopplerechokardiographie** besteht aus dem PW-, HPRF-, CW- und Farbdoppler (s. 1.2). Sie erfaßt den Blutfluß in den Blutgefäßen und im Herzen:

- Strömungsrichtungen, Strömungsgeschwindigkeiten und Geschwindigkeitsänderungen sind die Aussagen des Dopplers am Herzen.
- Hämodynamische Veränderungen bei Vitien werden diagnostiziert und quantifiziert.
- Durchflußvolumina, Druckgradienten und Stenoseflächen werden daraus berechnet.
- Strömungsprofile, also typische Veränderungen der Blutflußgeschwindigkeiten an den Herzklappen, spielen eine Rolle bei der Quantifizierung von Vitien.
- Die Echokardiographie liefert morphologische und funktionelle Aussagen über das Herz, während der Doppler den Blutfluß beschreibt.

Grundsätzlich kommt man mit dem konventionellen Echo und der Kontrastmittelapplikation schon sehr weit. Im Zusammenhang mit der Anamnese, der körperlichen Untersuchung, dem Röntgen-Thorax und der klinischen Gesamtsituation ist in der Regel eine kardiologische Diagnose und eine Einleitung der Therapie möglich. Sobald man in der Echokardiographie Übung hat, soll man sich mit dem Dopplern befassen. Das Prozedere bei vielen kardiologischen Krankheitsbildern hängt von der dopplerechokardiographischen Befundung ab. Quantifizierungen und Verlaufskontrollen anhand des Dopplers sind mittlerweile Standard. Wie immer macht die Übung und das Gerätehandling den Meister. Deswegen sollte man anfangs bei jeder Untersuchung die Herzklappen und die Durchflüsse ausdopplern.

Man füttert den Computer vor der Untersuchung mit **persönlichen Daten**, die er zur Berechnung des Herzminutenvolumens und des Herzindex braucht. Hierzu gehören Größe, Gewicht und Herzfrequenz. Alter und Blutdruck können eingegeben werden.

Tips für den Anfänger

- Am Anfang kriegt man keine schönen Bilder, und der Kopf schwirrt, weil sich alles bewegt und man die Echoableitungen anatomisch und funktionell noch nicht zuordnen kann. Man muß sich langsam einsehen und kann sich selbst oder Bekannte schallen. Geben Sie Ihrem Gehirn und Ihren Augen Zeit sich an die verwirrenden Bilder zu gewöhnen. Hierzu geht man die anatomischen Schnitte im Geiste immer wieder durch, bis man weiß, was man von einer bestimmten Schnittebene erwartet. Auch das Spiel der Klappen und die Kontraktionen muß man immer wieder im Geiste durchspielen. Natürlich weiß man das alles schon. Man ist anfangs nur nicht in der Lage die schnellen Herzaktionen, die Hand am Schallkopf und das Auge unter einen Hut zu bringen. Dazu noch eine Bewertung abzugeben und den Computer zu bedienen, erfordert nur etwas Übung und Konzentration. Vergleichbar ist das mit einem Musikinstrument. Am Beginn ist es schwer, durch Übung werden alle denkbaren Variationen und Rhythmen gespielt. Irgendwann platzt der Knoten und man wundert sich, warum man das nicht gleich „gefressen" hat. Flüssig fährt man mit dem Schallkopf über das Herz, orientiert sich an den 2-D-Bildern, und sieht mit einem Blick ob ein pathologischer Befund vorliegt. Gesichert und quantifiziert wird dieser

Befund dann mit dem M-mode und dem Doppler.

● Oft bekommt man viel bessere Ableitungen, nachdem man das Herz schon 5 Min. geschallt hat. Man bekommt ein „Gefühl" für die idealen Schallfenster. Die Schallfenster sind manchmal sehr klein und die gewünschte Ebene ist nur in einem bestimmten Winkel zu kriegen. Die Theorie zur Ableitung standardisierter Schnittebenen ist wichtig. Sie trifft nicht ideal für jeden Patienten zu. Dann müssen die bestmöglichen Schallfenster gesucht werden. Die Ableitungsebenen entsprechen bei diesen Patienten nicht den definierten Standardebenen. Morphologische Meßwerte sollten dann entsprechend vorsichtig interpretiert werden.

● Wenn Sie einen vernünftigen Schnitt haben, messen und dokumentieren Sie. Dann haben Sie schon mal was im Kasten. Wenn Sie einen Schnitt später besser kriegen, können Sie immer noch neu bestimmen. Oft ist das Gegenteil der Fall, nämlich, daß man einen schönen Schnitt später nicht mehr so gut trifft.

● Schauen Sie sich die bereits vorliegenden Befunde und die Anamnese an. Dann ist die Gefahr, etwas Wichtiges zu übersehen, geringer.

1.1 Einstellungen

1.1.1 Linksparasternaler Längsschnitt

Direkt links am Sternum, etwa 3–5. ICR, wird der Schallkopf angelegt. Der Winkel zur langen Achse des Sternums ist etwa 45°. Die Längsachsenebene (LPL) muß man sich in einer Ebene von der rechten Schulter zum linken Bekkenkamm vorstellen. Dabei wird der Schallkopf meist etwas nach unten gekippt (Abb. 1.2).

Bei Emphysemthorax und bei jungen Patienten ist der Winkel auch steiler (Abb. 1.3). Bei Jungen leitet man eher

Abb. 1.2. Schallkopfauflage für den linksparasternalen Längsschnitt (LPL)

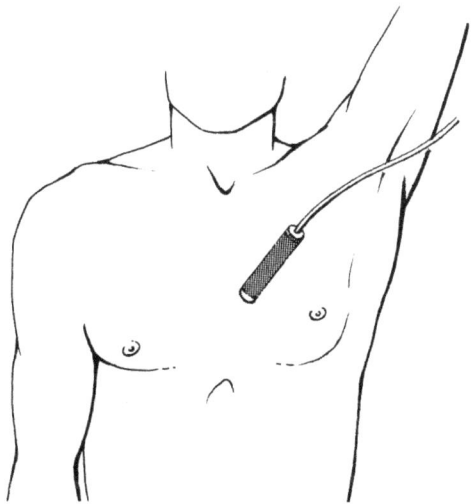

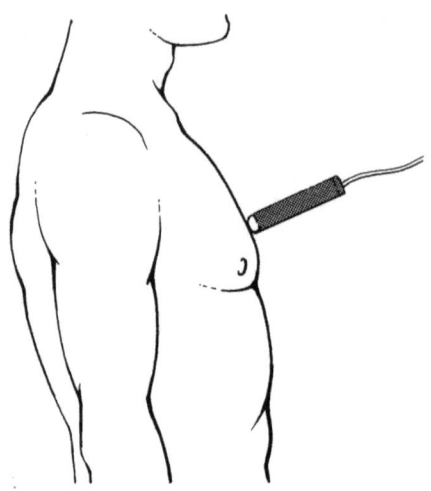

Abb. 1.3. Ansicht von der Seite. Mitunter muß man den Schallstrahl nach unten kippen

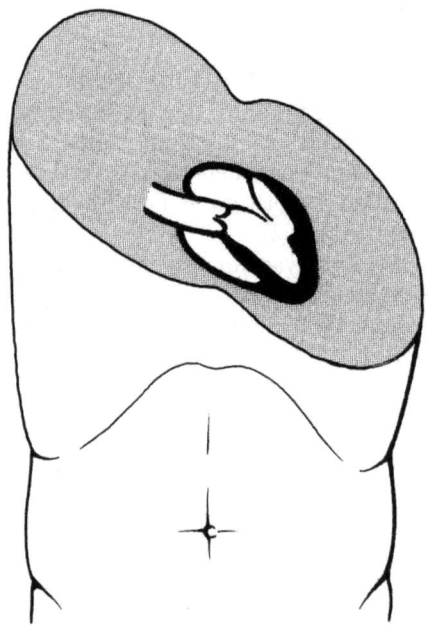

Abb. 1.4. Schnitt durch den Torso, wie man ihn mit dem Sektorscanner erhält. Verdeutlichen Sie sich, was Sie erwartet, wenn Sie den Schallkopf verschieben

vom 3. ICR ab. Bei älteren Patienten bekommt man die günstigste Ableitung eher vom 5. ICR und der Winkel zum Sternum ist flacher, mitunter sogar im rechten Winkel zum Sternum.

Üblicherweise stellt man die Herzbasis rechts und die Spitze links im Bild dar (Abb. 1.4). Diese Konvention ist willkürlich und unlogisch. Leichter kann man sich die Anatomie anders-

Abb. 1.5. Das Schnittbild am Monitor. Anatomische Beschreibung s. Text. Diese Abbildung, mit der Herzbasis rechts, ist bei Dokumentationen üblich

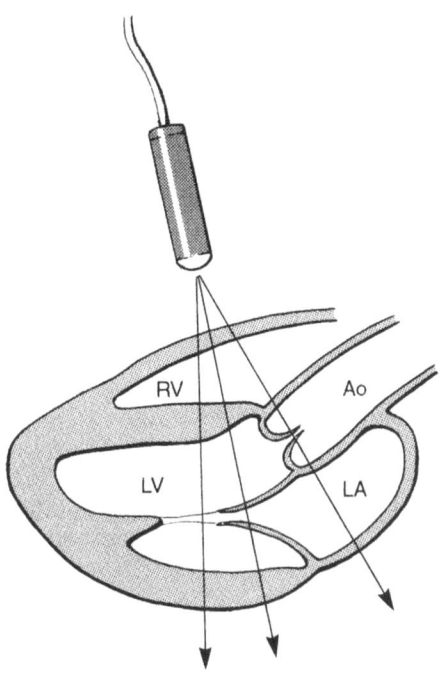

herum vorstellen. Dies entspricht einem anatomischen Schnitt durch den Thorax, wie man ihn vom CT erwartet. Nachdem man mit der Echomorphologie des Herzens vertraut ist, kann man dann zur konventionellen, aber „verkehrten" Darstellung übergehen.

Man sollte jedoch vorher einige Herzen gesehen haben und den linksparasternalen Schnitt in Ruhe und mehreren Winkeln durchgekippt haben. Es ist wichtig, sich genügend Zeit zu nehmen und die Anatomie in dieser Ebene zu durchdenken. Es hilft, diesen Untersuchungsgang mit geschlossenen Augen konzentriert im Geiste durchzugehen.

Schallkopfnah, direkt hinter der Thoraxwand, kommt der rechte Ventrikel am Monitor zur Abbildung (Abb. 1.5). Nach dem Septum folgt der linke Ventrikel. Rechts am Bildrand liegt die Klappenebene. Zwischen dem rechten Herzen und dem linken Vorhof ist die

Aorta. Die vordere Aortenklappe ist die „right coronary cusp" (RCC), die hintere Aortenklappe ist die „non coronary cusp" (NCC). Aus dem NCC-Ansatz geht das vordere Mitralsegel hervor.

Vor der Aortenklappe liegt der linksventrikuläre Ausflußtrakt (LVOT). Unter der Aortenklappe sieht man den linken Vorhof. Hinter dem vorderen Mitralsegel (AML) und der Hinterwand schwingt das hintere Mitralsegel (PML). Von den Mitralsegeln aus ziehen die Chordae zum Papillarmuskel. Die Herzspitze läßt sich oft nicht darstellen, wenn sie von der Lingula überlagert wird.

In der Diastole bilden die Taschenklappen RCC und NCC einen zarten Strich inmitten der Aorta, das Aortenklappenmittelecho (AME). Liegt dieser Strich dezentral, kann eine Bikuspidalklappe vorliegen. Die Verbindung vom AME zur Aortenwand sieht man nicht immer. Systolisch bewegt sich die Aorta zum Schallkopf hin, da sich der linke Vorhof füllt und der rechte Ventrikel entleert.

Dieser Schnitt sollte die angegebenen Strukturen in einer Ebene erfassen. Das Septum sollte möglichst senkrecht und nicht schräg getroffen werden. Das Aortenklappenmittelecho sollte sich deutlich abbilden.

Im M-mode legt man den Strahl normalerweise:

● durch die Spitzen der Aortenklappe,
● dann durch die Spitzen der Mitralsegel und
● direkt vor den Mitralsegeln durch das Septum und die Hinterwand.

M-mode durch die Spitzen der Aortenklappe

Der Schnitt durch die Spitzen der Taschenklappen, mit dem M-mode-Strahl, zeigt die Bewegungen der Semilunarklappen NCC und RCC, das diastolische Mittelecho AME sowie die Aortenwand (Abb. 1.6). In dieser Schärfe kann man dies dem 2-D-Bild nicht entnehmen. Vor der Aorta liegt das rechte Herz, dahinter der linke Vorhof. Beachten Sie die systolische Bewegung der Aorta nach ventral.

Man mißt dabei:

● Ao-cusp-sep: die Taschenklappenseparation,
● Ao-dias: den diastolischen Aortendurchmesser,
● LVET: die linksventrikuläre Ejektionszeit,
● LA-sys: den endsystolischen Durchmesser des linken Vorhofs.

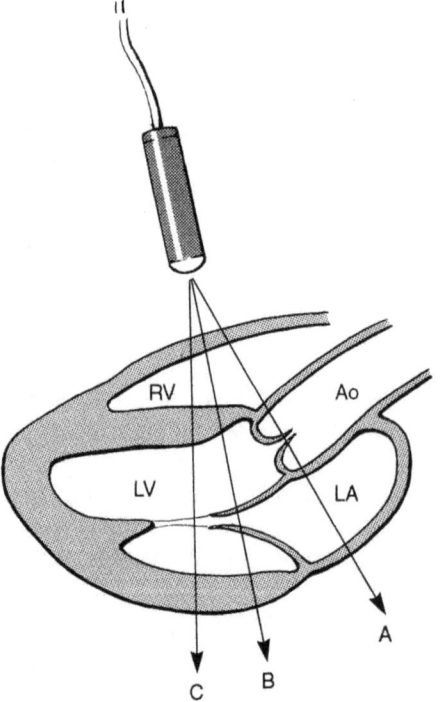

Abb. 1.6. *A* Schnitt durch die Taschenklappenspitzen. *B* Schnitt durch die Mitralisspitzen. *C* Schnitt durch den medialen linken Ventrikel. Direkt vor den Mitralsegelspitzen ist die optimale Ableitung.

Abb. 1.7. Beim Schnitt durch die Aortenklappe sucht man die optimale Achse des M-mode-Strahls. Da sich die Aorta systolisch nach vorne bewegt, muß man den Punkt suchen, an dem die Klappe während des ganzen Zyklus abgebildet wird. Sobald man ihn hat, friert man das Monitorbild ein und mißt aus

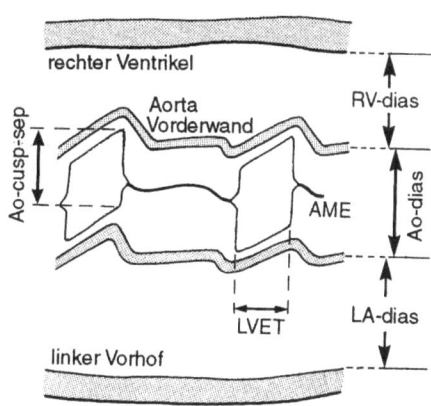

Abb 1.8. Typisches M-mode-Bild der Mitralklappe. Mit der Relaxation des linken Ventrikels öffnet sich die Mitralklappe. Sobald der linke Ventrikel sich kontrahiert, sogar schon etwas davor, schließt die Mitralis

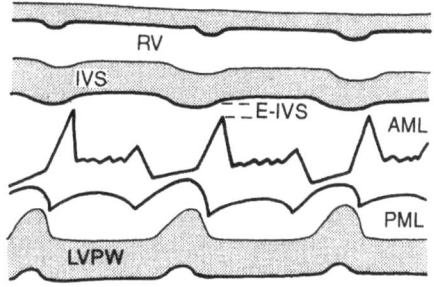

Der Aortendurchmesser wird spätdiastolisch ausgemessen. Nach der sog. „Leading-edge"-Methode soll die vordere Aortenwand in die Messung miteingehen.

Der linke Vorhof und das rechte Herz können nicht immer zuverlässig in dieser Achse ausgemessen werden.

Vor der Aortenklappe liegt der linksventrikuläre Ausflußtrakt (LVOT). Dieser Durchmesser wird im 2-D-Bild nach der „Edge-to-edge"-Methode ausgemessen. Der Computer berechnet die Fläche des LVOT. Sie wird als ein Faktor der Durchflußmethode zur Berechnung des Schlagvolumens (SV) verwandt (Abb. 1.7).

M-mode durch die Mitralsegel

Durch die Spitzen der beiden Mitralsegel wird der nächste M-mode-Strahl gelegt. Hierzu muß man oft mit dem Schallkopf spielen um eine senkrechte Anlotung zu erreichen (Abb. 1.8).

Die M-mode-Kurve zeigt hinter der Thoraxwand den rechten Ventrikel, dann das Septum (IVS), das linksventrikuläre Kavum, in dem die Mitralsegel schwingen, und dann die Hinterwand. Der Hinterwand liegt das Perikard an. Das vordere Mitralsegel und das hintere Mitralsegel schwingen gegensinnig. Bei einer Mitralstenose mit Sklerosierungen schwingen sie gleichsinnig. Man mißt folgende Parameter aus:

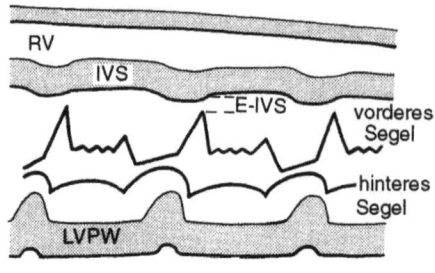

Abb. 1.9. Normale Bewegung der Mitralsegel im M-mode. Das hintere Segel, *PML*, kommt oft nicht so gut raus. Die E-Welle entspricht dem frühdiastolischen passiven transmitralen Einstrom in den LV, die A-Welle dem spätdiastolischen Einstrom durch aktive Vorhofkontraktion. Der frühdiastolische Einstrom ist beispielsweise bei einer Herzinsuffizienz, Hypertonie oder KHK im Sinne einer diastolischen Funktionsstörung behindert. Dann erwartet man eine erniedrigte DE-Amplitude, eine überhöhte A-Welle und einen abgeflachten EF-Slope (s. Abb. 2.21 und 2.60)

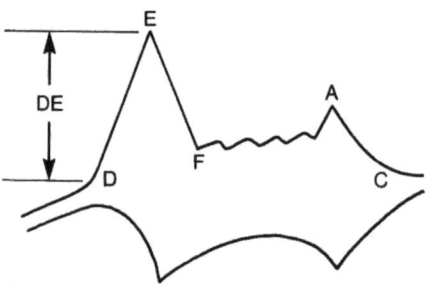

- DE-Amplitude: die Strecke vom Punkt D nach E, also von der Klappenöffnung bis zum höchsten Ausschlag,
- EF-Slope: die Gefällstrecke von E nach F,
- E-IVS: der Abstand vom Punkt E bis zum Septum.

Die Klappenöffnungsamplitude, DE, des anterioren Mitralsegels, AML, ist problemlos zu bestimmen. Man muß die Einstellung variieren, um den maximalen Ausschlag zu erhalten. Zum einen soll die Anlotung möglichst senkrecht sein, zum anderen soll die Messung möglichst nahe an der Klappenspitze erfolgen (Abb. 1.9).

Der EF-Slope ist eine Funktion des initialen Einstroms (Abb. 1.10). Einen Meßpunkt setzt man an die E-Spitze und den zweiten Punkt idealerweise an die F-Spitze.

Normalerweise ist der Abfall steil, also größer als 70 mm/s. Bei Herzinsuf-fizienz geht der passive Einstrom gegen ein erhöhtes Restvolumen und einen erhöhten enddiastolischen Druck. Der EF-Slope wird flacher. Man ist sich nicht immer sicher wie man diese Strecke abgreifen soll, weil es keinen spitzen E-Umschlag gibt, sondern eine Kuppe. Nach der Kuppe ist das Gefälle flach und wird dann steiler. Vereinzelt wird empfohlen die Strecke im Bereich der Kuppe auszumessen. Der höchste Punkt ist der E-Punkt. Dort wo die Kuppe in das steile Gefälle umschlägt, also der Scheitelpunkt, ist der F°-Punkt. Der F-Punkt bleibt wie gehabt. Nach dieser Ansicht soll die Gefällstrecke E-F° der EF-Slope sein. Dem widerspricht jedoch die klinische Erfahrung. Da wäre jeder zweite Patient herzinsuf-fizient. Deswegen greift man ein mittleres Gefälle ab und dokumentiert dazu das Bild. Dasselbe gilt für den F-Punkt. Der ist auch nicht immer ein spitzer Umschlag am Ende des ersten passiven Einstroms in der Diastole. Stattdessen

Abb. 1.10. Abgreifen des EF-Slopes. Während Sie nur 2 Punkte definieren, berechnet der Computer die Gefällstrecke in mm/s

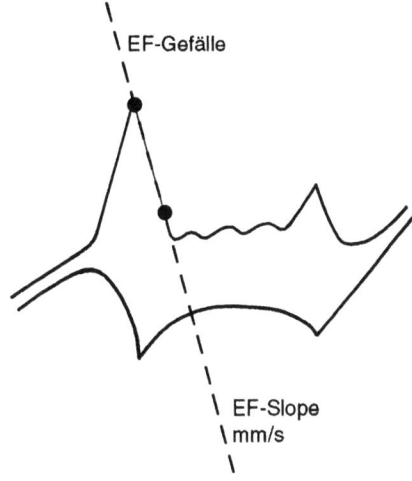

Abb. 1.11. Im Prinzip haben Sie 2 Gefällstrecken: den EF°-Slope und den F°F-Slope. Wählen Sie einen annähernden Mittelwert. Natürlich sollten Sie berücksichtigen, ob alle sonstigen Befunde und die Anamnese für einen herzgesunden Patienten, oder für eine Herzinsuffizienz sprechen

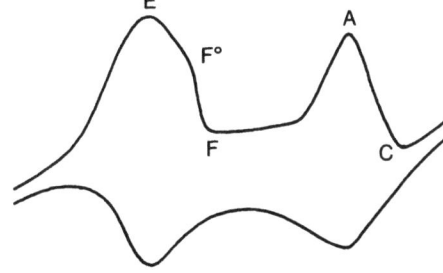

handelt es sich dann um einen runden Übergang in die Phase des diastolischen Druckausgleichs. Greifen Sie auch hier entsprechend ein mittleres Gefälle ab.

Die A-Welle sollte mit der E-Welle verglichen werden (Abb. 1.11). Normalerweise ist sie kleiner. Ist der initiale passive Einstrom behindert, so muß der Vorhof kompensatorisch mehr pumpen und die A-Welle (A = „atrial") ist gleich oder größer als die E-Welle (E = „early"). Dies gilt natürlich nur bei Sinusrhythmus. Bei Vorhofflimmern gibt es keine A-Welle und die Flußgeschwindigkeit wechselt.

Die CD-Strecke steigt normalerweise linear an. Bei einer HOCM wölbt sie sich gegen das Septum, bei einem MKP gegen die Hinterwand.

Der Abstand vom E-Punkt zum Septum ist ein Kriterium für eine kardiale Dilatation. Bei dilatativer Kardiomyopathie (DCM) ist dieser Abstand meist größer als 10 mm. Normalerweise ist der E-IVS-Abstand kleiner als 6 mm.

M-mode durch den linken Ventrikel

Der nächste Schnitt durch den linken Ventrikel wird direkt hinter den Segel-

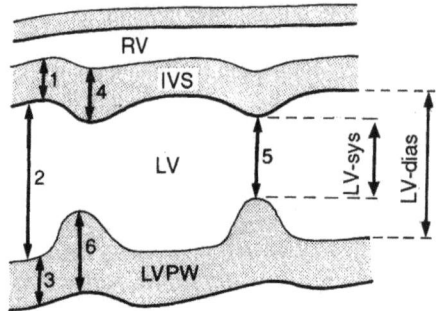

Abb. 1.12. Typisches M-mode-Bild des medialen linken Ventrikels. Die Messungen erfolgen enddiastolisch und endsystolisch. *1* diastolisches interventrikulares Septum (*IVS-dias*), *2* diastolisches linkes Kavum (*LV-dias*), *3* diastolische Hinterwand (*LVPW-dias*), *4* systolisches interventrikulares Septum (*IVS-sys*), *5* systolisches linkes Kavum (*LV-sys*), *6* systolische Hinterwand (*LVPW-sys*)

spitzen plaziert. Dieser Schnitt hat drei Schwierigkeiten. Zum einen ist es möglich, daß sich die Lingula vor den linken Ventrikel legt und dieser Bereich nur schwer einsehbar ist. Dies umgeht man durch Überkippen des Oberkörpers und/oder Exspiration. Zum anderen wird der Papillarmuskel erfaßt und man mißt die Hinterwand zu dick aus. Außerdem schneidet man den linken Ventrikel nicht selten tangential an. In diesen beiden Fällen werden die Meßwerte für die Wandstärken, die Kontraktilität und das Ventrikellumen zu hoch bemessen. Eine korrekte senkrechte Anlotung wird durch den linksparasternalen Querschnitt erreicht, da man unter Kontrolle den M-mode senkrecht durch die Ventrikelwand legen kann.

Man geht dabei sinnvollerweise nach einem bestimmten Schema vor. Nachdem man im 2-D-Bild eine Achse für das M-mode des medialen linken Ventrikels gewählt hat, beobachtet man den Verlauf des M-mode-Bildes am Monitor (Abb. 1.12). Das Septum (IVS) soll möglichst senkrecht getroffen sein, um die korrekte Dicke und Kontraktilität zu bekommen. Die korrekte senkrechte Anlotung wird im Querschnitt gesehen. Dasselbe gilt für die Hinterwand (LVPW). Meist wird sie im Bereich des Papillarmuskels getroffen. Jetzt muß

man in kleinsten Schritten kippen bis man das Areal zwischen den beiden Papillarmuskeln reinkriegt. Auch hierbei erfolgt eine zuverlässige Ableitung am besten durch den Querschnitt. Wenn jetzt, bei kontinuierlicher Beobachtung des M-mode-Streifens, alles paßt, dann wird das Monitorbild eingefroren und man führt die unten aufgeführten Messungen durch.

Man mißt folgendes aus:

- RV-dias (RVDD): diastolischer Innendurchmesser des rechten Ventrikels,
- IVS-dias (IVSDD): diastolischer Durchmesser des Septums,
- LV-dias (LVDD): diastolischer Innendurchmesser des linken Ventrikels,
- LVPW-dias (LVPWDD): diastolischer Durchmesser der Hinterwand,
- RV-sys (RVSD): systolischer Durchmesser des rechten Ventrikels,
- IVS-sys (IVSSD): systolischer Durchmesser des Septums,
- LV-sys (LVSD): systolischer Innendurchmesser des linken Ventrikels,
- LVPW-sys (LVPWSD): systolischer Durchmesser der Hinterwand,
- PE: Tiefe des Perikardergusses, falls vorhanden.

Am Ende der Diastole mißt man schrittweise vom rechten Ventrikel zum Perikard. Dasselbe Vorgehen folgt am Ende der Systole. Der rechte Ventrikel ist im M-mode vom LPL nur selten verwertbar auszumessen, da er meist tangential getroffen wird.

1.1.2 Linksparasternale Querschnitte

Diese Schnitte entwickeln sich logisch aus dem linksparasternalen Längsschnitt.

Mit dem Längsschnitt nimmt man die Klappenebene in die Mitte des Sektorbildes. Jetzt dreht man den Schallkopf einfach um 90°–110° im Uhrzeigersinn. Und schon hat man den Querschnitt durch die **Herzbasis** (Abb. 1.13). Durch Kippen greift man nacheinander den Schnitt durch die Herzbasis, dann den durch die Mitralsegelebene und schließlich den Schnitt durch den medialen Ventrikel ab. Wenn man den Längsschnitt anfangs, „anatomisch logisch", mit der Herzbasis nach links dargestellt hat, dann dreht man den Schallkopf natürlich im Gegenuhrzeigersinn, um die Quer-

schnitte zu erhalten. Bei der konventionellen Darstellung, mit der Herzbasis am rechten Bildrand, dreht man den Schallkopf im Uhrzeigersinn. Die Darstellung der Querschnitte auf dem Monitor ist jetzt wieder „anatomisch logisch" mit dem rechten Vorhof links unten (Abb. 1.14).

Schnitt durch die Herzbasis

Zum Schallkopf hin, durch die Trikuspidalklappe, fließt das Blut in den rechten Ventrikel. Der rechte Ventrikel stellt sich in diesem Schnitt nicht dar. Stattdessen sehen wir den Übergang vom rechten Vorhof direkt in den rechten Ausflußtrakt (RVOT).

Cave, der Blutfluß geht natürlich nicht vom rechten Vorhof in den rechten Ausflußtrakt. Damit kann man mit diesem Schnitt auch nicht zuverlässig die Stenose- oder Insuffizienzflüsse quantifizieren. Morphologisch läßt sich die Trikuspidalklappe und der rechte Vorhof meist gut abgrenzen.

Der rechte Ausflußtrakt liegt vor der Aorta. Er umgreift die Aorta, geht über

Abb. 1.13. Anatomischer Querschnitt durch die Herzbasis. In dieser Abbildung sehen Sie den Querschnitt von oben. Machen Sie sich die Strukturen bewußt. Denken Sie sich das komplette Herz in diesem Torso. Die Kammern liegen in der linken Körperhälfte, die Vorhöfe rechts unten etc.

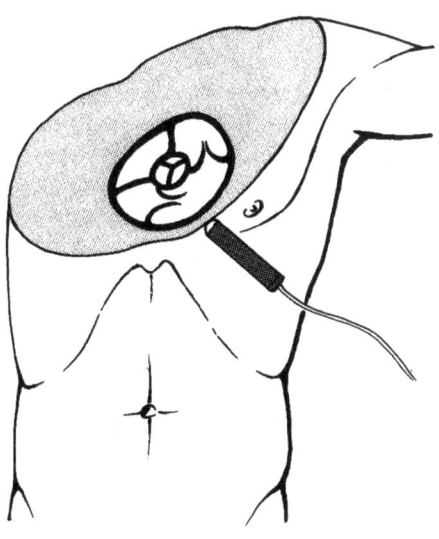

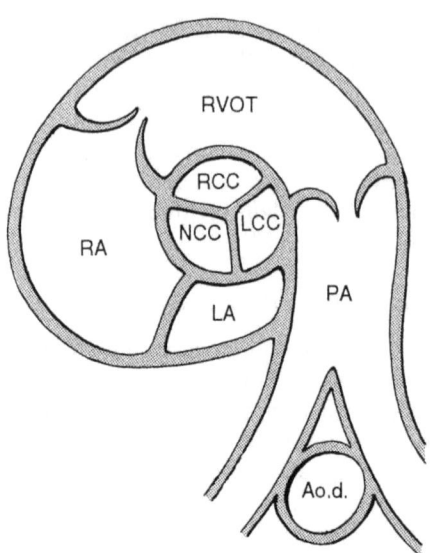

Abb. 1.14. Monitorbild des Querschnittes durch die Herzbasis. Anatomische Beschreibung im Text. Am Monitor sieht man den Querschnitt, wie im CT, von unten

in die Pulmonalarterie und die Pulmonalarterie teilt sich hinter der Aorta auf. Den linken Vorhof kann man gelegentlich hinter der Aortenklappe abgrenzen. Unter günstigen Bedingungen kann man die Aufteilung des Pulmonalarterienstammes und die Aorta descendens in der Gabelung erkennen. Will man die Aorta ascendens sehen, z. B. mit der Frage nach einer Dissektion, kippt man den Schallstrahl zur rechten Schulter. In der Regel erkennt man nur den proximalen Anteil der Aorta ascendens. Will man die Pulmonalklappe morphologisch und hämodynamisch erfassen, so kippt man den Strahl zur linken Schulter oder verschiebt den Schallkopf zur linken Schulter. Dazu muß man dann oft in den nächstoberen ICR. Trotzdem wird die Pulmonalarterie und die Pulmonalklappe selten vom linksparasternalen Querschnitt (LPQ) aus eingesehen. Wesentlich besser ist hierzu der Querschnitt durch die Herzbasis von subkostal.

Die Aortenklappe stellt sich typischerweise wie folgt dar: Die RCC, „right coronary cusp", also die Taschenklappe, von der die rechte Koronararterie ausgeht, liegt dem rechten Ausflußtrakt an. Die LCC, „left coronary cusp", ist logischerweise links davon. Am Monitorbild stellt sie sich rechts von der RCC dar. Die NCC, „non coronary cusp", ist schallkopffern, also die dorsale Taschenklappe.

Schnitt durch die Mitralklappenebene

Der nächste Schnitt geht durch die Mitralklappenebene. Mitunter reicht es den Schallstrahl nach unten zu kippen. Ein andermal muß man nach unten rutschen oder sogar einen ICR tiefer gehen. Dem runden linken Ventrikel liegt der rechte Ventrikel flach an. Dabei ist der rechte Ventrikel schallkopfnah. Da das Monitorbild, wie das CT-Bild, den Schnitt von unten zeigt, ist am Monitor der rechte Ventrikel links abgebildet. Wie ein Fischmaul öffnet sich die Mitralklappe, waagrecht liegend, im linken Ventrikel. Sklerosierungen, Auflagerungen und Motilitätsstörungen sind

Abb. 1.15. Querschnitt durch die Mitralklappenebene. Der rechte Ventrikel liegt vor dem linken Ventrikel. Ein normales rechts Kavum liegt flach an. Ein dilatierter rechter Ventrikel, z. B. bei ASD, umfaßt die vordere Hälfte des linken Ventrikels

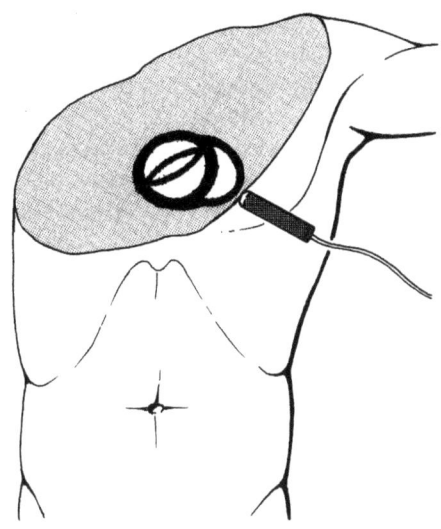

Abb. 1.16. Am Monitor sieht man den Querschnitt wieder von unten. Der rechte Ventrikel kann, je nach Schallfenster, direkt am Schallkopf oder eher links im Bild zur Dartstellung kommen. Die Mitralklappen bewegen sich wie ein „Fischmaul". Die typische Mitralis-M-mode-Kurve bekommt man, wenn man an den Klappenspitzen ableitet

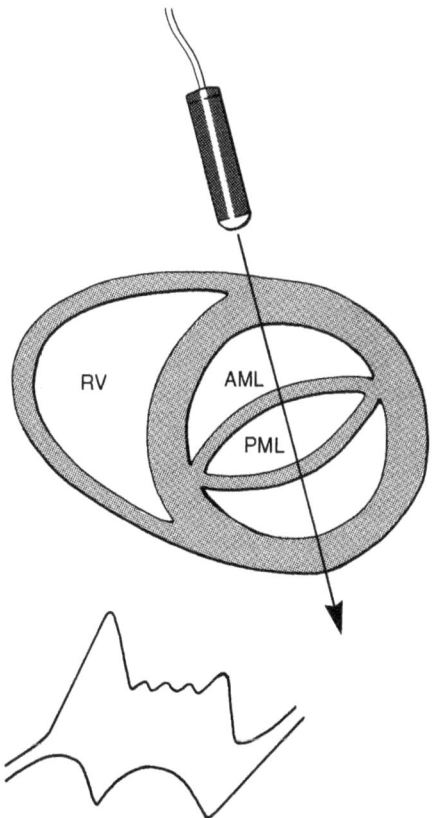

zu sehen. Diese können mit dem M-mode dokumentiert und gemessen werden. Im M-mode sieht man die typische Klappenkurve (Abb. 1.15).

An den Segelspitzen kann man eine Stenose erkennen und planimetrisch umfahren. Man sollte die Mitralklappe so spitzennah wie möglich ableiten, sonst mißt man vor der Stenose.

Die Motilität des linken Ventrikels kann man in dieser Ebene mit dem M-mode aufzeichnen. In diesem Schnitt und durch Kippen sucht man generalisierte und regionale Kontraktilitätsstörungen (Abb. 1.16).

Im LPQ, mancher Computer bezeichnet sie als 2-D-SAX, also als 2-D-short axis, wird die Fläche des linken Ventrikels planimetrisch ausgefahren. Dies geschieht in der Systole und der Diastole. Diese Werte braucht der Computer um das SV zu bestimmen. Später mißt man noch im Vierkammerblick (4KB) und Dreikammerblick (3KB) die Fläche planimetrisch aus. Diese sechs Flächen ergeben die jeweiligen Volumina, das SV, und schließlich, zusammen mit der Herzfrequenz, das HMV. Das Endokard sollte sicher abgrenzbar sein, wenn man die Fläche planimetrisch umfährt. Einfacher kann man in der sog. „Ellipse"-Funktion einen Kreis oder eine Ellipse in das Kavum legen und diese approximativ an das Lumen annähern (Abb. 1.17).

Schnitt durch den medialen und distalen linken Ventrikel

Der Schnitt durch den medialen und distalen linken Ventrikel erfolgt durch weiteres Kippen oder verschieben. Der Schnitt durch den medialen Ventrikel erlaubt eine sichere Anlotung der Kammerwände in der senkrechten Achse. Die Papillarmuskeln lassen sich abgrenzen (Abb. 1.18).

Da die Lingula der linken Lunge oft vor der Herzspitze liegt, kann man diese Ebenen nicht immer sauber reinkriegen. Steiles abkippen des Schallstrahls, Exspiration und eine überhängende Linksseitenlage (LSL) mit Überkippung des Oberkörpers machen es gelegentlich dann doch noch möglich die Herzspitze einzusehen. Dort sucht man Kontraktilitätsstörungen nach Herzinfarkt, Aneurysmen oder Thromben.

1.1.3 Apikale Längsschnitte oder Kammerblicke

Zunächst stellt man den Vierkammerblick (4KB) ein. Der Schallkopf wird dort aufgesetzt, wo man den Herzspitzenstoß palpiert. Falls man nichts palpiert, sucht man im 4–5 ICR medioklavikulär. Die Schallebene soll einen

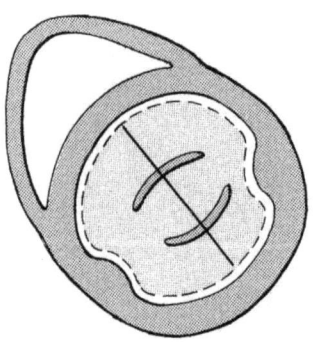

Abb. 1.17. Planimetrische Ausmessung des linken Kavums in der kurzen Achse. Ideal ist die Messung an der äußersten Mitralsegelspitze

Abb. 1.18. Distaler linker Ventrikel in der kurzen Achse. Die Papillarmuskeln lassen sich abgrenzen

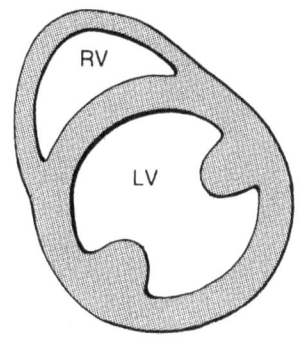

Abb. 1.19. Der apikale Längsschnitt. Ein anatomischer Schnitt durch den Torso zeigt das Herz von oben. Im Bild handelt es sich um den Fünfkammerblick. Man kann sich leicht vorstellen, daß die Aorta über und ventral des linken Ventrikels abgeht. Kippt man den Schallstrahl nach unten und nach dorsal, so bekommt man den Vierkammerblick

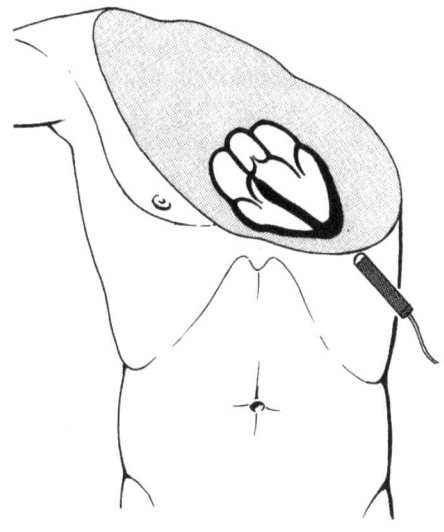

Schnitt von der dorsalen rechten Schulter zum rechten Rippenbogen bilden (Abb. 1.19). Oft muß man diese Schnittebene geringer anwinkeln. Also etwa von der rechten Schulter zur Mamille. Oft muß der Schnitt auch flacher verlaufen. Also etwa vom rechten unteren Schulterblatt zum rechten Rippenbogen. Man sieht die beiden Vorhöfe in der Tiefe, also schallkopffern, die AV-Klappen und schallkopfnahe die beiden Kammern.

Die Pars membranacea des Septums und das Vorhofseptum stellen sich nicht zuverlässig dar. Das liegt an der schlechten tangentialen Auflösung des Ultraschalls. Man darf also von apikal keinen Septumdefekt diagnostizieren, da ableitungsbedingte Echolücken auftreten. Aus demselben Grund darf die Wandstärke nicht von apikal ausgemessen werden. Sie erscheint vergleichsweise schmäler als von linksparasternal.

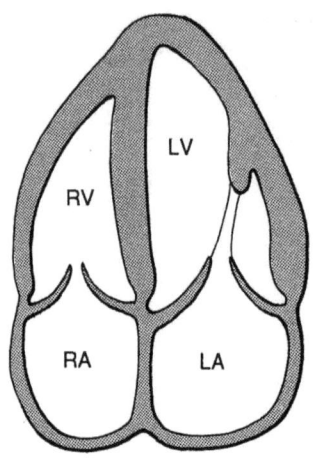

Abb. 1.20. Vierkammerblick (4KB) am Monitor. Wie gewohnt, sieht man das Herz von unten angeschnitten

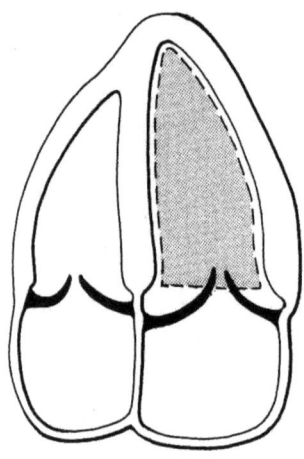

Abb. 1.21. Planimetrisches Ausmessen des linken Ventrikels für die HMV- und SV-Bestimmung. Neben dem 3KB und der SAX ist der 4KB die dritte Ebene zur Volumenbestimmung

Nach Konvention und anatomisch logisch kommt der linke Ventrikel rechts im Monitor zur Darstellung. Dies entspricht einem anatomischen Schnitt mit Blick von unten (Abb. 1.20).

Im Vierkammerblick (4KB) erfaßt man planimetrisch die Fläche des linken Ventrikels in der Systole und Diastole. Dies ist eine der 3 Ebenen (LPQ, 4KB, 3KB) zur Messung der Ventrikelvolumina und des SV. Eine Vorausset-zung zur planimetrischen Ausmessung ist eine scharfe Abgrenzung des Endokards im 2-D-Bild. Auch in diesen Ebenen vereinfacht die Ellipse-Funktion die planimetrische Bestimmung der Schnittfläche (Abb. 1.21). Morphologische und funktionelle Veränderungen der Kammern, Klappen oder Vorhöfe können im 4KB mit einem Blick erfaßt werden.

Abb. 1.22. Der Fünfkammerblick am Monitor. Die Schnittebene zeigt mehr nach ventral als beim Vierkammerblick

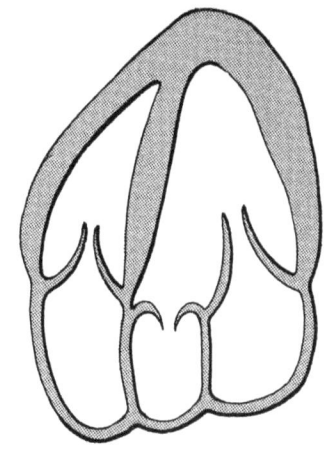

Abb. 1.23. Der Dreikammerblick im apikalen Längsschnitt. Im Prinzip ist es ein vertikaler Schnitt entlang der Herzachse. Die 3 Kammern sind der LA, der LV und die Ao.

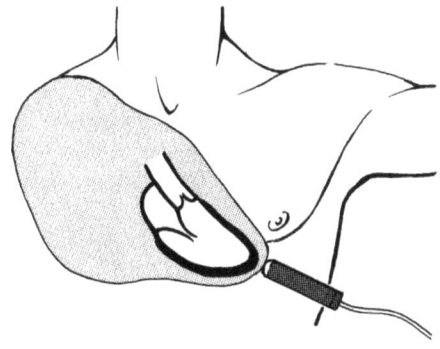

Fünfkammerblick

Durch Kippen des Schallstrahls nach ventral und eine leichte Drehung des Schallkopfes um bis zu 30 ° im Uhrzeigersinn erhält man den Fünfkammerblick (5KB). Zusätzlich kann man jetzt die Aortenklappe, den aortalen Ausflußtrakt und gelegentlich die Aorta ascendens einsehen. Da man im 4KB nicht immer zwischen dem rechtem und dem linken Herzen unterscheiden kann, bildet dieser Schnitt eine schnelle Orientierung und komplette Übersicht (Abb. 1.22).

Dreikammerblick

Ganz einfach kommt man aus dem 4KB in den Dreikammerblick (3KB). Im Gegenuhrzeigersinn dreht man den Schallkopf um –90 ° (Abb. 1.23). Nun hat man eine Schnittebene, die etwa von der rechten Klavikula zum rechten hinteren Zwerchfellrippenwinkel verläuft (Abb. 1.24). Auch im 3KB wird die linke Kammer planimetrisch erfaßt. Die Aorta, der LVOT, der linke Vorhof und die Mitralklappe können gut eingesehen werden (Abb. 1.25). Diese Schnittebene entspricht dem sog. RAO-Äqui-

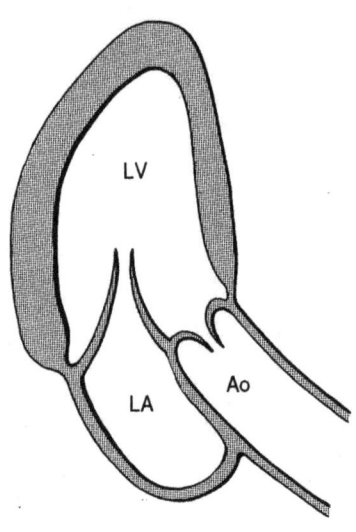

Abb. 1.24. Der 3KB am Monitor. Es ist so, als ob man von hinten auf die Schnittebene schaut

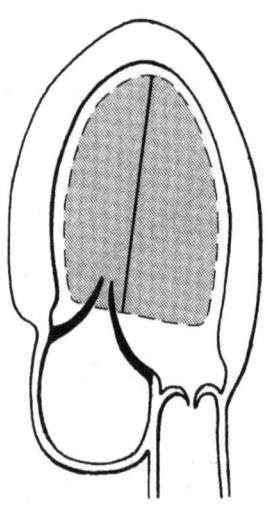

Abb. 1.25. Planimetrisches Ausmessen des LV im 3KB. Wie immer beginnt die Messung in der Mitralebene

valent bei der Herzkatheteruntersuchung. Dreht man den Schallkopf im Uhrzeigersinn um 30°, so erreicht man den Zweikammerblick (2KB) und sieht den linken Ventrikel und den linken Vorhof.

1.1.4   Suprasternaler Schnitt

Morphologisch darf man sich von diesem Schnitt nicht zuviel erwarten. Man leitet von suprasternal die erhöhte Geschwindigkeit bei Aortenstenose ab und kann den Pendelfluß in der Aorta ascendens und Aorta descendens bei guter Auflösung ableiten.

Abb. 1.26. Anatomischer Schrägschnitt durch den Oberkörper. Die Schnittebene läuft von der rechten Brust zum linken Rücken. Zwischen linkem Vorhof und Aortenbogen sieht man die rechte Pulmonalarterie

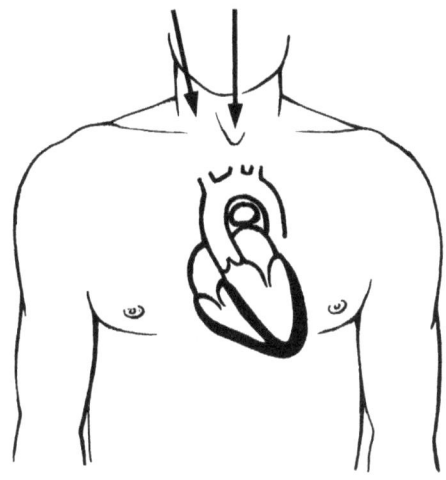

Abb. 1.27. Ableitung der Aorta ascendens. Die Aortenklappe trifft man nicht senkrecht. Die Aorta kann sogar hinter der Biegung versteckt bleiben. Deswegen gilt die Ableitung einer Stenose von suprasternal als nicht zuverlässig. Die Werte sind winkelbedingt zu niedrig

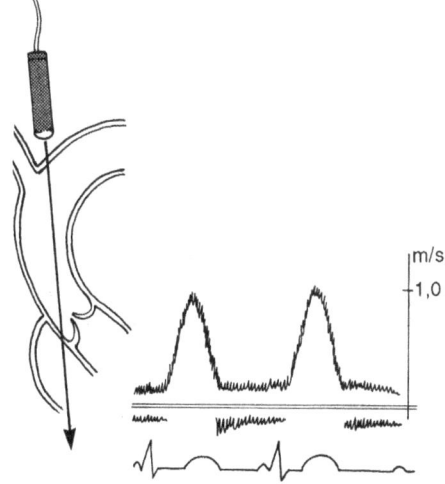

Die Aortenklappe und die Aorta ascendens stellt man sich wie folgt von suprasternal ein. Der Patient hat eine schräg sitzende Position, mit einer Rolle zwischen den Schulterblättern und den Kopf nach hinten und zur Seite. Der Schallkopf liegt im Frontalschnitt in der Drosselgrube, oder, oft besser, zwischen den beiden Köpfen des rechten Sternokleidomastoideus (Abb. 1.26). Nun sucht man sich die rechte Arteria carotis, die rechte Arteria subclavia und deren Ursprung aus dem Truncus brachiocephalicus. Dann tastet man sich entlang des Truncus zur Aorta ascendens (Abb. 1.27). Die Aortenklappe sieht man oft nicht. Die Aorta liegt schräg vor der Wirbelsäule. Entsprechend muß man den Frontalschnitt schwenken um den gesamten Aorten-

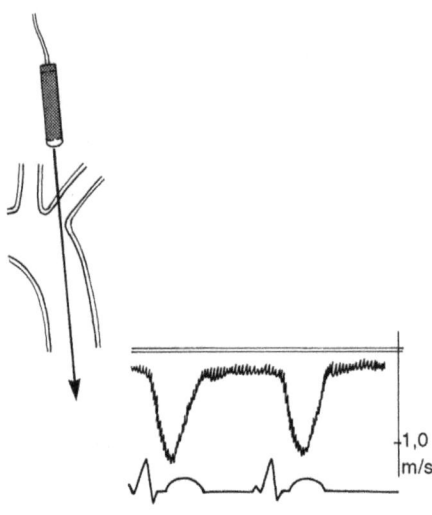

Abb. 1.28. Ableitung der Aorta descendens. Die Normwerte des Aortenflusses liegen bei einer Geschwindigkeit von 0,5–1,0 m/s in Ruhe

bogen zu sehen. Die Ebene dieses geschwenkten Frontalschnittes verläuft etwa von der rechten Mamille zum linken Schulterblatt. Direkt unter dem Aortenbogen liegt die Pulmonalarterie. Unter der Pulmonalarterie sieht man den linken Vorhof. Selten wird man die Aorta morphologisch und mit dem Doppler sicher beurteilen können. Wenn man die Aorta abgrenzen, und einen Stenoseflow oder das Pendelvolumen (S. 33, 34) ableiten kann, dann kann man zufrieden sein. Die Ableitung des Stenoseflows aus dieser Position gilt quantitativ und qualitativ als unzuverlässig (Abb. 1.28). Die Sensitivität zur Diagnostik einer Aortendissektion oder eines Aortenaneurysmas ist transthorakal gering.

1.1.5 Subkostaler Schnitt

Der Schallkopf wird unter dem Xyphoid aufgelegt und das Herz durch den linken Leberlappen angeschallt. Oft muß man zur rechten Körperseite rutschen, um durch die Leber hindurch das Herz an-

zuloten. In einem Mittelweg aus Transversal- und Frontalschnitt wird die Ebene vom Rippenbogen zu den beiden Schultern gelegt (Abb. 1.29). Die Vorhöfe sollen auf der linken und die Kammern auf der rechten Bildschirmseite sein. Am besten ist es, wenn der Patient auf dem Rücken liegt. Die Beine sollten angezogen sein und der Kopf leicht angehoben. Manchmal erbringt eine tiefe thorakale Inspiration mit eingezogenem Bauch eine bessere Schallbarkeit. Dabei kommt der Schallkopf näher an das Herz.

Direkt auf der Leber aufliegend sieht man den flachen rechten Ventrikel. Darüber, schallkopffern, liegt der linke Ventrikel. Beide Vorhöfe und die Aorta sind in der Regel gut abgrenzbar.

Die besondere Bedeutung dieses Schnittes liegt in der senkrechten Anlotung des Kammer- und Vorhofseptums. Dank der scharfen senkrechten Auflösung mit Ultraschall und Doppler können Septumdefekte sehr zuverlässig erkannt oder ausgeschlossen werden.

Die Funktion des rechten Herzens läßt sich von diesem Schnitt aus gut abschätzen. Man sieht ob der rechte Ven-

Abb. 1.29. Anlotung des Herzens von subkostal, im Längsschnitt, durch den linken Leberlappen

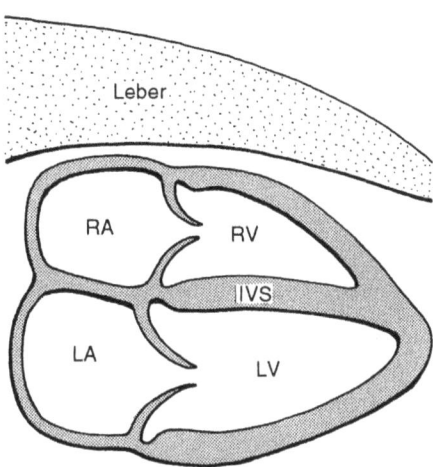

trikel flach anliegt oder ob er das Septum in das linke Kavum drückt. Mit einem subkostalen Querschnitt (SKQ) durch die Herzbasis können oft der RVOT, die Pulmonalklappe und die Pulmonalarterie dopplerechokardiographisch und morphologisch sehr gut beurteilt werden. Der Übergang vom rechten Vorhof in die Vena cava und die Lebervenen kann eingesehen werden.

Beim Erwachsenen liegt das Herz mitunter so tief im Thorax, daß man von subkostal keine zufriedenstellende Ableitung bekommt.

1.2 Dopplertechnik

1.2.1 Grundlagen

Das Prinzip ist eigentlich ganz leicht. Sie schalten Ihr Echogerät auf Doppler. Wählen sie zunächst den CW-Doppler. Nun sehen Sie am Monitor das 2-D-Bild und können den Winkel für den Dopplersonostrahl festlegen. Das ist also ähnlich wie beim M-mode. Sie hören ein Rauschen und Knistern. Sobald Sie in einem Blutfluß gelandet sind, bekommen Sie eine entsprechende Ableitung. Wie man das Gerät einstellt, um eine optimale Ableitung zu bekommen, erfahren sie später. Jetzt geht es erst um das Prinzip der Dopplersonographie.

Schallwellen breiten sich mechanisch aus. Treffen sie auf ein unbewegtes Objekt, so werden sie mit gleicher Frequenz reflektiert. Treffen sie auf ein bewegtes Objekt, so wird die Frequenz verändert (Abb. 1.30a–c).

Bewegt sich das Objekt, z. B. die Erythrozyten im Blutstrom, auf den Schallkopf zu, so werden auch die Wellenbewegungen des zurückgeworfenen Schallstrahls schneller. Die reflektierte Frequenz ist höher als die Ausgangsfrequenz. Aus dieser Differenz, dem sog. Dopplershift, berechnet sich die Geschwindigkeit des Blutflusses zum Schallkopf hin. Das ist ganz leicht, das macht nämlich der Computer für Sie. Analoges gilt, wenn der Blutstrom von der Schallquelle wegfließt. Jetzt wird die

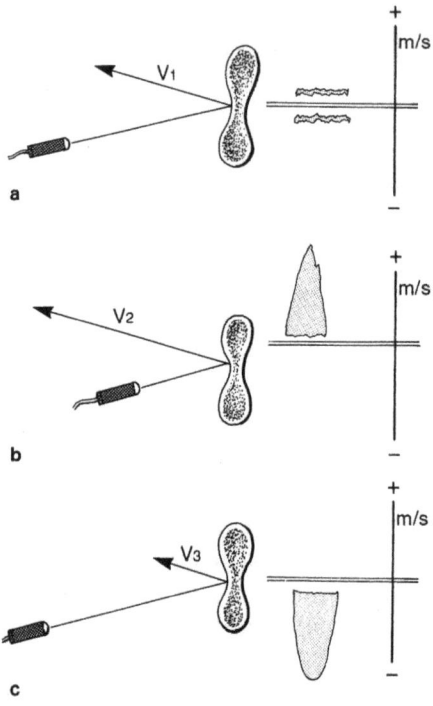

Abb. 1.30. a V_1 Der Erythrozyt bewegt sich nicht. Die Senderfrequenz entspricht der Empfangsfrequenz, d. h. es gibt keine Frequenzdifferenz und damit keine Geschwindigkeitsangabe. Auch wenn sich der Erythrozyt senkrecht zum Schallstrahl bewegt, gibt es keine Frequenzdifferenz. **b** V_2 Der Erythrozyt bewegt sich auf den Schallstrahl zu. Die empfangene Frequenz ist höher als die gesendete, und die errechnete Blutflußgeschwindigkeit ist damit positiv. Das positive Dopplersignal entspricht der Darstellung aller strömenden Erythrozyten, die sich auf den CW-Schallstrahl zu bewegen. **c** V_3 Der Erythrozyt bewegt sich vom CW-Strahl weg. Das Dopplersignal ist also negativ. Die empfangene Frequenz ist geringer als die gesendete

Frequenz langsamer und der Doppler zeigt eine negative Geschwindigkeit an. Der Winkel zum Blutfluß sollte klein sein, d. h., daß Schallrichtung und Flußrichtung möglichst parallel sind:

- ein Winkel von 10 ° bewirkt einen Fehler von 2 %,
- ein Winkel von 20 ° bewirkt einen Fehler von 6 %,
- ein Winkel von 50 ° bewirkt einen Fehler von 30 %.

Rechnerische Winkelkorrekturen mit dem Computer werden am Herzen nicht angewandt. Tendenziell berechnet der Computer die rechnerisch korrigierten Geschwindigkeiten zu hoch.

Doppler

Man unterscheidet den CW- vom PW-Doppler. Eine Sonderform des PW-Dopplers ist der Farbdoppler und der HPRF-Doppler. Der **CW-Doppler**, „continuous-wave-doppler", sendet kontinuierlich und pausenlos Wellen aus. Direkt neben dem Sendekristall liegt ein Empfängerkristall, das kontinuierlich empfängt (Abb. 1.31).

Der große Vorteil „des CW" ist, daß beliebig hohe Geschwindigkeiten gemessen werden können. Vor allem wird er eingesetzt zur Messung überhöhter Flows bei Stenosen zur Bestimmung des Druckgradienten. Ein Nachteil ist, daß mit dem CW jeder Flow und jede Bewegung entlang dem CW-Dopplerstrahl analysiert wird und in die Flußkurve kommt. Ganz stimmt das bei den neuen Geräten nicht mehr. Über den Winkel des Sende- und Empfangkristalls kann die Tiefenselektivität geringfügig beeinflußt werden. Für einen bestimmten Bereich in der Tiefe hat man dann die optimale Analyse.

Abb. 1.31. CW-Doppler-Signal. Alle Strömungen entlang des Dopplerstrahls werden erfaßt. *1* Kein Fluß, *2* Beschleunigung, *3* maximale Geschwindigkeit, *4* Geschwindigkeitsabfall. Der Stern * markiert den Wandbewegungsfilter (Beschreibung weiter unten). Die echointensiven Wand- und Klappenbewegungen werden gefiltert, damit der Blutfluß besser zur Abbildung kommt

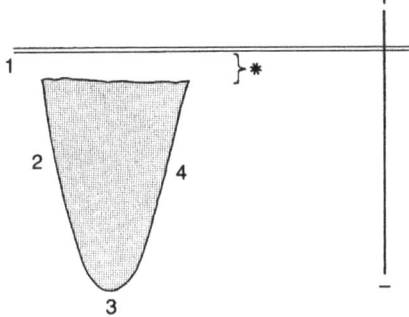

Abb. 1.32. a PW-Doppler-Signal. Im idealisierten Idealfall sieht man die Strömung an einem Punkt. Die langsamer und schneller strömenden Teilchen und Flows, vor und hinter dem Sample-Volume, werden nicht mitgemessen. **b** In der Realität sieht man ein etwas breiteres Signal. Je nachdem wie breit das Sample-Volume bzw. das Gate eingestellt wird, bildet sich auch das PW-Signal ab

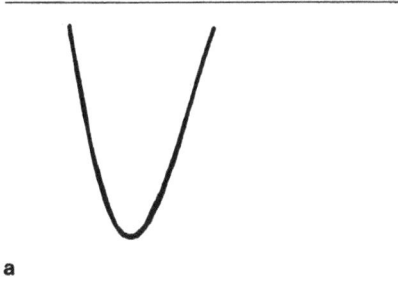

a

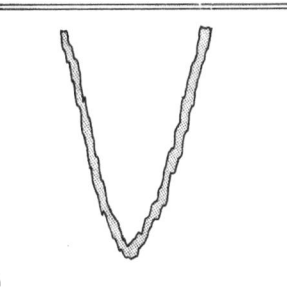

b

Der **PW-Doppler**, „pulsed-wave-doppler", sendet nur einmal ein Signal pro Zeiteinheit aus (Abb. 1.32a, b). Sobald das reflektierte Signal zurück ist, kommt der nächste Impuls, deswegen der Name gepulster Doppler. Statt einem Sende- und einem zweiten Empfangskristall ist hierfür nur ein einziges Kristall nötig. Der Computer definiert die Laufzeit von der Impulsabgabe bis zum Empfang. Dies entspricht dann einer bestimmten Tiefe im Gewebe. Diese Tiefe kann man am Gerät selbst wählen. Ebenfalls kann man über das sog. „Sample-Volume", das man über die „Gate"-Taste bedient, wählen, ob das zu

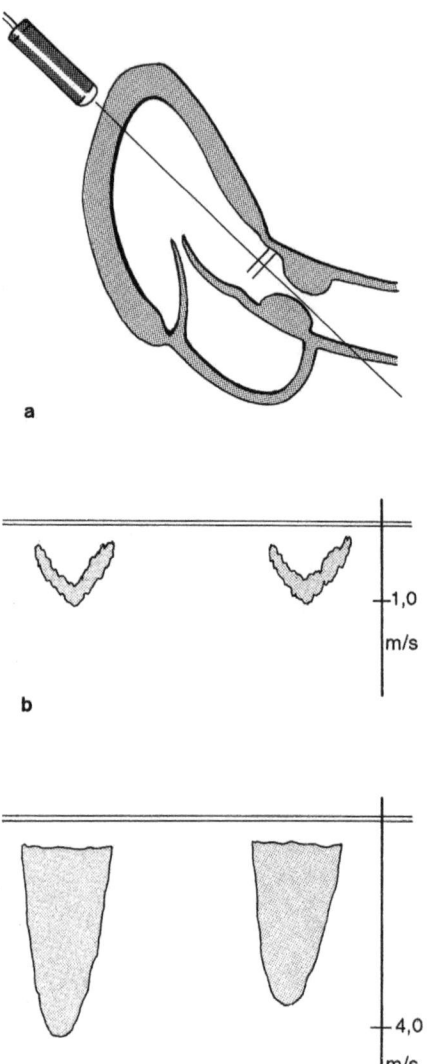

Abb. 1.33 a–c. Ableitung der Geschwindigkeits-
differenz bei Aortenstenose. Einstellung im
3KB. Der CW-Strahl geht durch die Stenose
und nimmt alle Bewegungen entlang des
Strahls mit. Vor allem mißt er die maximale
Geschwindigkeit in der Stenose. Der PW-Doppler mißt nur, wo man es einstellt, also im Bereich des Sample-Volumes. **b** Typisches PW-
Dopplersignal vor der Stenose. Das Gate oder
Sample-Volume wurde in den Ausflußtrakt vor
der Stenose (LVOT) gelegt. Es bildet sich nur
der Fluß im Gate ab. Der PW-Doppler konnte
den schnellen Flow in der Stenose nicht erfassen. Später wird die Berechnung der Druckdifferenz genauer beschrieben. Sie geht nach fol-
gender Gleichung: $\Delta p = 4 \cdot (V^2_{max\,2} - V^2_{max\,1})$.
Dabei ist $V_{max\,1}$ vor der Stenose im LVOT mit
dem PW-Doppler gemessen und $V_{max\,2}$ in der
Stenose mit dem CW-Doppler gemessen $\Delta p = 4 \cdot (4^2 - 1^2) = 60$ mmHg. **c** Typisches CW-Dop-
plersignal bei Aortenstenose. Auch hier mit
Wandbewegungsfilter. Die Maximalgeschwindigkeit erreichen nur wenige Teilchen in der
Stenose. Deswegen bildet sich die Spitze des
Dopplersignals heller ab. Bei schmalen Stenosen mit geringer Durchflußmenge ist die Spitze
einer CW-Dopplerkurve u. U. nur zu ahnen.

analysierende Areal größer oder kleiner
sein soll (Abb. 1.33a–c).

Der große Vorteil des PW ist, daß
man ein definiertes Areal erfaßt. Zum
Beispiel wenn man den Ausflußtrakt
vor einer Stenose messen will, fährt
man mit der Markierung bis vor die ste-
nosierte Aortenklappe. Dann mißt man
nur den Flow vor der Stenose. Der überhöhte Flow in der Stenose wird nicht
mitgemessen. Legt man dann einen CW
über diese Achse, so wird der geringe
Flow im LVOT vom Stenoseflow überlagert. Der Flow im LVOT ist im CW-
Doppler deswegen nicht sichtbar.

Wie bereits ausgeführt, liegt der
große Wert des PW-Dopplers darin, daß er Flows in einem begrenz-
ten Bereich isoliert messen kann
(Abb. 1.34a, b).

Abb. 1.34 a, b. Ausmessen des Regurgitationsflows mit dem PW-Doppler. **a** Hier am Beispiel
einer Mitralinsuffizienz. Nacheinander greift
man die einzelnen Meßareale ab und sieht wie
tief der Regurgitationsflow in den linken Vorhof reicht. Natürlich kann der Flow direkt in
der Klappe für den PW-Doppler unmeßbar
hoch sein. Am Rand des Jets wird die Geschwindigkeit immer kleiner. **b** Ausmessen des
Regurgitationsflows mit dem PW-Doppler.
Hier am Beispiel der Aorteninsuffizienz. Nacheinander werden auch hier die Meßareale abgeleitet. Entscheidend ist wie tief der Regurgitationsflow im linken Kavum noch nachweisbar
ist.

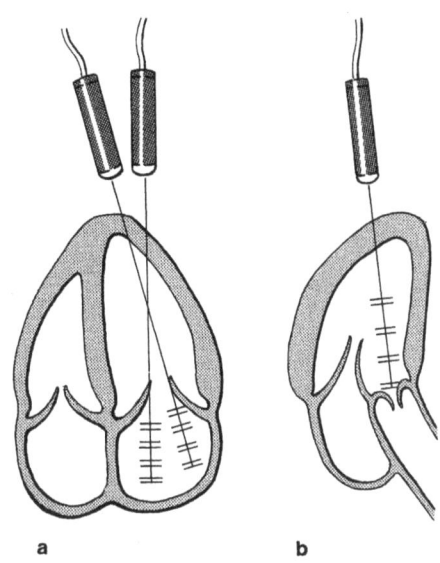

a   b

Ein Nachteil ist, daß man hohe Geschwindigkeiten nicht messen kann.
Trifft der Impuls auf eine sehr hohe
Blutflußgeschwindigkeit, so kommt er
zu schnell zum Schallkopf zurück. Diese
kurze Zeit paßt aber nicht zur vorgege-
benen Eindringtiefe und zum maximalen Meßbereich des PW-Dopplers. Jetzt
wickelt der Computer diese Diskrepanz
praktisch dem Betrag nach um die vorgegebene Meßskala, um die erhobenen
Daten irgendwie darzustellen.

Dieses Phänomen heißt **Aliasing** und
wird durch das Nyquist-Theorem beschrieben (Abb. 1.35a-c).

Beobachtet man eine Bewegung in
Intervallen, so hängt die maximal wahr-
zunehmende Geschwindigkeit vom Abstand der Beobachtungsintervalle ab.
Alte Westernfilme hat man mit langsamen Kameras gedreht. Im Film bewegen sich die Speichen der Kutschenrä-
der beispielsweise bei voller Fahrt nur
langsam. Also nur 1 Bild bei 3/4 Umdre-
hung. Die Speichen können bei voller
Fahrt aber auch stehen. Dann wurde
nur ein Bild pro Radumdrehung ge-

macht. Wenn sich die Speichen sogar
rückwärts drehen, dann drehte sich das
Rad öfter als ein Bild aufgenommen
wurde. Dies entspräche dann beispielsweise 1 1/4 Umdrehungen pro Auf-
nahme. Das versteht man nicht auf An-
hieb. Darüber muß man als Anfänger
immer wieder nachdenken und den
Zusammenhang mit der gepulsten
Dopplertechnik herstellen.

Die **HPRF-Methode**, „high-pulse-re-
petition-frequency", ist ein gepulster
Doppler, der pro Beobachtungsinter-
vall mehrere Signale aussendet und in
den „Sendepausen" die Signale empfängt und verarbeitet. Dazu muß man
ein oder mehrere Meßtore vor und/
oder hinter dem fraglichen Areal in
der Tiefe plazieren. In der Praxis versucht man ein bestimmtes Areal und
seinen Durchfluß auszumessen, z.B.
eine Mitralinsuffizienz. Da man nur
das Aliasing-Phänomen ableitet, wählt
man eine immer größere Meßskala.
Der PW-Doppler springt dann um in
den HPRF-Doppler, sobald die Geschwindigkeiten für das gepulste Si-

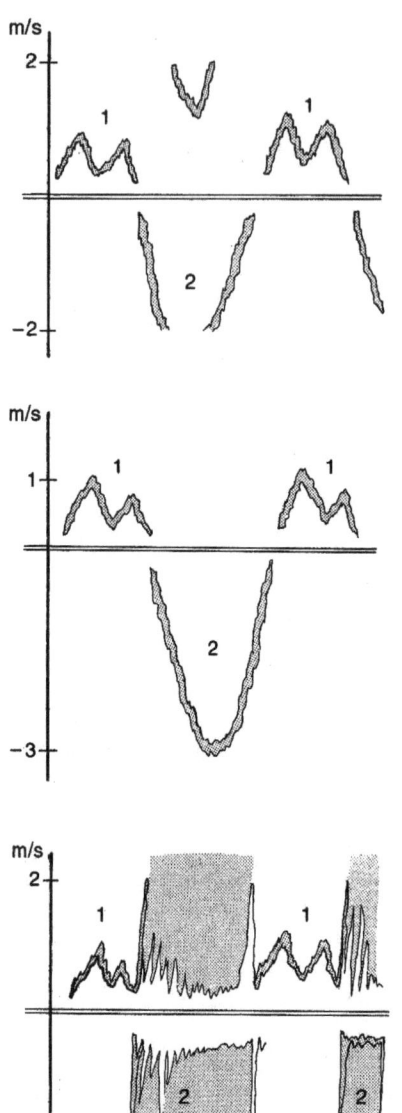

Abb. 1.35. a Dieses Beispiel für Aliasing nimmt eine Mitralinsuffizienz zur Grundlage. Ableitung von apikal. *Kurve 1* ist der normale Mitralfluß. *Kurve 2* ist der Regurgitationsflow, natürlich negativ, weil er vom Schallkopf wegfließt. Dieser Insuffizienzjet ist zu schnell für den PW-Doppler. Die Abbildung des Signals wird einfach um die Meßskala gewickelt. **b** Eine einfache Lösung des Problems ist, wenn man lediglich die Grundlinie nach oben verschiebt. Jetzt stellt sich der Insuffizienzflow vollständig dar. **c** Was Sie hier sehen, ist häufig. Man hat einen viel zu schnellen Fluß mit dem PW-Doppler erwischt, z. B. bei Mitralinsuffizienz direkt hinter der Klappe. Der Computer kann die hohe Frequenzdifferenz nicht verarbeiten. Sie ist so hoch, daß er sie nicht nur einmal, wie oben, sondern vielfach um die Meßskala wickeln muß. Man stellt einen hohen Flow fest, weiß aber nichts über die Richtung und über die Geschwindigkeit. Man muß auf den CW-Doppler umschalten

gnal zu schnell werden. Mit dem mehrfach gepulsten Signalen können diese höheren Geschwindigkeiten nun abgeleitet werden. Die zusätzlichen Meßtore werden im PW-Schallstrahl vor oder hinter dem zu messenden Areal plaziert.

Der **Farbdoppler** ist eine Auswertung von sehr vielen PW-Impulsen (Abb. 1.36). Man wählt einen Sektor, und der Computer schickt viele PW-Strahlen in vielen Achsen und unterschiedlichen Tiefen durch dieses Areal. Diese Methode ist abhängig von der Re-

Abb. 1.36. Unzählige PW-Doppler-Meßtore ergeben in ihrer Gesamtheit ein Farbdopplerbild. Tiefe und Breite des Meßbereichs sind einstellbar

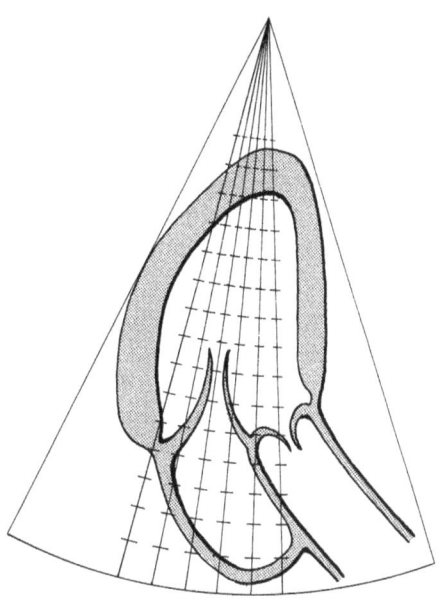

chenleistung Ihres Gerätes. Um so mehr PW-Signale pro Zeit ein Gerät aussenden und verwerten kann, desto deutlicher wird das Bild der Ableitung am Monitor. Alles was sich zum Schallkopf bewegt, bekommt die Farbe rot, alles was sich vom Schallkopf wegbewegt, die Farbe blau.

Statt einem PW-Doppler müssen plötzlich tausende von Signalen verwertet werden. Gleichzeitig muß hierzu noch ein bewegtes 2-D-Bild auf den Monitor. Da wird der Bildaufbau natürlich sehr sehr langsam und die Sensitivität ist deutlich geringer als mit einer PW-Doppler-Achse. Wenn man mit dem Farbdoppler nichts sieht, heißt das also nicht, daß da auch nichts ist. Bei ungünstigem Signal-Rausch-Verhältnis sieht man nur Farbflimmern oder kein Signal am Bildschirm. Deswegen sollte man den zu analysierenden Sektor für den Farbdoppler möglichst schmal und nicht zu tief auswählen. Die Signalintensität wird über die Taste „Doppler-Gain" reguliert. Durch die Nullinienverschiebung und die Festlegung der Skalierung wird eine bestimmte Aliasinggeschwindigkeit vorgegeben.

Das Aliasing sieht man in Form eines Farbumschlages von blau zu rot oder umgekehrt. Ein mehrfaches Aliasing erzeugt gelbliche und weiße Farbtöne. Blaurotes „Gegriesel" mit gelben und grünen Punkten, zeigt, daß die zu messende Geschwindigkeit zu schnell ist und sogar Turbulenzen mit inhomogenem Fluß vorliegen.

Der Vorteil des Farbdopplers ist ein rascher Überblick über die hämodynamischen Verhältnisse. Natürlich kann auch der Farbdoppler keine Flüsse aufzeichnen, auf die er senkrecht trifft. Die Kontrastmittelechokardiographie ist, gerade bei schwachen Farbdopplersignalen, eine wertvolle Ergänzung. In der Kombination werden schwache Farbdopplersignale verstärkt.

Eine signifikante klinische Wertigkeit des **Farb-M-mode** ist meines

Erachtens derzeit nicht gegeben, so daß auf eine Beschreibung verzichtet wird.

Einstellung des Computers

Die Einstellung des Computers zur Signalverarbeitung des Dopplers ist sehr wichtig. Gerade der Anfänger sollte dieses Kapitel nicht überspringen.

Filter. Ein ganz wichtiger Parameter. Langsame Klappen und Wandbewegungen werden herausgefiltert. Diese Signale sind sehr schallintensiv, weil sie von echoreichem Gewebe kommen und überlagern deswegen den deutlich weniger echodichten Blutfluß. Ohne Filter hat man lautes und helles Gerausche und Klappengeräusche um die Nullinie. Das eigentliche Flußgeräusch ist vergleichsweise so wenig signalintensiv, daß es der Computer nicht für abbildungswürdig erachtet. Er bildet nur die Klappen- und Wandbewegungen ab. Wandbewegungen sind langsamer als der Blutfluß und damit nahe der Nullinie. Dann betätigt man den Wandbewegungsfilter. Die langsamen und schallintensiven Signale werden herausgefiltert. Der Blutfluß wird jetzt abgebildet. Am Monitorbild sehen Sie, wie um die Nullinie kein Signal mehr zu sehen ist. Stattdessen kommen jetzt die wichtigen Signale des Blutstroms zur Abbildung. Langsame Flüsse im rechten Herzen oder der Vena cava werden bei zu hohem Filter unterdrückt. Dann muß man mit dem Filter wieder zurückfahren. Spitzengeschwindigkeiten der Klappenbewegung, z. B. das Öffnen einer Klappe, sieht man als singuläre nadelförmige Spitzen vor den Blutflußsignalen.

Gain. Nichts anderes als die Signalverstärkung für B- und M-mode.

D-Gain. Die Verstärkung des Dopplersignals.

Kompression. Hiermit wählt man sich auf der Ebene der Ableitung und Datenverarbeitung die optimale Kontrastierung. Im Prinzip wird die Helligkeitsdifferenz zwischen zwei Signalpunkten im Dynamikbereich des Systems festgelegt, im Sinne der Kontrastauflösung kleiner Strukturen.

Gate. Das Meßvolumen für den PW-Doppler. Um so kleiner das Gate, das Meßtor oder auch Sample-Volume, eingestellt wird, um so schärfer das Signal und um so kleiner der zu analysierende Bereich. Natürlich leidet dann die Sensitivität. Also erstmal ein großes Gate wählen, bis man ein gutes Signal hat, dann kann man es immer noch verkleinern.

Reject. Die Rauschunterdrückung soll zu starke Hintergrundsgeräusche wegnehmen. Ein sehr gefährlicher Knopf, weil der Computer ja nicht weiß, was Hintergrund und was Blutfluß ist. Man kann mal mit diesem Knopf spielen. Wenn man ein gutes Signal hat, dann sieht man, wie die Intensität des Hintergrundes veränderbar ist. Ganz schwache Signale kann man gerade noch sichtbar machen durch Reduktion der Rauschunterdrückung. Damit nimmt auch das Hintergrundrauschen zu. Das schwache Dopplersignal sieht man am Monitor vor einem gleichmäßig verrauschtem Hintergrund.

Depth. Tiefe des Meßtores beim PW-Doppler oder Punkt der maximalen Sensitivität des CW-Dopplers.

TGC. Time gain compensation. Da die Intensität des Schalls in der Tiefe abnimmt, müssen Signale aus tieferen Arealen verstärkt werden um ein gleichmäßiges Bild zu bekommen.

Angle. Winkelkorrektur der Flußgeschwindigkeit bei angewinkelter Ableitung eines Dopplersignals.

1.2.2 Sinnvoller Einsatz von CW- bzw. PW-Doppler

*CW- und PW-Doppler
an der Aortenklappe*

Aortenklappenstenose. Bei der Aorten-klappenstenose (AS) lotet man das Herz im apikalen 5KB und 3KB an. Der CW-Strahl wird durch die Klappe gelegt und zeigt den erhöhten Stenoseflow V_2. Man muß suchen, von wo aus man die höchste Geschwindigkeit V_{max} messen kann. Mit dem Farbdoppler kann man oft sehen wo der Stenoseflow V_2 genau liegt. Der Stenoseflow V_2 ist in der Regel grö-

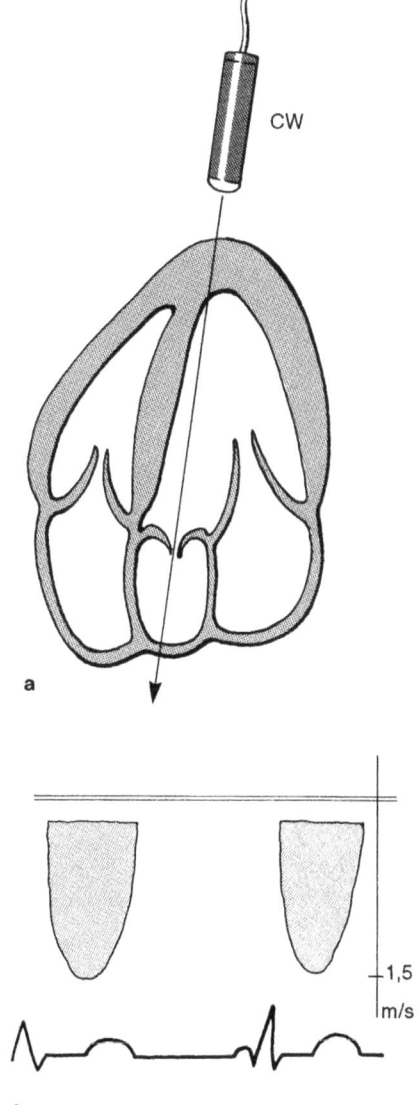

Abb. 1.37 a, b. CW-Doppler zur Ableitung an der Aortenklappe mit 5KB. Normaler Aorten-fluß mit bis zu 1,5 m/s in Ruhe

CW

a

1,5

m/s

b

ßer als 2 m/s (Abb. 1.37). Danach wird
der Ausflußtrakt mit dem PW-Doppler
gemessen (Abb. 1.38). Vor der Aortenklappe (AV) mißt der PW-Doppler den
prästenotischen Flow V_1 im LVOT. V_1
und V_2 braucht man für die Berechnung
des Druckgradienten und der Stenosefläche.

$$\text{Druckgradient: } \Delta p = 4 \cdot (V_2^2 - V_1^2)$$
$$\text{Stenosefläche: } A_2 = A_1 \cdot V_1 / V_2$$

Aorteninsuffizienz. Bei der Aorteninsuffizienz (AI) zeigt der CW-Doppler
das Pendelblut an der insuffizienten
Klappe (Abb. 1.39). Aus der Form des

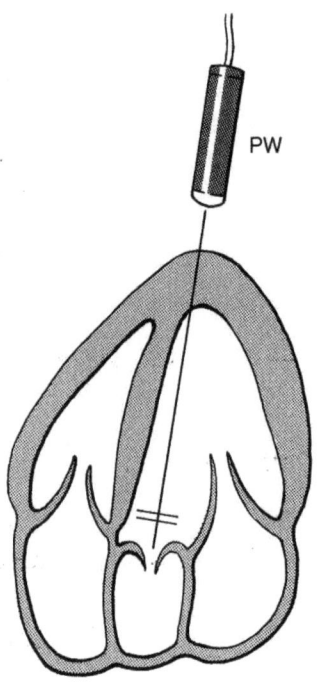

Abb. 1.38 a, b. PW-Doppler zur Ableitung der
LVOT vor der Klappe im 5KB. Orthograder
Fluß mit 0,5 m/s im LVOT. Man muß prüfen, ob
eine Herzinsuffizienz vorliegt und die Herzleistung messen

a

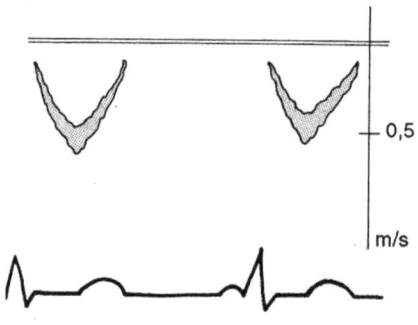

b

Abb. 1.39 a, b. CW-Ableitung der Aortenklappe im 3KB. Deutliches Insuffizienzsignal im Doppler

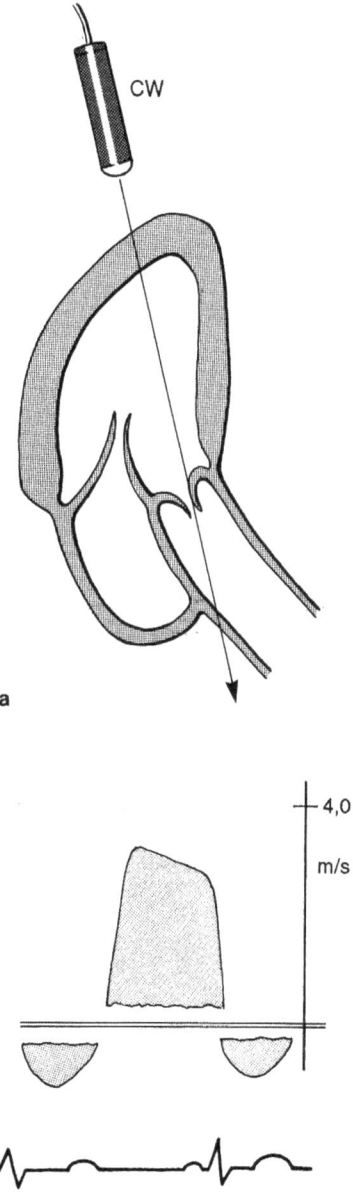

a

b

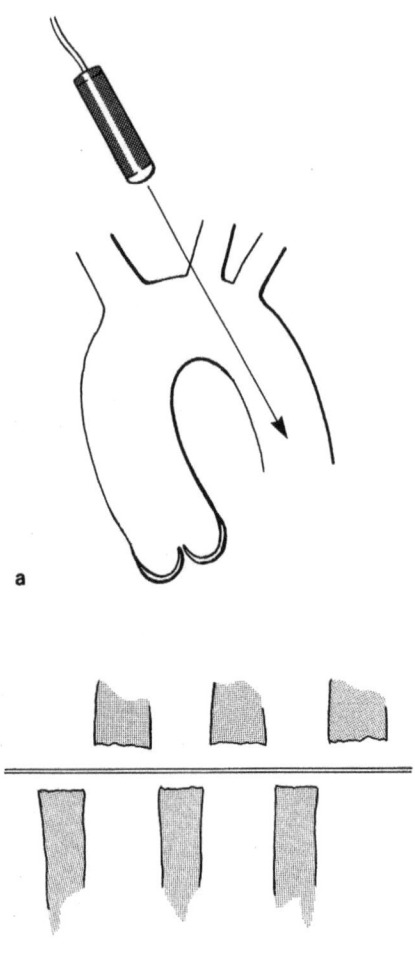

Abb. 1.40 a, b. Flußsignal in der Aorta descendens mit pendelndem Blutfluß bei einer Aorteninsuffizienz (*AI*). Bei einer mittelgradigen AI findet sich der Pendelfluß in der Aorta descendens, bei einer schweren AI auch in der Arteria femoralis

a

b

Rückflusses läßt sich das Ausmaß der Insuffizienz bestimmen. Dieses Pendelvolumen läßt sich auch von suprasternal ableiten, wenn man Glück hat (Abb. 1.40). Cave, der Regurgitationsflow kann leicht mit dem Einstrom aus dem Vorhof verwechselt werden, wenn man den CW-Doppler verwendet. Deswegen wird die Diagnose mit dem PW- oder Farbdoppler gesichert. Wie weit der Insuffizienzstrahl in den linken Ventrikel geht, kann man mit dem PW-Doppler bestimmen (Abb. 1.41). Natür-

lich geht das auch mit dem Farbdoppler. Der PW-Doppler ist sensibler, der Farbdoppler dafür einfacher zu bestimmen und plastischer.

CW- und PW-Doppler an der Mitralklappe

Mitralstenose. Bei der Mitralstenose (MS) wird der Stenoseflow mit dem CW-Doppler abgeleitet (Abb. 1.42a, b). Von apikal legt man im 4KB, 3KB oder 5KB den Strahl durch die Stenose. Der

Abb. 1.41. Der PW-Doppler lotet aus, wie tief der Insuffizienzjet in den linken Ventrikel reicht. Allerdings überlagert er sich im apikalen Bereich mit dem transmitralen Einstrom, so daß eine sichere Aussage über die Ausdehnung nicht möglich ist. Der PW-Doppler grenzt eine AI diagnostisch vom diastolischen transmitralen Einstrom ab, indem man das Meßtor im LVOT plaziert

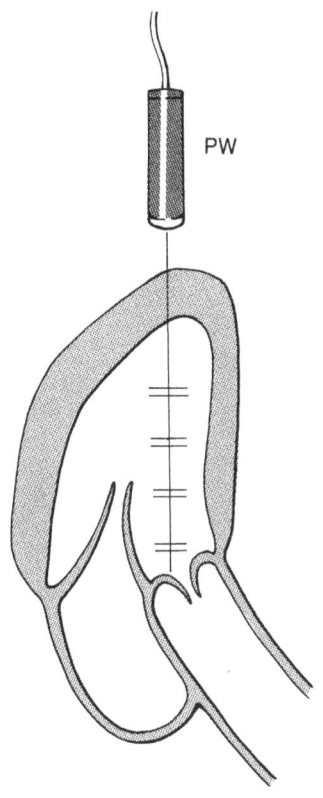

PW

maximale Flow wird in der Stenose abgegriffen. Mit dem Farbdoppler kann man sich den Jet vorher anschauen. Die Stenose muß nämlich kein zentrales Loch sein. Bei ausgeprägter Sklerosierung kann der Stenosejet dezentral liegen. Aus der Form der CW-Kurve wird die Klappenöffnungsfläche berechnet. Dazu verwendet man die PHT-Methode (s. 1.3.1). Der Stenoseflow V_2 ist in der Regel größer als 1 m/s. Mittels dem PW-Doppler mißt man die prästenotische Geschwindigkeit V_1, falls man den Druckgradienten oder die Stenosefläche mit der Kontinuitätsgleichung berechnet.

Mitralinsuffizienz. Bei der Mitralinsuffizienz (MI) erfaßt man den Rückfluß

mit dem CW-Doppler und bestimmt das Ausmaß anhand der Kurvenform. Wie weit die Regurgitation in den linken Vorhof geht, wird mit dem PW-Doppler bestimmt. Auch hier gilt, wie bei der Aorteninsuffizienz, daß das Mapping mit dem PW-Doppler aufwendig ist. Der Farbdoppler erfaßt den Refluxjet plastischer und mit weniger Arbeitsaufwand für den Untersucher (Abb. 1.43 und 1.44).

CW- und PW-Doppler
an der Pulmonalklappe

Im LPQ oder der Querachse durch die Herzbasis vom SK kann man die Hämodynamik an der Pulmonalklappe (PV) ableiten (Abb. 1.45a-c)

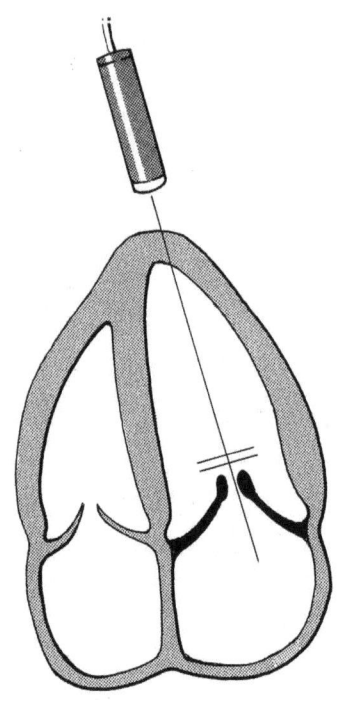

a

Abb. 1.42. a Ableitung des diastolischen transmitralen Einstroms von apikal. **b** Typische Kurvenform des Mitralisflusses. Mit der P-Zacke
im EKG kommt die A-Welle. Mit der R-Zacke
im EKG beginnt die Systole, und der diastolische Mitralisfluß sistiert. Kein Insuffizienzflow
nachweisbar. EF-Slope unauffällig, also kein
Hinweis für eine Stenose, siehe MÖF unten.
Der Flow von 1,5 m/s wäre für eine Ableitung
in Ruhe hoch

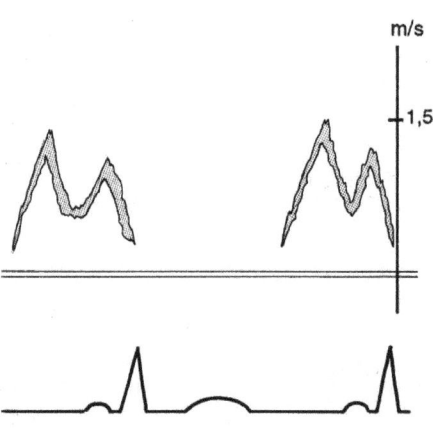

b

Abb. 1.43. Ableitung des Mitralisflusses mit dem CW- und PW-Doppler. Der PW-Doppler hinter der Klappe hilft den Insuffizienzfluß sicher vom aortalen Ausfluß zu unterscheiden

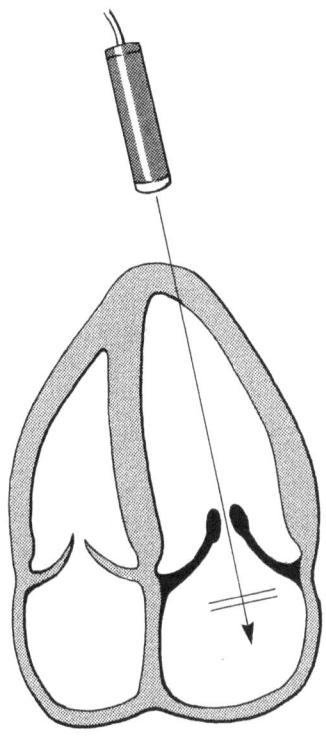

Abb. 1.44. Mapping des linken Vorhofs mit dem PW-Doppler. Genaueres s. 2.1: Mitralinsuffizienz

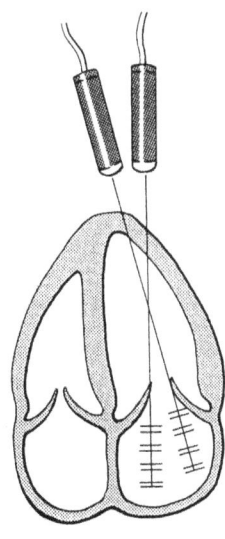

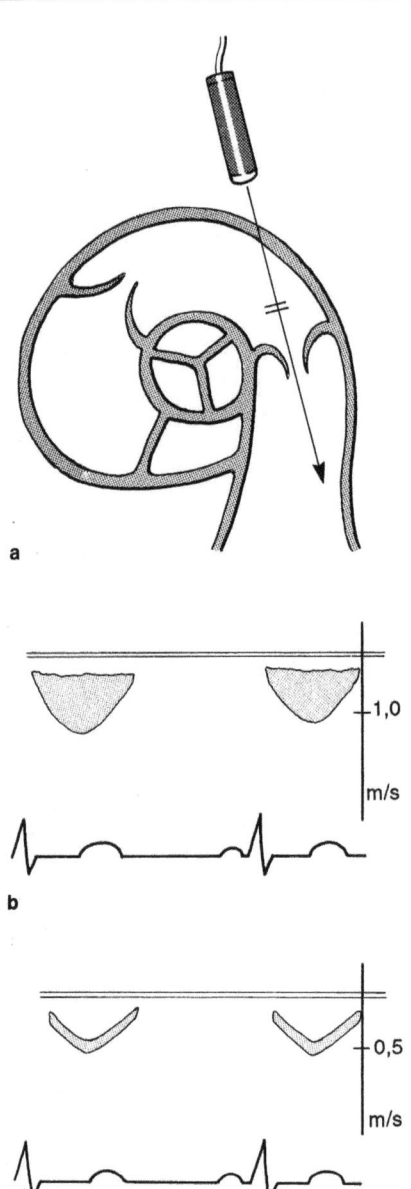

Abb. 1.45. a Ableitung des Pulmonalflusses vom LPQ bzw. SAX. CW-Doppler in der Mitte der Pulmonalarterie. PW-Doppler im Ausflußtrakt. **b** Der CW-Doppler zeigt einen unauffälligen Fluß in der Pumonalarterie. **c** Der PW-Doppler zeigt die typische Flußkurve im RVOT

Bei der **Pulmonalklappenstenose**
(PS) wird der Stenoseflow V_2 mit dem
CW-Doppler abgeleitet. Der Stenoseflow V_2 ist in der Regel größer als
1,5 m/s. Der prästenotische Flow V_1
wird mit dem PW-Doppler vor der Pulmonalklappe abgeleitet.

Eine **Pulmonalinsuffizienz (PI)** ist
häufig, auch bei gesunden Personen.
Der Nachweis kann mit PW-, CW-oder
Farbdoppler erfolgen.

Abb. 1.46. a Ableitung des Trikuspidalisflusses
von apikal. CW-Doppler Erfassung des diastolischen und evtl. auch eines systolischen Flows.
b Normale Flußkurve an der Trikuspidalis

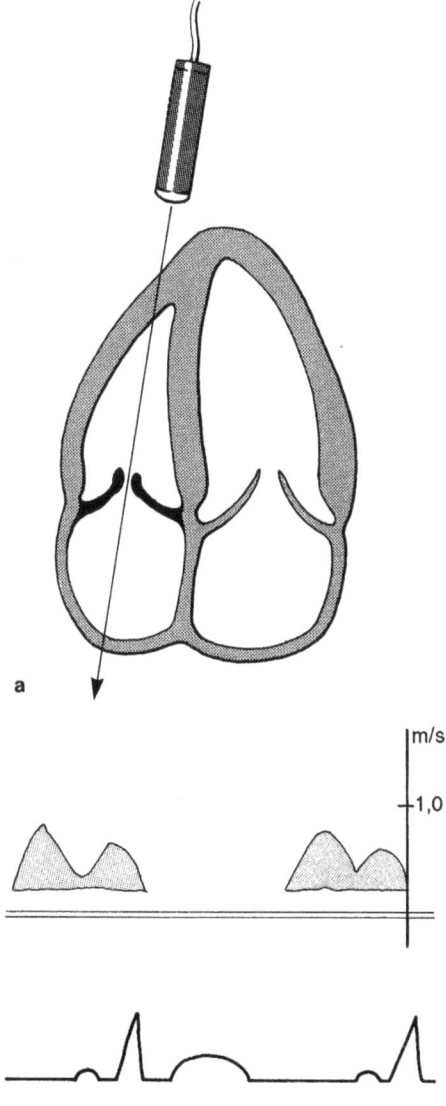

CW- und PW-Doppler
an der Trikuspidalklappe

Grundsätzlich gilt das Gleiche, wie an der Mitralklappe. Bei den niedrigen Drücken im rechten Herzen sind die Kriterien zur Quantifizierung der Vitien an der Trikuspidalklappe unsicher (Abb. 1.46a).

Der **Stenoseflow** wird mit dem CW-Doppler von apikal erfaßt. Das Flußprofil wird dokumentiert. Ab einer Flußgeschwindigkeit größer als 1 m/s gilt der diastolische Flow an der Trikuspidalklappe als stenotisch (Abb. 1.46b). Den prästenotischen Flow kann man zwar mit dem PW-Doppler erfassen. Bedeutung hat er bei den niedrigen Drücken keine.

Bei **Trikuspidalinsuffizienz** kann man den Rückfluß und dessen Ausdehnung in den Vorhof mit PW-Doppler oder Farbe beschreiben (Abb. 1.47).

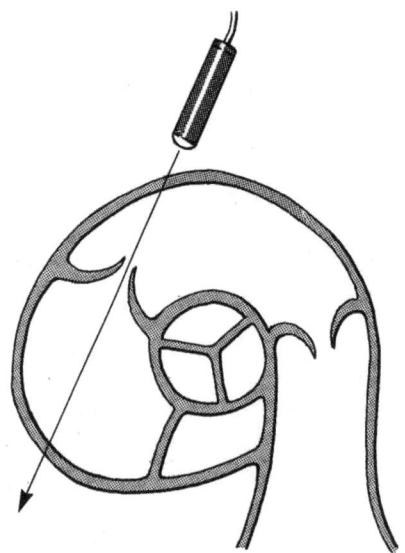

Abb. 1.47. CAVE: Im SAX, „short axis view", kann man zwar die Trikuspidalis schön sehen. Der Winkel zum Flow an der Klappe kann aber zu groß sein, um die wirklichen Geschwindigkeiten zu erfassen

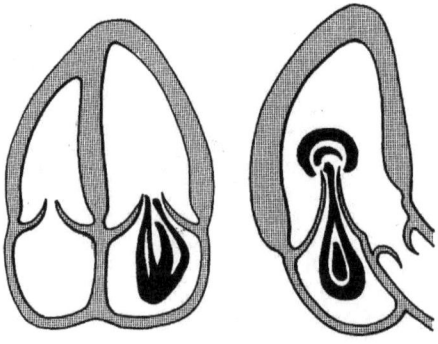

a   b

Abb. 1.48 a, b. Jet im linken Vorhof bei Mitralklappeninsuffizienz (MI). Die Jetfläche und die Fläche des linken Atriums werden in 2 Ebenen planimetrisch ausgemessen. Das Größenverhältnis ist ein Kriterium für den Schweregrad der MI. **a** Hier sieht man den Regurgitationsjet (*Am Monitor wäre der Jet blau*) von apikal im 4KB. **b** Regurgitationsjet mit einem sichtbaren Ruckfluß vor der insuffizienten Klappe im apikalen 3KB. Es zeigt das PISA-Phänomen im Areal der Flußkonvergenz vor der Klappe (s. 2.15)

1.2.3 Farbdoppler

Die wesentlichen Eigenschaften des Farbdopplers wurden bereits in 1.0 angesprochen. Eine große Fläche mit multiplen PW-Doppler-Fenstern wird mit enormen Rechenaufwand ausgewertet. Man wählt das Areal der Farbdoppleranlotung so klein wie möglich, um im fraglichen Areal eine bessere Auflösung zu bekommen (Abb. 1.48a, b). Ein wichtiger Regelknopf ist die Verstärkung des Farbdopplers. Bei ungünstigem Signal-Rausch-Verhältnis kann man die Verstärkung verändern, um einen Jet zu sehen. Die Verstärkung kann so niedrig sein, daß man kein Farbdopplersignal sieht. Sie kann aber auch übersteuert sein, und man sieht nur Farbgegriesel am Bildschirm im Bereich der Farbdoppleranlotung. Folgende Beispiele sollen die Bedeutung und Wertigkeit des Farbdopplers demonstrieren.

Die Jetmorphologie bei der **Mitralinsuffizienz** sagt etwas aus über die Ausdehnung und den Verlauf der Regurgitation. Das planimetrische Verhältnis des Jets zum linken Vorhof ist ein Kriterium für das Ausmaß der Insuffizienz. Hierzu sollte man mindestens 2 Ebenen haben. Die Theorie fordert 3 Ebenen, nur ist dies in der Praxis unrealistisch,
da man nur 2 Ebenen zuverlässig mit Farbe ableiten kann. Die Jetrichtung wird dokumentiert, um den CW-Doppler in den Regurgitationsstrahl legen zu können (Abb. 1.49a, b).

Bevor man die **Aorteninsuffizienz** betrachtet, muß man sich über die normalen Flußverhältnisse im Farbdoppler klar werden. In der Diastole fließt eine rote „Keule" in den linken Ventrikel. In der Systole fließt eine blaue „Banane" durch den Ausflußtrakt. Bei der Aorteninsuffizienz vermischen sich die rote „Keule" aus dem Vorhof mit dem Regurgitationsflow. Beide sind rot. Der Regurgitationsjet kommt jedoch durch die Klappe und durch den Ausflußtrakt, entlang des Septums, in den linken Ventrikel. In der Regel sieht man Aliasingphänomene mit Turbulenzen (Abb. 1.50). Deswegen sollte man sich zu Beginn seiner Echokarriere auch normale Herzen in Farbe anschauen. Man bekommt dann ein Gefühl für normale Flüsse und das Spiel der Farben.

Gerade bei **deformierten Klappen** leistet der Farbdoppler sehr wertvolle Dienste. Der Stenosejet kann abgelenkt sein. Wenn der Winkel zum Jet zu groß wird, dann stimmen die Berechnungen der Stenosefläche und des Druckgradienten nicht mehr. Im Beispiel sieht

Abb. 1.49. a Typischer normaler Fluß bei Füllung des linken Ventrikels in der Diastole. Am Monitor wäre dies rot. **b** In der Systole bildet sich der Flow wie *rechts* ab. Am Monitor wäre dies blau. Das Blut wird weg vom Schallkopf durch den LVOT gepumpt

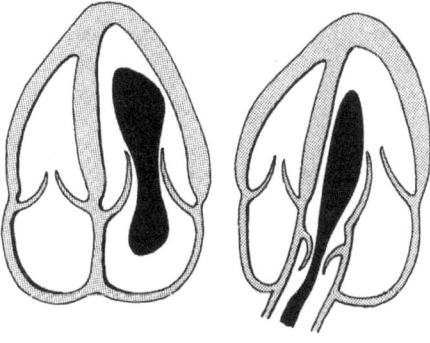

a   b

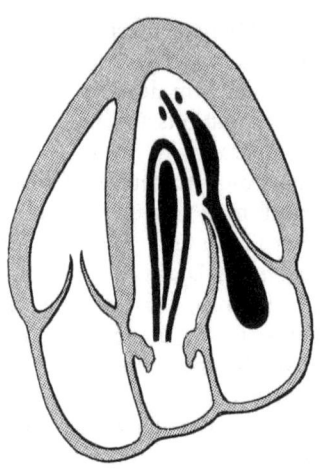

Abb. 1.50. Bei Aorteninsuffizienz vermischt sich der Einfluß aus dem linken Vorhof mit dem Regurgitationsjet aus der Aorta. Am Monitor wäre die Farbe rot mit Aliasing und Verwirbelungen

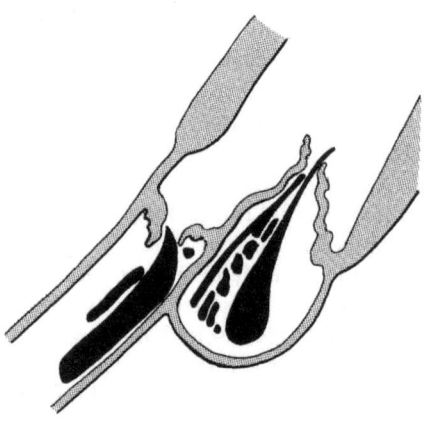

Abb. 1.51. Deformierte Klappen lenken den Jet ab. An der sklerosierten und deformierten Aortenklappe ist die Jetrichtung deutlich abgelenkt. Im Beispiel läuft der Stenosejet nicht axial zur Aorta, sondern fast 90 ° abgelenkt zur Aortenwand. Die sklerosierte und deformierte Mitralklappe ist im Beispiel insuffizient. Der Regurgitationsjet ist um ca. 40 ° abgelenkt

man eine deformierte Aortenklappe und Mitralklappe (Abb. 1.51). Man wird versuchen den CW-Dopplerstrahl möglichst parallel zu diesen proximalen Farbjets anzulegen.

1.2.4 Vena contracta und Jetmorphologie im Farbdoppler

Eigentlich keine großartige Sache, aber man sollte vielleicht doch einige Worte dazu verlieren.

Ein Flow wird um so schneller, desto mehr Volumen pro Zeit durch eine „zu kleine" Öffnung gepreßt wird. Bevor dieses Blutvolumen durch die Engstelle muß, ist die Strömung laminär. In der Stenose wird der Fluß beschleunigt. Dieser Jet trifft dann auf einen Austrittsbereich in dem wieder Platz ist. Jetzt bilden sich neben diesem Jet Abrißturbulenzen. Diese Turbulenzen begleiten den Jet über eine längere Strecke. Im Farbdoppler sieht man diese Turbulenzen als rot-blau-gelb-weiß-grüne Strudel oder Punkte. Auskultatorisch entsprechen diese Be-

Abb. 1.52. a Ableitung des Stenosejets bei Mitralisstenose mit dem Farbdoppler von apikal. Die Vena contracta, also der Flow durch die Stenose ist sichtbar. Der zuvergrößernde Ausschnitt ist kreisförmig umfahren. **b** Vergrößerung aus der linken Abbildung. Vor der Stenose sieht man die laminäre Strömung. Nach der Stenose sieht man Aliasing und Turbulenzen. In der Stenose sieht man den Stenoseflow, also die Vena contracta und die kleinen Randwirbel

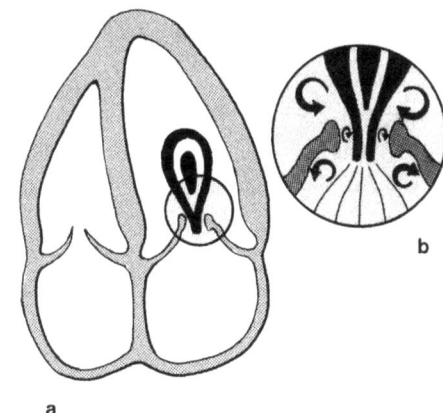

schleunigungen und Turbulenzen dem Herzgeräusch, das man hört. Sehr wichtig ist, daß man mit dem Farbdoppler die Jetausdehnung überschätzen kann, weil man die Turbulenzen miterfaßt (Abb. 1.52a).

Ebenfalls wichtig ist das Phänomen der Wirbelbildung am Durchtritt oder durch die insuffiziente Klappe. Um so „schärfer" der Strahl, desto mehr setzen sich kleinste Turbulenzen in die Durchtrittsfläche fort. Das heißt, daß dann der Durchtrittsjet kleiner ist als die Fläche des Vitiums. Diese kleinsten Turbulenzen entsprechen dem Abrißstrudeln direkt am Austritt, die noch in die Engstelle des Vitiums hinein wirksam sind. Dieser im Farbdoppler sichtbare Jet ist die sog. Vena contracta (Abb. 1.52b)

> Also: Vitienfläche = Vena contracta + kleinste Turbulenzen

Die Vena contracta hat nur eine geringe praktische Bedeutung. Bei Stenosen ist sie zur Orientierung, nicht zur Quantifizierung geeignet. Sie kann zur Beurteilung eines Vitiums beschrieben werden. Dabei sollte man sich jedoch im klaren sein, daß die Ausmessung der Vena contracta aus gerätetechnischen Gründen und ableitungsbedingt im Einzelfall nicht verläßlich ist.

1.2.5 Probleme mit der optimalen Doppleranlotung

Wie oben bereits beschrieben, ist ein möglichst flacher Winkel zum Jet oder der Flußrichtung wünschenswert. Aber nicht nur der Winkel ist wichtig. Die Ableitungsachse sollte möglichst zentral im Jet liegen.

Bei weiten Röhren, wie im Ausflußtrakt, ist die Strömung parabol. Sie ist im Zentrum schneller als an der Wand. Bei schmalen Röhren, wie in der Aorta, ist sie im proximalen Bereich im ganzen Lumen gleichmäßig. Dies gilt jedoch nur initial. Mit abklingender Flußgeschwindigkeit wird an der Aortenwand schneller gebremst als in der Gefäßmitte. Vor Abschluß der Strömung kann im Randbereich sogar ein geringer Reflux auftreten. Deswegen soll die Achse des Dopplerstrahls möglichst parallel zum Jet und möglichst im Zentrum des Jets zu liegen kommen.

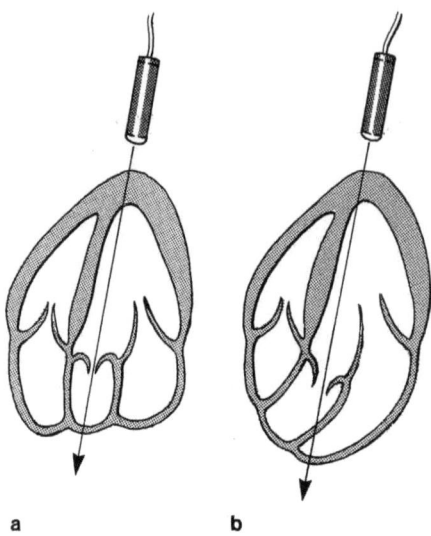

a   b

Abb. 1.53 a, b. Zwei Extreme bei der Ableitung des Flows in der Aorta. **a** Korrekte Ableitung. Im 5KB kann man die proximale Aorta mittig und parallel zum Flow ableiten. **b** Ableitung, die falsche Meßwerte liefert. Oft macht die proximale Aorta zum LVOT einen Winkel. Jetzt liegt die Achse des Dopplers im zu großen Winkel zum Flow und auch nicht im Zentrum des Jets

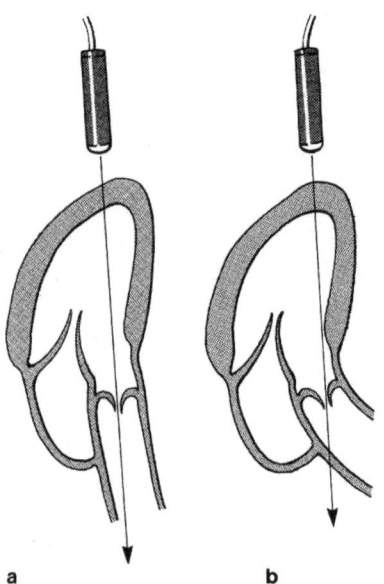

a   b

Abb. 1.54 a, b. Zwei Extreme bei der Ableitung des Flows in der Aorta im 3KB. **a** Korrekte Ableitung, **b** Ableitung, die falsche Meßwerte liefert

Abbildungen 1.53a und b zeigen zwei Extreme bei der Ableitung des Flows in der Aorta. Abbildung 1.53a zeigt eine korrekte Ableitung. Im 5KB kann man die proximale Aorta mittig und parallel zum Flow ableiten.

Abbildung 1.53b zeigt eine Ableitung, die falsche Meßwerte liefert. Oft macht die proximale Aorta zum LVOT einen Winkel. Jetzt liegt die Achse des Dopplers im zu großen Winkel zum

Abb. 1.55. Sklerosierte Klappen lenken den Jet ab. Eine optimale Anlotung, möglichst parallel im Jet, ist nicht selten schwer zu erreichen

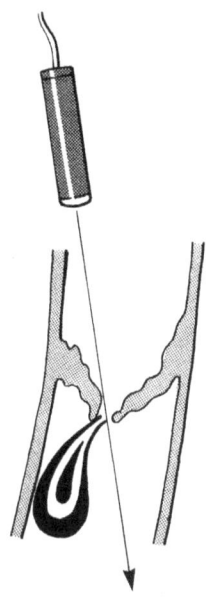

Flow und auch nicht im Zentrum des Jets. Das gleiche gilt für die beiden dargestellten Ableitungen im 3KB (Abb. 1.54a, b). Bei deformierten Klappen kann man meinen, man läge korrekt im Jet.

Falls möglich, sollte man mit dem Farbdoppler probieren, ob man die Jetrichtung bestimmen kann (Abb. 1.55). Die Anlotung mit dem CW-Doppler kann dann exakt in den Jet gelegt werden. Eingeschränkt wird diese Vorgehensweise, weil hinter sklerosierten Klappen Farbjets nicht mehr ableitbar sind.

1.3 Berechnungen

1.3.1 Berechnung der Mitralöffnungsfläche mit der PHT-Methode

Zur Berechnung der Stenosefläche bei der Mitralstenose wird die PHT-Methode verwandt. PHT steht für „pressure-half-time" oder Druckhalbwertszeit (Abb. 1.56a–d). Gemessen wird die Halbwertszeit des Druckgefälles durch die stenotische Mitralklappe. Bei einer sehr schweren Stenose bleibt der Flow über die ganze Diastole fast gleich schnell (Abb. 1.57 und 1.58). Der EF-Slope ist flach und die Zeit bis der Druckgradient um die Hälfte abfällt sehr lange. Anders ist es bei geringfügigen Stenosen. Der Vorhof entleert sich mühelos und die Flowgeschwindigkeit fällt schnell ab. Der Flow zeigt die typische M-Form mit einer E-Welle und A-

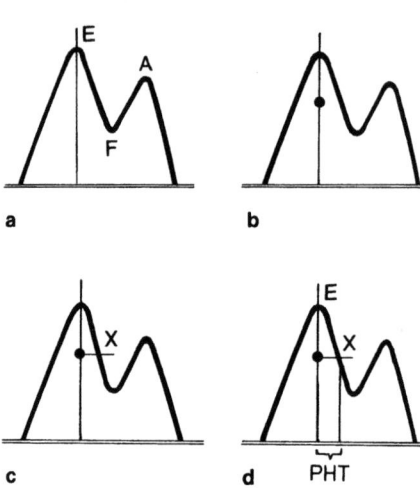

Abb. 1.56. a Die Druckdifferenz ist proportional der maximalen Flußgeschwindigkeit im Quadrat. $\Delta p = V^2$. Also legt man die erste Achse durch die E-Spitze. Jetzt will man wissen, wann die Druckdifferenz zur Hälfte, und die Geschwindigkeit entsprechend abgefallen sind. **b** Höhere mathematische Anwendungen führen zur Markierung des Punktes: Geschwindigkeit $V / 1,4$. **c** Um zu wissen, welche Zeit vergangen ist, bis die Geschwindigkeit so weit abgefallen ist, braucht man nur noch eine waagrechte Verbindung zur Flußkurve herzustellen. Die Schnittstelle ist der Punkt X. **d** Das Lot des Punktes E und von der Schnittstelle X ergeben eine Zeitspanne, die PHT. PHT, also die Pressure-half-time, ergibt sich aus der abgegriffenen Zeitspanne zwischen maximalem Flow und dem Abfall der Flußgeschwindigkeit. Glücklicherweise korreliert dieser Wert mit der Stenosefläche. **e** In der Praxis greift man diesen Wert einfach mechanisch ab. Der Computer wird auf Bestimmung der MÖF mit PHT eingestellt. Der erste Punkt (*) kommt an die Spitze der E-Welle. Dies gibt man in den Computer. Jetzt kommt der zweite Punkt (*). Möglichst am Ende der Gefällstrecke wird dieser gesetzt. Aus diesen beiden Punkten (*) bekommt der Computer V_{max}, das Gefälle, den Punkt X, die PHT und schließlich die MÖF

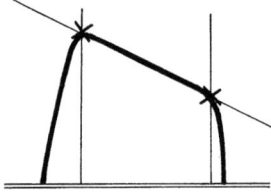

Abb. 1.57. In diesem Beispiel handelt es sich um eine hochgradige Stenose. Die A-Welle kommt nicht mehr zur Ausbildung und das Gefälle ist flach

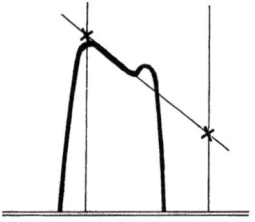

Abb. 1.58. In diesem Beispiel ist die Diastole sehr kurz, z. B. bei Tachykardie. Der Computer kann oft keine Rechnung durchführen, wenn man auf der EF-Strecke bleibt. Dies liegt daran, daß der Punkt X hinter der zweiten Markierung (*) zu liegen käme. Also muß man den zweiten Punkt (*) auf einer gedachten Fortsetzung der EF-Strecke anbringen. Man darf nur nicht unter die Nullinie kommen

Welle und der EF-Slope ist steil. Dementsprechend ist die Zeit bis zum erreichen des halben Druckgradienten kurz bei geringgradig eingeengter Mitralisöffnungsfläche (MÖF).

Es gilt folgende, empirisch erarbeitete Formel für die PHT-Methode:

$$MÖF\ (cm^2) = 220/PHT$$

Bei einer PHT von 110 ms ist die MÖF 2 cm², bei einer PHT von 220 ms ist die MÖF 1 cm², usw.

Bei einer Aorteninsuffizienz oder einem erhöhten LVEDP bei diastolischen Compliancestörungen (Hypertonie, DCM, KHK, AS, etc.) unterschätzt man den Schweregrad der Stenosierung nach der PHT-Methode. Der erhöhte LVEDP führt zu einer vorzeitigen Abbremsung des frühen diastolischen Einstroms mit einer verkürzten PHT. Direkt nach einer Ballondilatation der stenosierten Mitralklappe ist die PHT-Methode nicht ausreichend sicher verwertbar zur Berechnung der MÖF.

Eine Ergänzung zur PHT-Methode ist die aufwendigere Kontinuitätsgleichung, die planimetrische Messung der MÖF im 2-D-Bild im LPQ-Schnitt und die Bestimmung des Druckgradienten an der stenosierten Mitralklappe.

Was der Computer für Sie macht, soll auf Seite 46 in kurzen Worten erklärt werden. Sie müssen nur in das PHT-Programm der Dopplerberechnungen Ihres Computers, den E-Punkt und das EF-Gefälle der CW-Ableitung des Mitralstenoseflows markieren.

1.3.2 Berechnung der Druckgradienten mit der Bernoulli-Gleichung

In der Stenose herrscht natürlich ein höherer Druck als nach der Stenose. Dieser Druckabfall ist proportional der Differenz der Geschwindigkeiten im Quadrat (s. Abb. 1.59 und 1.60).

Drücke, Geschwindigkeiten, Konstanten für kinetische Energien und Massendichte werden für den prästenotischen Bereich A_1 und den intrastenotischen Bereich A_2 in Form einer Gleichung gegenübergestellt:

$$p_1 + \tfrac{1}{2}\,P \cdot V_1^{\,2} = p_2 + \tfrac{1}{2}\,P \cdot V_2^{\,2}$$

Die Auflösung der Bernoulli-Gleichung nach p_1-p_2, also Δp, der Druckdifferenz, ergibt:

$$\Delta p = 4\,(V_2^{\,2} - V_1^{\,2})$$

Ausgemessen wird die Geschwindigkeit V_1 vor und V_2 in der Stenose. Δp kann über V_{max} oder über V_{mean} der Flußkurven bestimmt werden. Die Spitzengeschwindigkeit V_{max} wird einfach abgegriffen. V_{mean}, also der Mittelwert aus allen instantanen Geschwindigkeiten berechnet der Computer aus dem Integral der Flußkurve.

Da die Geschwindigkeit V_1 im LVOT meist um 1 m/s ist, kann dieser Wert zur Berechnung des Druckgradienten

Abb. 1.59. Die Bernoulli-Gleichung berechnet den Druckgradienten in der Stenose lediglich aus den Blutflußgeschwindigkeiten. Deswegen ist der Druckgradient nur ein Kriterium zur Beschreibung einer Stenose

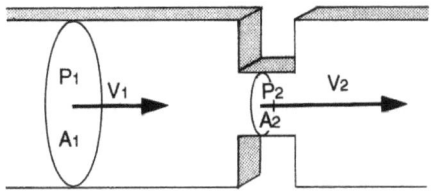

V₂ CW-Doppler

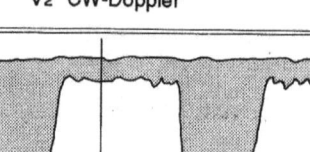

Abb. 1.60. Der CW-Doppler mißt in der Stenose einen Flow von 6 m/s

V₁ PW-Doppler

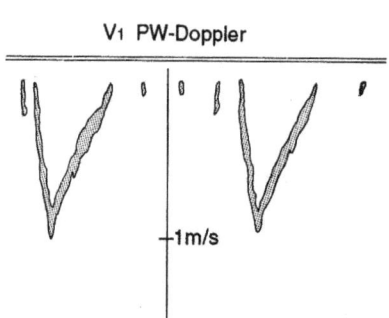

Abb. 1.61. Der PW-Doppler mißt vor der Stenose einen Flow von $V_{max} = 1$ m/s. Es errechnet sich folgender Druckgradient über V_{max}: $\Delta p_{max} = 4(36-1) = 140$ mmHg. Dies entspricht einer schwerstgradigen Aortenklappenstenose

vernachlässigt werden. Dann gilt die vereinfachte Bernoulli-Gleichung:

$$\Delta p = 4 \cdot V_2^2$$

Vorsicht jedoch bei niedrigem HMV und bei Herzinsuffizienz. Dabei sind die Geschwindigkeiten und Drücke sehr niedrig, trotz hochgradiger Stenose. Eine Herzinsuffizienz muß immer ausgeschlossen werden (s. S. 50).

Eine Berechnung am Beispiel einer Aortenklappenstenose (Abb. 1.60 und 1.61).

Bei der **pulmonalen Hypertonie** bestimmt man den erhöhten pulmonalarteriellen Druck aus dem ZVD (zentralvenöser Druck) plus dem Druckgradienten an der Trikuspidalklappe. Dies funktioniert, da bei 90% der Patienten mit klinisch bedeutsamer pulmonaler Hypertonie eine Trikuspidalinsuffizienz vorliegt.

In Abb. 1.62 kommt die vereinfachte Bernoulli-Gleichung zur Anwendung. Also lediglich der Regurgitationsflow im Leck der Trikuspidalis wird mit dem CW-Doppler gemessen. Der Flow vor der Klappe, also im rechten Ventrikel, ist in der Regel kleiner als 1 m/s und wird vernachlässigt.

Beim **Ventrikelseptumdefekt** kann man den rechtsventrikulären Druck mit der Bernoulli-Gleichung bestimmen. Im aufgeführten Beispiel (Abb. 1.63) kommt ebenfalls die vereinfachte Bernoulli-Gleichung zur Anwendung. Es

Abb. 1.62. a Anlotung der Trikuspidalklappe mit dem CW-Doppler von apikal. **b** Man sieht einen Insuffizienzflow in der Trikuspidalklappe von $V_{max} = 4$ m/s. Daraus errechnet sich der Druckgradient nach der vereinfachten Bernoulli-Gleichung: $\Delta\ p_{max} = 4 \cdot 4^2 = 64$ mmHg. Hierzu addiert man noch den ZVD. Dieser wird geschätzt, blutig gemessen oder sonographisch aus der Vena cava abdominalis abgeleitet (2.13, 2.15). Sagen wir mal 10 mmHg, dann läge der systolische Druck in der Pulmonalarterie bei 74 mmHg

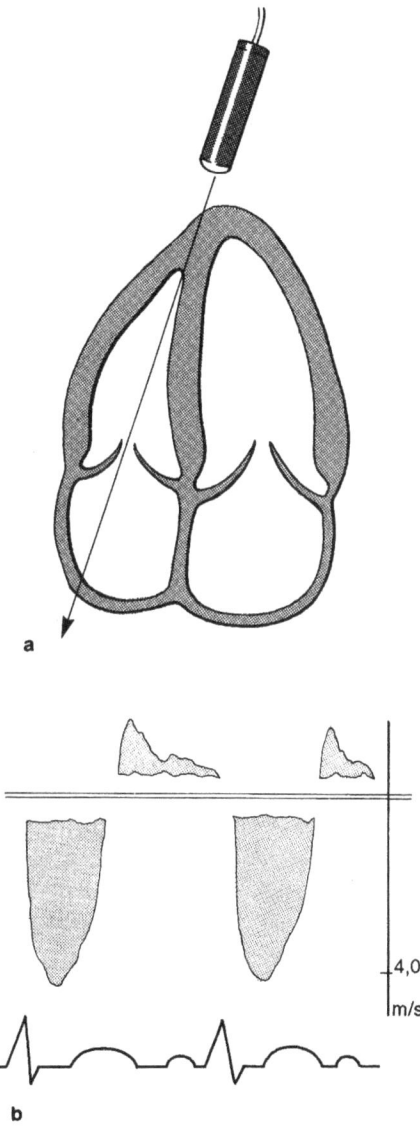

wird also nur der Flow im VSD-Kanal gemessen. Der Flow durch den VSD wird mit dem Farbdoppler lokalisiert und mit dem CW-Doppler quantifiziert. Daß der Druckgradient mit dem Ausmaß der Stenosierung korreliert, ist logisch. Je kleiner die Stenose, desto größer der Druckgradient. Aber dies gilt nur bei einem konstanten Schlagvolumen. Wenn das Schlagvolumen sehr klein ist, also bei ausgeprägter oder gar dekompensierender Herzinsuffizienz und Tachykardie, ist der Flow durch die stenotische Klappe sehr klein. Also ist auch der Druckgradient sehr klein. Bei ausgeprägter Herzinsuffizienz kann der

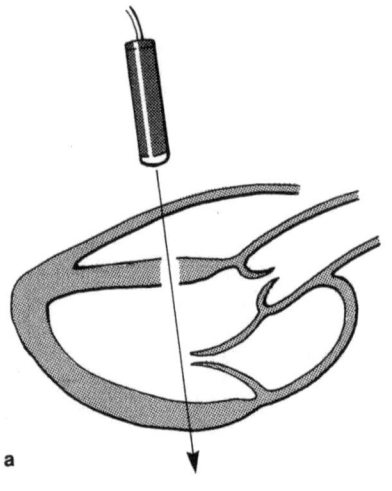

Abb. 1.63. a Anlotung des Ventrikelseptumdefekts mit dem CW-Doppler von LPL. **b** Parallel getroffener Flow durch den VSD. Der Flow ist V_{max} = 3 m/s. Daraus errechnet sich der Druckgradient vom linken zum rechten Ventrikel: $\Delta p_{max} = 4 \cdot 3^2 = 36$ mmHg. Läge der arterielle systolische Blutdruck bei 140 mmHg, dann liegt der rechtsventrikuläre systolische Druck 36 mmHg darunter, also bei 104 mmHg. Bei einem Druck von 45 mmHg im rechten Ventrikel müßte der Druckgradient bei 95 mmHg liegen. Der Flow wäre dann bei 4,9 m/s

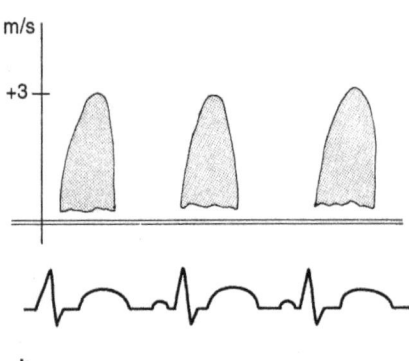

Druckgradient im Normbereich sein und trotzdem liegt eine pathologische Stenose vor. Andererseits können große Schlagvolumina erhöhte Druckgradienten bewirken, beispielsweise bei kombinierten Vitien oder Stenosen unter körperlicher Belastung (Streßechokardiogaphie, Sepsis, etc.).

Abbildung 1.64 zeigt den Zusammenhang zwischen Druckgradienten, Klappenöffnungsfläche und dem Herzminutenvolumen bei einer Aortenstenose.

Beispielsweise würde ein Druckgradient von 17 mmHg, also ein nicht-pathologischer Gradient, bei einem HMV von 2 l/min eine Klappenöffnungsfläche von 0,5 cm^2 bedeuten. Dieses Beispiel soll dazu dienen, das Vorgehen schrittweise nachzuvollziehen.

Eingezeichnet ist auch das Beispiel mit einem Gradienten von 83 mmHg:

- Ein HMV von 5 l/min entspricht einer Stenose mit 0,5 cm^2.
- Ein HMV von 2 l/min entspricht einer Stenose mit 0,25 cm^2.

Diese Kurve sollte für eine normale Herzfrequenz von 60–70 Schlägen/min gelten. Wird ein normales HMV durch

Abb. 1.64. Diese Graphik zeigt den Zusammenhang zwischen dem Druckgradienten (Δ p), dem Herzminutenvolumen (*HMV*) und der Klappenöffnungsfläche (*AÖF*). Ein „normaler" Druckgradient, hier gemessen über die mittlere Geschwindigkeit, sollte nicht isoliert betrachtet werden. Bei einer Herzinsuffizienz, beispielsweise mit einem HMV von 2 l/min, übersieht man sonst eine sehr schwere Aortenstenose. Der Druckgradient wird aus den Geschwindigkeiten berechnet, die wiederum von der Herzleistung abhängen. (s. Bubenheimer)

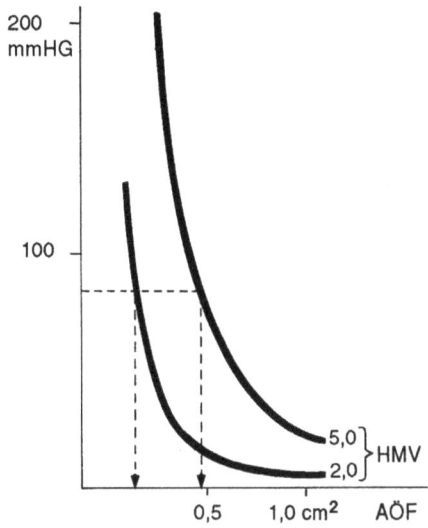

Abb. 1.65. Diese Schemazeichnung zur Kontinuitätsgleichung verdeutlicht, warum das Produkt aus Durchtrittsfläche und Durchtrittsgeschwindigkeit gleich bleibt. (Erläuterungen s. Text)

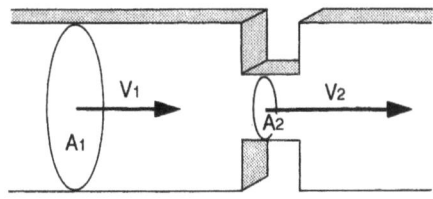

eine kompensatorische Tachykardie „erkauft", so muß man ein entsprechend niedrigeres HMV ansetzen, um die korrekte Stenosefläche zu erhalten.

1.3.3 Berechnung der Stenosefläche mit der Kontinuitätsgleichung

Die Kontinuitätsgleichung ist für natürliche Herzklappen unabhängig vom SV und HMV (Abb. 1.65). Diese Gleichung ist einfach und logisch:

$$A_1 \cdot V_1 = A_2 \cdot V_2$$

$$A_2 = A_1 \cdot V_1/V_2$$

- A_2 ist die Stenosefläche.
- A_1 ist die Fläche im Ausflußtrakt vor der Stenose.
- V_2 ist die mittlere Geschwindigkeit in der Stenose, zu messen mit dem CW-Doppler.
- V_1 ist die mittlere Geschwindigkeit vor der Stenose, zu messen mit dem PW-Doppler.

Die Maximalgeschwindigkeit V_{max} ist für die Kontinuitätsgleichung weniger geeignet. Die mittlere Geschwindigkeit V_{mean} liefert besser reproduzierbare Meßwerte. Es ist der Mittelwert aus den

unendlich vielen instantanen Geschwindigkeiten, die man mit der Hüllkurve umfährt. Im VTI-Programm der
Dopplerauswertung berechnet der
Computer aus der Hüllkurve um das
Flußsignal das Integral VTI und auch
die mittlere Geschwindigkeit V_{mean}. Das
Integral VTI wird für die Bestimmung
der Herzleistung nach der Durchflußmethode verwandt.

V_{mean} berücksichtigt also nicht nur
den Spitzenflow, wie das V_{max}, sondern
den ganzen Geschwindigkeitsverlauf
durch eine Engstelle. Theoretisch kann
man statt der mittleren Geschwindigkeit V_{mean} auch das Integral VTI der
Flußkurve verwenden. Der Quotient
bleibt gleich. Man bekommt auf diesem
Wege die Gorlinformel:

$$A_2 = A_1 \cdot VTI_1/VTI_2$$

und nachdem $A_1 \cdot VTI_1$ = Schlagvolumen:

$$A_2 = \text{Schlagvolumen}/VTI_2$$

Am einfachsten kann man das
Schlagvolumen über die Durchflußmethode im LVOT bestimmen. Theoretisch läßt es sich auch im RVOT ausmessen. Meist ist die Ableitung hierfür
schlecht, und das berechnete SV sollte
dann mit Vorbehalt verwandt werden.
Die SV-Bestimmung am Mitralring ist
sehr aufwendig und zu unsicher. Sie hat
in der Routinediagnostik keine Bedeutung. Der prästenotische Durchmesser
stellt ein Meßproblem dar, wie im Kapitel über die Durchflußmethode bereits
ausgeführt wurde. Außerdem kann der
Flow V_1 prästenotisch beschleunigen.
Deswegen wählt man eine PW-Ablei-
tung mit ausreichendem Abstand vor
der Stenose von 5–10 mm.

Unter Berücksichtigung aller Kriterien für die echokardiographische Graduierung einer Stenose ist diese Methode ausreichend genau. Ergänzend
sollte der relative Stenosegrad angegeben werden.

1.3.4 Berechnung des relativen Stenosegrades

Der relative Stenosegrad berechnet sich
aus dem VTI-Quotienten der Doppler-
flußkurven der Integrale VTI vor der
Stenose VTI_1 und in der Stenose VTI_2.

$$\text{Relativer Stenosegrad} = VTI_1/VTI_2$$

Dieser VTI-Quotient ist, im Gegensatz zur Kontinuitätsgleichung, unabhängig von der Ausmessung des Ausflußtraktes. Damit ist eine Fehlermög-
lichkeit eliminiert. Gerade im Bereich
der Herzklappenprothesen und bei Aortenstenosen scheint sich die Bestimmung und Dokumentation eines relativen Stenosegrades über die Angabe eines VTI-Quotienten zu bewähren. Er
sollte zusätzlich zur Angabe der Öffnungsfläche aus der Kontinuitätsgleichung dokumentiert werden.

Der Druckgradient hängt deutlich
von der Herzleistung ab. Der VTI-Quotient scheint demgegenüber ein verläß-
licherer und besser reproduzierbarer
Parameter für die Verlaufskontrolle von
Aortenklappenstenosen und Herzklappenprothesen zu sein.

Der VTI-Quotient ist den anderen
beiden Methoden in der Validität und
Reproduzierbarkeit mindestens gleich-
wertig. Da er noch nicht bei allen Do-
kumentationsausdrucken aufgelistet ist,
sollte er manuell eingetragen werden.

1.3.5 Berechnung des Schlagvolumens mit der Durchflußmethode

Das Schlagvolumen (SV), das Herzminutenvolumen (HMV) und der Herzindex (CI) können mit der Durchflußmethode, dem M-mode und dem 2-D-Verfahren computergestützt bestimmt werden.

Mit dem M-mode mißt man den Durchmesser des linken Kavums in der Diastole und Systole vom LPL. Nach der Teichholzformel wird daraus das SV berechnet. Im B-mode mißt man das linke Kavum planimetrisch in 3 Ebenen diastolisch und systolisch aus. Daraus wird jeweils das diastolische und systolische intraventrikuläre Volumen bestimmt. Gibt man die Herzfrequenz, die Größe und das Gewicht in den Computer ein, so errechnet er nach den Dodgeformeln das HMV, das SV, die Ejektionsfraktion (EF) und den CI.

Unabhängig von der Ausmessung des SV und HMV mit dem M-mode- und 2-D-Verfahren, kann man diese Werte einfacher mit der Durchflußmethode bestimmen.

Der Computer wird im Dopplerprogramm zur Berechnung des VTI-Integrals der Dopplerflußkurve des LVOT eingestellt. Das Meßtor („gate") des

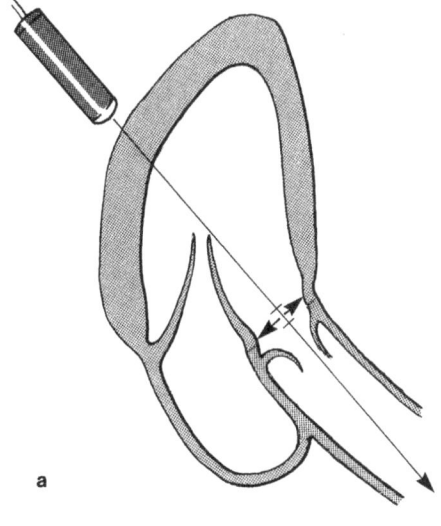

Abb. 1.66. a Ausmessung eines Durchmessers an der Aortenbasis. Die Einstellung im 3KB oder 5KB von apikal liefert in der Regel verwertbare Bilder. Im Beispiel ist der Durchmesser 2,3 cm. Die Fläche ist nach $r^2 \cdot \pi = 4{,}15\ cm^2$.
b Das Meßtor der PW-Dopplerableitung wird dort plaziert, wo der Durchmesser an der Aortenbasis gemessen wurde. Die PW-Flußkurve wird im VTI-Programm umfahren, um das Integral zu bekommen. In diesem Beispiel wäre das Integral 19 cm. Es errechnet sich das Schlagvolumen (SV) wie folgt: SV = Fläche · Integral = $4{,}15\ cm^2 \cdot 19\ cm = 79\ cm^3$

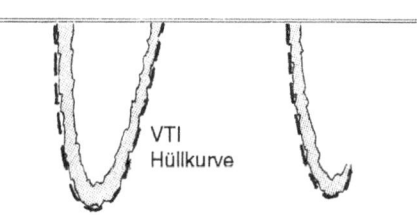

VTI
Hüllkurve

b

PW-Dopplers wird genau da eingestellt, wo man den Durchmesser bestimmen will. Die Flußkurve wird zeichnerisch umfahren. Hierzu muß man, je nach Gerät, die Funktionstasten „trace" und „draw", oder ähnliches, antippen. Der Computer berrechnet das Integral aus der gezeichneten Hüllkurve um das PW-Signal. Dann mißt man den Durchmesser im Ausflußtrakt. Am günstigsten ist der Anulus fibrosus 5 mm vor den Taschenklappen in der Systole. Der Durchmesser wird in 3 Ebenen, also vom LPL, 3KB und 4KB bestimmt. Im

eingestellten Programm bestimmt der Computer daraus gleich die Fläche.

Die Durchtrittsfläche hat die Einheit cm². Das Integral der Flußkurve hat die Einheit cm. Nun multipliziert der Computer die Durchtrittsfläche mit dem Integral. Daraus ergibt sich das SV. Zusammen mit Herzfrequenz, Größe und Gewicht berechnet er auch das HMV und den CI.

Der Fluß in der Aorta ist nicht überall homogen. Deswegen hält man sich bei der Messung an die laminare Strömung im LVOT. Die Aorta ascendens

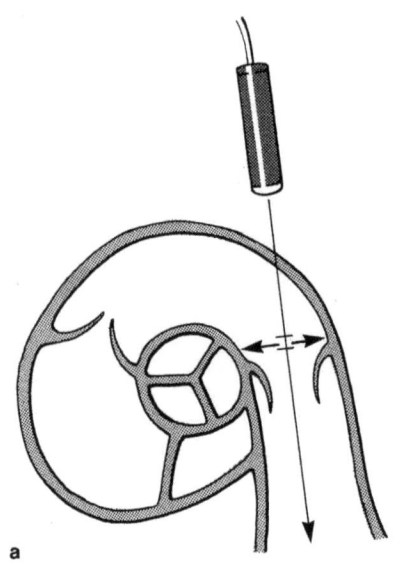

a

Abb. 1.67. a Ausmessen des RVOT an der Pulmonalbasis. Die Einstellung vom LPQ liefert oft nur schlechte Bilder und damit unverläßliche Werte. Dann versucht man den Querschnitt durch die Herzbasis vom SK, den SKQ. Der Durchmesser wird nach der Edge-to-edge-Methode bestimmt. Im Beispiel beträgt der Durchmesser 2,3 cm. Die Fläche beträgt nach $r^2 \cdot Pi = 4,15$ cm². b Die Dopplerflußkurve wird an derselben Stelle abgeleitet, an der man den Durchmesser gemessen hat. Die Flußkurve wird im VTI-Programm umfahren, um das Integral zu bekommen. Im Beispiel ist das Integral 25 cm. Also: Schlagvolumen = Fläche · Integral = 4,15 cm² · 25 cm = 104 cm³. Hätte man in diesen Beispielen aus Abb. 1.66 und 1.67 einen VSD vorliegen, so wäre das Shuntvolumen 20 ml. Das entspräche einer Shuntfraktion von 24%

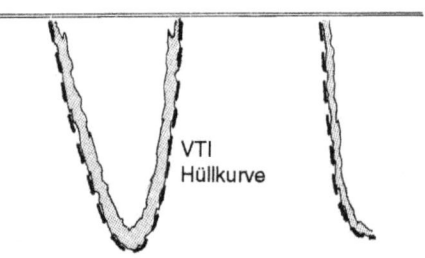

VTI
Hüllkurve

b

bildet bereits einen Winkel zum LVOT und hat inhomogene Flüsse, je nach Achse der Ableitung. Eine Messung von suprasternal trifft nur noch auf inhomogene Flußgeschwindigkeiten in der Krümmung, so daß sich eine solche Messung von selbst verbietet.

Beispiel (Abb. 1.66a, b).

Ein anderes Beispiel zeigt die Messung des SV an der Basis der Pulmonalarterie (Abb. 1.67a, b). Dies hat Bedeutung, wenn man bei Shunts, z. B. VSD oder ASD, die Shuntfraktion bestimmen muß.

$$\text{Shuntfraktion} = SV_{RVOT}/SV_{LVOT}$$

Die Differenz der Schlagvolumina an Aorten- und Pulmonalbasis ist die Grundlage für diese Berechnung. Leider ist eine präzise Bestimmung des SV im RVOT nicht immer möglich. Deswegen sollte man bei Herzgesunden beide Durchflüsse ausmessen, um ein Gefühl für die Wertigkeit der Messung an der Pulmonalis zu bekommen. Wenn man merkt, daß man mit seinem Gerät, bei entsprechender Bildqualität, gute Übereinstimmungen erzielt, dann weiß man auch, unter welchen Bedingungen man bei einem Septumdefekt seinen Messungen vertrauen kann.

Beispiel (Abb. 1.67a, b).

Die Ausmessung des Ausflußtraktes erfolgt nach der „Edge-to-edge"-Methode. Gemessen wird im Lumen des Anulus fibrosus (Abb. 1.68).

Ein weiteres Problem ist die Variabilität der Durchmessers im Ausflußtrakt, ihre Beweglichkeit im Herzzyklus, die schwierige Festlegung eines reproduzierbaren Meßortes und die Potenzierung von Meßfehlern durch die Quadratur und die Multiplikation mit Kreiszahl π. Damit entsteht durch die Bestimmung des Ausflußtraktes ein unsystematischer Meßfehler, der die Validität und Reproduzierbarkeit der Durchflußmethode einschränkt. Deswegen mißt man den LVOT in der Systole am Anulus fibrosus in 3 Ebenen aus. Diese Ebenen sind der LPL, der 3KB und der 4KB. Falls eine stenotische Klappe dem Ausflußtrakt folgt, sollte mit dem PW-Doppler sichergestellt werden, daß im Meßareal noch keine prästenotische Beschleunigung vorliegt. Ansonsten wird der Abstand zur Klappe vergrößert.

1.3.6 Berechnung der linksventrikulären Volumina im M-mode nach Teichholz

Im M-mode, vom LPL, wird der linksventrikuläre Durchmesser in der Systole und Enddiastole ausgemessen. Die

Abb. 1.68. LVOT vom LPL. Messung des Ausflußtraktes nach der Edge-to-edge-Methode. Es wird das Durchflußlumen in der Systole ausgemessen und die Messung in 3 Ebenen verifiziert. Nach der Leading-edge-Methode würde man eine dicke Wand miterfassen und falsch erhöhte Volumina errechnen

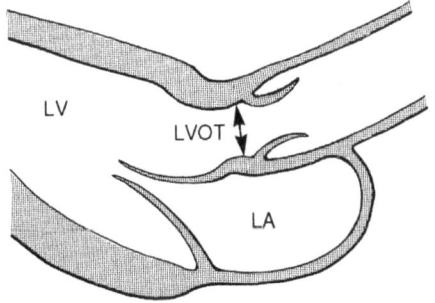

Teichholzformel errechnet daraus die jeweiligen Volumina und das SV. In der Regel ist diese Formel Bestandteil des Routinerechenprogrammes des UKG-Computers. Gibt man noch zusätzlich die Herfrequenz, die Körpergröße und das Körpergewicht des Patienten ein, so werden auch das HMV, der CI, die EF und die FS berechnet.

Teichholzformel: Volumen = $7/(2,4 + \text{LV}) \cdot \text{LV}^3$ (LV = Durchmesser des Kavums vom LPL)

Diese Werte korrelieren zwar mit den Herzkathetermessungen, sie sind jedoch im Einzelfall nicht verläßlich. Das Endokard sollte scharf abgrenzbar sein. Der linke Ventrikel sollte im LPL sicher mittig und senkrecht geschnitten werden. Meßfehler werden durch die Formel zweimal potenziert. Gerade bei Veränderungen der Ventrikelgeometrie, dilatierten Herzen oder regionalen Kontraktilitätsstörungen sollte man die echokardiographische Beurteilung nicht auf die Teichholzformel stützen. Nicht selten beobachtet man bedeutsame Abweichungen der M-mode-Berechnungen zu den planimetrischen Berechnungen nach Dodge und zur Durchflußmethode.

1.3.7 Berechnung der linksventrikulären Volumina im B-mode nach Dodge

Der linke Ventrikel wird im LPQ, 4KB und 3KB in der Systole und Enddiastole planimetrisch ausgemessen. Die Länge und die Fläche des jeweiligen planimetrisch umfahrenen Areals werden in den Computer abgespeichert. Die monoplane und die multiplane Dodgeformel berechnet daraus die Volumina und

das SV. Sie gehören zu den Standardrechenprogrammen eines Echokardiographie-Gerätes und können zusammen mit weiteren Daten (s. o.) ebenfalls das HMV, den CI und die EF berechnen.

Monoplan vom 4KB: V = $(8 \cdot \text{LV}_{\text{Fläche}^2})/(3 \cdot \pi \cdot \text{LV}_{\text{Länge}})$

Die biplane Dodgeformel würde den Rahmen dieses Buches sprengen. Sie wird vom Computer automatisch angewandt, nachdem obige Daten eingegeben wurden.

Die Flächen der Ventrikellumina können manuell mit der „Trace-and-draw"-Funktion umfahren werden. Mit der „Ellipse"-Funktion kann man eine Kugel- oder Ellipsenfläche an das Endokard und damit an das Lumen anlegen. Letztere Methode erspart das manuelle Umfahren des Endokards mit dem Trackball. Ausgangspunkt ist immer die Mitte der Mitralklappenebene.

In beiden Fällen sollte das Endokard sicher abgrenzbar sein, um die Volumina möglichst genau beschreiben zu können. Die planimetrischen Messungen sind kleiner als die Herzkathetermessungen, da man echokardiographisch das Volumen im Trabekelwerk nicht mitmißt. Deswegen werden kleine Unregelmäßigkeiten im Endokardverlauf, sowohl manuell, als auch in der Ellipse-Funktion, mit umfahren. Ebenso wird die Längsachse oft zu kurz gemessen, da sie verkürzt abgeleitet wird.

Die planimetrischen Bemessungen sind dem M-mode-Verfahren in der Genauigkeit überlegen. Mit etwas Übung ist die komplizierte Anwendung in wenigen Minuten durchführbar. Die Berechnungen des HMV, CI und des SV haben sich wegen einer großen Fehlerbreite nicht durchgesetzt. Dagegen ist die Berechnung der EF verläßlich und gut reproduzierbar.

1.4 Beurteilung der linksventrikulären Funktion

Die Beschreibung der linksventrikulären Funktion gliedert sich wie folgt:

- global:
  - systolisch,
  - diastolisch,
- pregional.

Der subjektive Eindruck des Untersuchers von der globalen systolischen Funktion des linken Ventrikels sollte immer dokumentiert werden, da er eine hohe Validität hat:

- normal,
- leicht reduziert,
- deutlich/mittelgradig reduziert,
- hochgradig reduziert.

Dasselbe gilt für den subjektiven Eindruck von regionalen systolischen Funktionsstörungen:

- geringe Hypokinesie,
- schwere Hypokinesie,
- Akinesie,
- Dyskinesie (passive gegensinnige Verdrängung).

Objektive Kriterien für die systolische linksventrikuläre Funktion sind:

- Verkürzungsfraktion,
- systolische Dickenzunahme,
- Ejektionsfraktion,
- Herzminutenvolumen,
- Herzindex,
- Schlagvolumen.

Die Kriterien zur Beurteilung der diastolischen Funktion, also ob ein erhöhter linksventrikulärer enddiastolischer Druck, LVEDP, vorliegt, sind:

- verminderte Öffnung der MV ohne MS,
- E-Welle < A-Welle der MV im M-mode oder CW-Doppler (2.17.4),
- Nachweis einer B-Welle (s. 2.17.1),
- flaches EF-Gefälle.

An einen erhöhten LVEDP denkt man u. a. bei:

- Hypertrophie des LV bei AS, HOCM oder art. Hypertonie,
- Dilatation des linken Ventrikels oder Vorhofes,
- langjähriger KHK.

Ein **erhöhter ZVD** wird oft von peripheren Ödemen begleitet. Ist die Ursache eine Rechtsherzinsuffizienz, so handelt es sich um einen mechanischen Rückstau. Genauso häufig kann die Ursache eine Linksherzinsuffizienz sein. Bereits bei einer geringen Schwäche des linken Herzens wird das Renin-Angiotensin-Aldosteron-System in Phasen der Belastung aktiviert und Natrium sowie Flüssigkeit retiniert. Der ZVD kann aus dem Stau der Vena jugularis externa in 45 ° Oberkörperhochlagerung geschätzt werden.

Der ZVD kann auch sonographisch über die Vena cava abdominalis (VCA) abgeschätzt werden (Tabelle 1.1).

Tabelle 1.1. Sonographische Abmessung des ZVD durch VCA

ZVD (cmH$_2$0)	Durchmessser der VCA	Atemabhängige Lumen-schwankungen
5–10	flach	beweglich und kollabierend
10–15	elliptisch	beweglich
15–20	rund und > 2 cm	starr

Tabelle 1.2. Semiquantitative Anhaltswerte zur Plausibilitätskontrolle

	ZVD
Klinisch massiver Rückstau	~ 20
Klinisch schwerer Rückstau	~ 15
Klinisch geringfügig und RA leicht vergrößert	~ 10
Klinik und RA unauffällig	~ 5

Zur Plausibilitätskontrolle werden obige semiquantitativen Anhaltswerte angegeben (Tabelle 1.2).

Im M-mode des linken Ventrikels mißt man die **systolische Dickenzunahme** („fractional thickening" = FT), das sensitivste und spezifischste Kriterium für regionale Kontraktilitätsstörungen in einem umschriebenen Areal bei arterieller Mangelversorgung oder einer Entzündung, wie nach Herzinfarkt, bei instabiler Angina pectoris oder bei einer Myokarditis. Die FT ist bei globalen Kontraktilitätsstörungen, wie bei DCM, im gesamten Kammermyokard reduziert.

Abb. 1.69 a, b. Einteilung der Segmente bei regionalen Kontraktilitätsstörungen

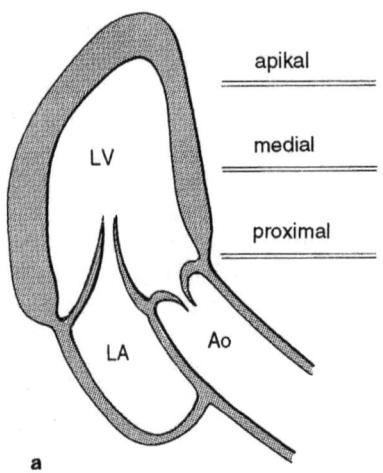

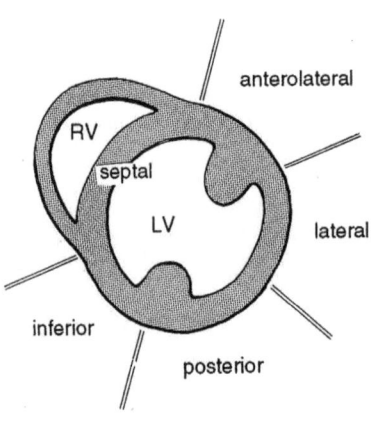

Die FT beschreibt das Ausmaß der Verdickung der Kammermuskulatur als Quotient. Im Beispiel am Septum (IVS) angegeben:

nerung des Innendurchmessers des linken Ventrikels in der Systole im M-mode:

$$FT\ (\%) = (IVS_{sys} - IVS_{dias}/IVS_{dias}) \cdot 100\ (\%)$$

$$FS\ (\%) = (LV_{dias} - LV_{sys}/LV_{dias}) \cdot 100\ (\%)$$

Der Normbereich für die systolische Dickenzunahme am Septum liegt bei 30–70 %. Für die Hinterwand gelten 40–80 % als normal.

Davon unterschieden wird die **Verkürzungsfraktion** („fractional shortening" = FS). Sie beschreibt die Verklei-

Beide Parameter werden bei einer Untersuchung angegeben. Für die FT sollte immer beschrieben werden, in welchem der Segmente eine regionale Kontraktilitätsstörung vorliegt. Die Segmente werden wie in Abb. 1.69a, b dargestellt eingeteilt.

1.5 Normwerte

Mit geringen Abweichungen werden die Normalwerte einheitlich angegeben. Eine einheitliche Graduierung der pathologischen Echokardiographiebefunde gibt es bis dato noch nicht. Die Angaben sind zum Teil noch sehr unterschiedlich. Hierzu verweise ich auf die jeweiligen Kapitel.

Die Angaben der Normwerttabelle (Tabelle 1.3, nächste Seite), und in den speziellen Kapiteln im zweiten Teil dieses Buches, gelten für Patienten in Ruhe, mit 170 cm Größe, 70 kg Gewicht und einer Körperoberfläche von etwa 1,70–1,80 m². Umfassende und sehr differenzierte Normwerttabellen nach Alter, Größe, Gewicht und Körperoberfläche haben Bedeutung in der Kinderkardiologie.

Tabelle 1.3. Normwerte

	Normalwerte	Abweichende Angaben
Öffnungsamplitude des vorderen Mitralsegels AML	1,7–2,5 cm	2,0–3,5 cm
EF-Slope	> 7,0 cm/s	7,0–1,7 cm/s
Aortenwurzel Durchmesser	2,0–4,0 cm	
Aortenklappenseparation	1,5–2,6 cm	> 1,7 cm
Linker Vorhof LA Innendurchmesser M-mode	2,0–4,0 cm	
4KB: Längsachse diastolisch	2,0–3,5 cm	
4KB: Längsachse systolisch	3,0–4,5 cm	
4KB: Querachse diastolisch	1,6–2,7 cm	
4KB: Querachse systolisch	2,7–4,0 cm	
Rechter Vorhof	2,8–4,0 cm	
Rechter Ventrikel RV Innendurchmesser in Rückenlage	< 2,3 cm	
in Linksseitenlage	< 3,3 cm	
Vorderwanddicke	< 0,5 cm	
Septumdicke IVS, enddiastolisch	0,7–1,2 cm	0,6–1,1 cm
Septumbewegung	0,3–0,8 cm	0,5–1,0 cm
Systolische Dickenzunahme des IVS, FT	30–70 %	20–60 %
Hinterwanddicke LVPW, enddiastolisch	0,7–1,2 cm	0,6–1,1 cm
endsystolisch	0,8–1,6 cm	
Hinterwandbewegung	0,8–1,2 cm	0,9–1,4 cm
Systolische Dickenzunahme der LVPW, FT	40–80 %	
Linksventrikulärer Durchmesser, diastolisch	3,3–5,6 cm	
systolisch	2,5–4,2 cm	
Linksventrikuläres Volumen (2-D), diastolisch	76–115 ml	90–150 ml
systolisch	29– 48 ml	29– 60 ml
Verkürzungsfraktion (FS)	25–44 %	
LV-Ejektionsfraktion (EF)	53–70 %	45–83 %
Schlagvolumen (SV)	55–100 ml	
Herzminutenvolumen (HMV)	> 4,2 l/min	
E-Punkt – IVS – Abstand	< 6 mm	< 1,0 cm
LVOT, Durchmesser	2,0–3,5 cm	
Aortenflow	1,0–1,5 m/s	1,0–1,7 m/s
Flow im LVOT	< 1,0 m/s	0,7–1,1 m/s
Aortenstenose, Flow in der Stenose mit CW-Doppler	> 1,5 m/s	
AÖF	> 2,5 cm^2	2,0–3,0 cm^2
Aorteninsuffizienzflow	> 3,0 m/s	
Pulmonalisflow	0,8–1,2 m/s	0,6–0,9 m/s
Flow im RVOT	< 0,8 m/s	
Pulmonalstenose, Flow in der Stenose mit CW-Doppler	> 1,2 m/s	
PÖF	> 2,5 cm^2	
Pulmonalinsuffizienzflow	> 2,5 m/s	
Mitralisflow	< 1,2 m/s	0,6–1,3 m/s
Mitralstenosenflow	> 1,2 m/s	
MÖF	4–6 cm^2	> 3,0 cm^2
Druckhalbwertszeit (PHT)	< 75 ms	
Mitralinsuffizienzflow	2,0–8,0 m/s	
Trikuspidalflow	< 1,0 m/s	0,3–0,7 m/s
Trikuspidalstenosenflow	> 1,0 m/s	
TÖF	> 4,0 cm^2	> 3,0 cm^2
Trikuspidalinsuffizienzflow	2,0–8,0 m/s	
Vena cava inferior	Lumen < 2 cm wird kleiner oder kollabiert bei Inspiration	

1.6 Gerätetechnik

Am Beispiel des Echokardiogerätes Acuson 128 XP, das in unserer Klinik verwandt wird, werden wichtige Eigenschaften der Gerätetechnik beschrieben. Der wirkliche Leistungsbeweis ist die Bildqualität, die Detailauflösung, der Kontrast und die Bildhomogenität. Diese hängen von nachfolgenden Kriterien ab, die bei der Auswahl des Gerätes beachtet und verglichen werden sollten:

- Ein sog. Analog-Digital-Hybridcomputer wurde von Acuson eigens für den Ultraschall entwickelt. Ein erweiterbares System (Bussystem) kann immer an den neuesten Stand angepaßt werden. Selbst Geräte, die 1983 installiert wurden, können mit allen heutigen Möglichkeiten nachgerüstet werden. Wir erweitern unser Gerät mittlerweile auf den neuesten Stand der Signalverarbeitung und für die speziellen Fragestellungen der Streß- und transösophagealen Echokardiographie. Die Schallköpfe sind elektronisch und haben somit eine höhere Flexibilität in Hinblick auf künftige Entwicklungen. Es gibt keine mechanischen Schallkopfverschleißteile. Ehemalige Vorteile der mechanischen Schallköpfe in der Bildqualität wurden mittlerweile aufgeholt. Der eindeutige Vorteil der elektronischen Schallköpfe ist die gleichzeitige Darstellung von 2-D-Bild und Dopplerableitung bzw. M-mode. Wichtig ist eine möglichst kleine Auflagenfläche.
- Neben den Möglichkeiten zur Anpassung an die ansteigenden klinischen Anforderungen sollte auf die Kapazität zur Signalverarbeitung geachtet werden. Entscheidend sind nicht schöne Bilder bei optimalen Untersuchungsbedingungen. Die Regel sind suboptimale Ableitungen bei schwer schallbaren Patienten. Die Speichermatrix von Acuson mit $1500 \cdot 512 \cdot 8$ bit garantiert gegenüber den üblichen $512 \cdot 512$ bit eine höhere Auflösung. Ein schneller Bildaufbau und eine schnelle Signalverarbeitung sind unerläßlich und werden dadurch gewährleistet.

- Neben einer großen Speichermatrix ist das Auflösungsvermögen gekoppelt an die Anzahl der Kanäle zwischen dem Piezoelektrokristall und dem Computer. Acuson bietet 128 Kanäle. Bitte verwechseln Sie das nicht mit der Anzahl der Piezoelemente, die oft fälschlicherweise als Kanäle bezeichnet werden. Gerade bei winzigen Strukturen, wie z. B. einer Verlaufsbeobachtung bei Verdacht auf eine Endokarditis, ist dies wichtig. Die große Anzahl von Kanälen garantiert eine sehr gute Auflösung und eine optimale Fokusierung.

- Hilfreich für eine optimale Auflösung ist das Vergrößerungsformat RES oder ein Zoom. In der RES-Funktion wird ein kleiner Bildausschnitt umfahren und vergrößert. Da weniger Information zu verarbeiten sind, verbessert sich die Auflösung deutlich. Trotz Zuschalten des Farbdopplers sind keine Qualitätsverluste im 2-D-Bild zu verzeichnen. Dies ist ein wichtiges Kriterium bei der Wahl eines Gerätes.

- Das abgesandte Signal sollte nur ein schmales Frequenzspektrum erzeugen. Dies liefert schärfere Bilder, eine tiefere Penetration, eine bessere Auflösung und eine höhere Dopplerempfindlichkeit. Die Breite des Frequenzspektrums und dessen Gauß-Verteilung sollte der Hersteller angeben.

- Um Gewebebewegungen vom Blutfluß zu differenzieren (das bewegte Myokard erzeugt eine starke Frequenzshift!) hat Acuson den „Motion Discriminator" (Bewegungsfilter) eingeführt. Dieser kombiniert viele Filtertechniken, um eine möglichst genaue Abgrenzung der Herzbewegungen vom Blutfluß zu ermöglichen.

- Dabei besteht bei Acuson die Möglichkeit im 2-D-Bild und Doppler mit einem Schallkopf 2–3 Frequenzen zu betreiben. Je nach Schallbarkeit wird die optimale Frequenz angewählt. Neben einer optimalen Auflösung kann man die Nyquistgrenzen des Farbdopplers beeinflussen.
- Acuson bietet Vektorschallköpfe. Eine kleine Auflagefläche, z. B. intercostal, liefert ein großes Nahfeld mit guter Gewebebeurteilbarkeit, z. B. zur besseren Abbildung des Apex und etwaiger Thromben. Das weite Nahfeld des „Vector Arrays" erlaubt die Darstellung der gesamten Ausdehnung eines linksventrikulären Aneurysmas. Dies ist ebenfalls bei der transösophagealen Anschallung sehr vorteilhaft, da das große Vektorformat eine sehr gute Abbildung des Nahfeldes erlaubt. Übliche „Phasedarray-Schallköpfe" bündeln im Nahfeld sehr dicht, wodurch die Bildqualität leidet.
- Die echokardiographische Diagnostik und Beurteilung der Wandbewegungsstörungen wird, nicht zuletzt durch die Streßechokardiographie, einen zunehmenden Stellenwert erlangen. Für die Routine hat sich die visuelle qualitative und semiquantitative, nicht aber die semiautomatische Befundauswertung durchgesetzt (Haug). Eine Zukunftsaussicht ist das „Doppler Tissue Imaging" (DTI) von Acuson. Hierbei wird nicht das Blut, sondern die Bewegung des Myokards mit dem Farbdoppler dargestellt. Durch diese Art der Visualisierung der Myokardbewegungen erhofft man sich einen qualitativen und einen quantitativen Aufschluß über Wandbewegungsstörungen des Myokards.

- Der Service ist ein wichtiges Kriterium bei der Gerätebeurteilung. Hierzu sollte man sich nicht scheuen, mit Kollegen Kontakt aufzunehmen, die ein in Frage kommendes Gerät betreiben. Der Hersteller sollte, neben den technischen Daten, auch Angaben über den Prozentsatz der Einsatzbereitschaft seiner installierter Systeme, die Nachrüstbarkeit bei technischen Innovationen und über die Verfügbarkeit seines Serviceteams machen. Bei einigen Anbietern sichern Wartungsverträge erheblichen Rabatt beim Bezug von Systemerweiterungen. Acuson garantiert beispielsweise eine 99%ige Einsatzbereitschaft der Ultraschallgeräte. Der Servicetechniker führt alle Ersatzteiltypen im Servicewagen mit sich. Baugruppen werden ausgetauscht, um die Ausfallzeiten zu minimieren. Weltweit liegt die Einsatzbereitschaft der Acusongeräte bei 99,98%. Das Serviceteam ist flächendeckend in Deutschland verteilt mit Einsatzzeiten kleiner als 24 h. Es ist über Autotelefon immer erreichbar.

2 Vorgehen bei pathologischen Befunden

Ein pathologischer Befund sollte möglichst vollständig erfaßt werden. Um nichts zu übersehen, werden zu einer echokardiographischen Untersuchung die Anamnese, der Aufnahmestatus, das EKG und die Röntgenbilder mitgegeben. Da man einen Befund nicht isoliert werten kann und daraus keine Konsequenzen zieht, ohne den gesamten Patienten, seine Lebensumstände und seine Erwartungshaltung zu berücksichtigen, wird man sich vor der Untersuchung einige Minuten Zeit zu einem Gespräch nehmen. Beispielsweise wird man einen körperlich und geistig aktiven Rentner, der viel reist und Sport treibt, vor einer linksventrikulären Dekompensation bei einer Aortenstenose bewahren wollen. Man wird ihm zu engmaschigen Verlaufskontrollen und zu einer frühzeitigen Herzkatheteruntersuchung raten. Anders verhält es sich beispielsweise bei einem alten Menschen ohne Leidensdruck, mit deutlich eingeschränktem Bewegungsradius, der kaum noch aktiv am Leben teilnimmt. Hier wird man sehr zurückhaltend mit invasiven und operativen Maßnahmen sein.

Ein Anfänger oder ein Untersucher, der sich nicht auf die Echokardiographie spezialisiert hat, kann nicht immer alle Kriterien zur vollständigen Erfassung und Wertung eines pathologischen Befundes im Kopf haben. Nicht selten kommt es vor, daß man einen Patienten ein zweites Mal untersuchen muß, da neue Fragen auftauchen, nach-dem man die Konstellation nochmals in Ruhe überdacht hat. Dann sollte Zeit sein, das jeweilige Kapitel zu lesen, um alle Aspekte eines Pathologikums und die Konsequenzen, die zu ziehen sind, zu prüfen.

Alle Kapitel sind grundsätzlich gleich gegliedert. Bei kurzen Kapiteln wurde die Unterteilung reduziert, um keine hohe Redundanz bei geringem Inhalt zu bekommen. Die grau unterlegte Liste der Stichwörter zu Beginn der Unterkapitel sollen dem Anfänger eine Hilfestellung geben, um sich auf die wichtigen Aspekte zu konzentrieren. Unter den Grundlagen werden die Zusammenhänge zum Verständnis eines Krankheitsbildes und der echokardiographischen Beurteilung diskutiert. Der tabellarische Überblick wird dem Fortgeschrittenen ausreichen, um sich rasch zu erinnern und zu orientieren. Danach werden die Befundungen durch die konventionelle Echokardiographie und die Dopplerechokardiographie im Detail beschrieben und graphisch dargestellt. Auf Fotomaterial wurde verzichtet. Aus eigener Erfahrung ist die Graphik didaktisch wertvoller und prägt sich besser ein.

Unter der Rubrik Konsequenzen im tabellarischen Überblick finden sich die nachfolgenden Schritte, die man entsprechend seiner Echokardiographie-Untersuchung prüft. Eine einheitliche Vorgehensweise mit definierten Eckwerten zur Entscheidungsfindung gibt es nicht. Die Größenordnung der Para-

meter zur Indikationsstellung zu invasiven Maßnahmen, speziell zu kardiochirurgischen Eingriffen, wird von verschiedenen Autoren mehr oder weniger
unterschiedlich angegeben. Die Konsequenzen aus einer Echokardiographie-
befundung, beispielsweise bei Vitien,
werden aus der Summe der Informationen gezogen. Das klinische Bild (z. B.
> NYHA-II-Herzinsuffizienz) und ggf.
Komplikationen (z. B. Synkopen, Throm-
boembolien, etc.) sind wichtige Kriterien. Schwierig ist der Übergang von der
NYHA-II- zur NYHA-III-Herzinsuffizienz festzulegen, der meist zur Indikationsstellung zum Klappenersatz führt.

Die Empfehlungen zur Indikationsstellung zur Operation befinden sich in
einem raschen Wandel. Aufgrund guter
Langzeitergebnisse und Fortschritte bei
rekonstruierenden und plastischen
Maßnahmen werden kardiochirurgische Eingriffe tendenziell zunehmend
früher durchgeführt. Speziell Patienten
mit einer Mitral- oder Aorteninsuffizienz wurden bis dato häufig zu spät,
mit irreversiblen oder gar progredienten linksventrikulären Gefügedilatatio-
nen, zur Operation vorgestellt. Die Indikationsstellung zu invasiven Maßnahmen sollte man mit dem jeweils zuständigen Zentrum absprechen und das Gespräch mit dem Spezialisten frühzeitig
suchen. Trotzdem ist diese Rubrik hilfreich, da sie eine Gewichtung und Wertung der Befunde für den Nichtkardio-
logen ermöglicht.

Die Koronarangiographie wird prä-
op. bei Pt. > 35 Lj. empfohlen; bei Stenokardien, positiver Familienanamnese
und Risikofaktoren früher. Ergänzend
zur Echokardiographie beantwortet der
Herzkatheter nicht nur funktionelle
Fragestellungen, beispielsweise bei Vitien. Eine kardiale Dekompensation
kann auch auf dem Boden einer KHK,
die oft asymptomatisch ist, fortschreiten. Der Streßechokardiographie wird

ein zunehmender Stellenwert bei dieser
Fragestellung zukommen. Ebenfalls
nicht gesondert erwähnt wird die Endo-
karditisprophylase; eine infektiöse Endokarditis befällt fast immer einen bereits vorbestehenden angeborenen oder
erworbenen Herzfehler. Die Entscheidung zur Antikoagulation ist zwar gut
definiert, unterliegt in der Praxis jedoch auch einer Nutzen-Risiko-Abwä-
gung. Diese Fragestellung beschäftigt
insbesondere den Hausarzt, der den Patienten führen wird. Mit der Einführung der Quickwert-, oder besser, INR-
Selbstkontrolle (das Gerät bezahlen die
Kassen nach entsprechender Schulung
über 2–5 Tage!) wurde die Therapiesi-
cherheit maßgeblich verbessert. Da dies
noch nicht ausreichend bekannt ist,
sollte man ensprechende Schulungen,
meist in Reha-Kliniken, in die Wege lei-
ten. Die Austestung von Belastungsgrenzen, insbesondere nach Klappenersatz, HOCM oder bei Vitien, mit der
Streßechokardiographie ist in der Erprobung. Hierzu werden u. a. Druckgradienten und die Herzleistung (EF,
FS, FT) unter Belastungssteigerung gemessen. Damit könnte man erkennen,
ab welcher Belastung Drücke kritisch
werden und die Herzleistung abfällt.
Der Patient würde davon profitieren,
sich innerhalb dieser Leistungsgrenzen
zu halten, da er einer kardialen Dekompensation vorbeugt. Diese Methode ist
noch in der Erprobung, weshalb sie bei
den einzelnen Krankheitsbildern nicht
aufgeführt wird. Auf die Streßecho-
diographie und die transösophageale
Echokardiographie wird in den einzelnen Kapiteln verwiesen, falls sie weiter-
führende Untersuchungen sind.

Gerade zu Beginn einer „Echokar-
diographielaufbahn" sollte man seinen
erhobenen Daten gegenüber kritisch
sein. Grenzwertige Befunde, vor allem
bei schlechten Ableitungsbedingungen,
werden kontrolliert, idealerweise mit

einem erfahrenen Kollegen. Untersuchungen zur intra- und interindividuellen Reproduzierbarkeit echokardiographischer Meßwerte ergaben teilweise bedeutende Schwankungen, auch bei erfahrenen Untersuchern. Aus diesem Grund ist eine ausführliche und nachvollziehbare Befunddokumentation gefordert.

2.1 Mitralinsuffizienz

- dilatierter, hyperdynamer linker Ventrikel
- Dilatation des Vorhofs und des Mitralrings
- Sehnenfadenabriß und Prolaps
- sklerosierte Mitralsegel
- vergrößerte DE-Amplitude
- Rechtsherzbelastung und pulmonale Hypertonie
- Hinterwandmotilitätsstörung nach Herzinfarkt
- CW-Doppler Kurvenform
- Regurgitationsjet/Vorhof-Verhältnis
- PISA = „proximal-isovelocity-spheric-area"
- Unterscheide akute versus chronische MI

2.1.1 Grundlagen

Die Mitralinsuffizienz (MI) ist langsam progredient, da das Pendelvolumen zur weiteren Dilatation und damit zur weiteren Aufdehnung des Klappenrings führt. Während die Diagnose keine Schwierigkeiten bereitet, bleiben die Graduierung und die entsprechenden therapeutischen Konsequenzen mit Unsicherheiten behaftet. Die echokardiographische Bestimmung der Regurgitationsfraktion aus dem transaortalen und dem transmitralen Flow spielt keine praktische Rolle. Sie ist zu aufwendig und im Einzelfall nicht verläßlich. Die einzelnen Methoden zur Quantifizierung für sich gelten ebenfalls als unsicher, so daß alle 5 beschriebenen Methoden zusammen verwandt werden sollten. Die therapeutischen Konsequenzen sind abhängig von der kardialen Belastbarkeit, der linksventrikulären Funktion und Morphometrie, einer etwaigen pulmonalen Hypertonie, der Morphologie der insuffizienten Klappe, dem Röntgen-Thorax und vom Alter des Patienten. Die TEE liefert wertvolle Hinweise bezüglich der Klappenmorphologie und der Ausdehnung des Refluxes in den Pulmonalvenen. Eine akute MI wird im TTE erkannt. Wegen der mangelnden Dehnbarkeit des Vorhofes und der Pulmonalvenen entsteht rasch ein therapieresistentes Lungenödem. Meist ist eine Notfalloperation mit Klappenersatz erforderlich. Kurze, frühsystolische physiologische Klappenschlußregurgitationen mit Geschwindigkeiten kleiner als 1–2,5 m/s finden sich bei bis zu 20 % gesunder Probanden direkt in der Klappe.

2.1.2 Untersuchungstechnik und Vorgehen bei Mitralinsuffizienz

Diagnose	Farbe	Apikaler KB	Meist unschwer zu erkennen; Jet mitunter abgelenkt oder nicht sichtbar, deswegen immer zusätzlich:
	PW, CW	Apikaler KB	Zum sicheren Ausschluß einer MI
Quantifizierung (nur gültig bei nicht dekompensiertem linken Ventrikel, also Insuffizienzflow > 1 m/s)	PISA in Farbe	Apikaler KB	Volumenberechnung der Regurgitation aus Flußgeschwindigkeit und PISA-Durchmesser
	CW	Apikaler KB	Form des Regurgitationsjets (s. auch unter AI): – leichte MI: runder symmetrischer Flow – mittlere MI: spitze Kurve, früher Flowabfall – schwere MI: spitze Kurve mit Plateau – schwerste und spitze Kurve und vorzeitiger – akute MI: Druckausgleich
	Farbe PW (Mapping)	Apikaler KB	Jet / Vorhof-Größenverhältnis: – I° Jet / LA ~ < 20 % – II° Jet / LA ~ 20– 40 % – III° Jet / LA ~ 40– 60 % – IV° Jet / LA ~ 60–100 %
	Farbe	Apikaler KB LPL	Vena contracta = Jetdurchmesser im Leck – leicht ~ < 5 mm – mäßig ~ > 5 mm – mittel ~ > 7 mm – schwer ~ > 1 cm – sehr schwer ~ > 2 cm
	M-mode	LPL	Vorzeitiger Aortenklappenschluß bei großer MI
Akute MI?	Anamnese		– Infarkt – Endokarditis – Trauma – Klappenprothese – schlagartig auftretendes Lungenödem
	2-D, M-mode		– Hinterwanddyskinesien – Papillarsehnenabriß und prolabierende Klappe – dyskinetisch flatterndes Segel oder Chordae – Segelperforation bei Endokarditis mit grobem systolischem Flattern des betroffenen Segels – Vegetationen, erst 2 Wo. nach erstem Fieber sichtbar – normal großer, kaum dehnbarer linker Vorhof
	CW	Apikaler KB	Insuffizienzflow mit Druckausgleich inmitten der Systole

Konsequenzen			• Führt die akute MI trotz Nachlastsenkung und Diurese zur kardiopulmonalen Dekompensation, besteht die Indikation zur Notfalloperation.
			• Eine chronische, mittelgradige MI wird in der Regel zunächst konservativ behandelt.
			• Echokardiographische Indikatoren zum Herzkatheter und ggf. zur Operation sind:
			  – eine mittel- bis schwergradige MI mit einer Regurgitationsfraktion > 40 %,
			  – eine zunehmende Symptomatik NYHA-II bis NYHA-III,
			  – ein erhöhter oder zunehmender pulmonalarterieller Druck über eine PI oder eine TI,
			  – ein erhöhter oder zunehmender LVSD > 4,3 cm,
			  – eine pathologische oder abfallende linksventrikuläre Leistung (EF, FS, FT).

▶

Eine pulmonalvenöse Stauung im Röntgen-Thorax und eine entsprechende Klinik bestätigen obige Kriterien. Mit dem Rechtsherzkatheter werden dann insbesondere noch die pulmonalarteriellen Drücke, der Wedgedruck und der Herzindex bestimmt.

- Bei zunehmender linkskardialer Dilatation > 4,3 cm endsystolisch, einer pulmonalen Hypertonie Δp_{mean} > 20 mmHg über eine PI und einer EF < 50–55 % rekompensiert das Herz postoperativ nicht. Deswegen sollte vorher operiert werden.
- Die konservative Behandlung besteht aus einer Reduktion des Retentionsvolumens mittels körperlicher Schonung, Salzrestriktion und Diuretika sowie Vor- und Nachlastsenkung mit Nitropräparaten und Antihypertensiva, insbesondere ACE-Hemmer. Die körperlichen Aktivitäten werden eingeschränkt, um den Circulus vitiosus aus Volumenbelastung und Überdehnung des Klappenrings zu verlangsamen.
- Bei MI mit Vorhofflimmern folgt eine Thrombussuche im LA, RA und in den Pulmonalgefäßen mit der TEE. Bei MI und Sinusrhythmus wird nicht antikoaguliert.
- Bei Verdacht auf eine ischämiebedingte MI wird zur weiteren Abklärung eine Streß-Echokardiographie und/oder eine Koronarangiographie durchgeführt.
- Destruktionen und Verkalkungen erfordern einen Klappenersatz; ansonsten können plastische Rekonstruktionen möglich sein.
- Bei dekompensierter Herzinsuffizienz mit dilatiertem Klappenring ist die MI passager vergrößert. Deswegen echokardiographische Kontrolle nach Rekompensation unter konservativer Therapie, bevor eine etwaige Indikation zum Herzkatheter gestellt wird.

Ätiologie
- $^1/_3$ rheumatischer Genese mit Klappenverdickung, Verklebungen und Kontraktionen. Gehäuft finden sich auch Überdehnungen mit Prolaps oder ein kombiniertes Vitium.
- Passager bei Ischämie oder Myokarditis mit Motilitätsstörungen am Papillarmuskel.
- Myokardinfarkt, zunächst mit Überdehnung, später mit fibrotischer Kontraktion der Papillarmuskulatur; hochakuter Verlauf bei Abriß der Chordae tendineae mit flottierendem Segel.
- Dilatative Herzinsuffizienz mit Überdehnung des Klappenrings; die MI kann sich mit der Rekompensation zurückbilden.
- Idiopathische Fibrose des Klappenapparates, v.a. bei Frauen über dem 70. Lj.
- Bakterielle Endokarditis, z.T. mit hochakutem Verlauf
- Mitralklappenprolaps
- Selten im Rahmen von Kollagenosen
- Angeboren

2.1.3 Die Mitralinsuffizienz im 2-D-Bild und M-mode

Morphologische Veränderungen im 2-D-Bild oder pathologische M-mode-Befunde müssen bei der Diagnosestellung nicht vorliegen (Abb. 2.1a). Sie sind aber wichtige Kriterien bei der Verlaufsbeobachtung und Prüfung der Operationsindikation. Ursachen und Komplikationen der MI können erkannt werden:

- Zeichen für eine linksventrikuläre Volumenüberlastung, z. B. größer als 5,6 cm diastolisch mit Vorhof- und Mitralringdilatation sowie hyperdynamen linkem Ventrikel,
- Vegetationen oder Sklerose der Mitralsegel,
- Hinterwandmotilitätsstörungen (Abb. 2.1b),
- gesteigerte Öffnungsamplitude des AML, gemessen über DE, also größer 2,5 cm,

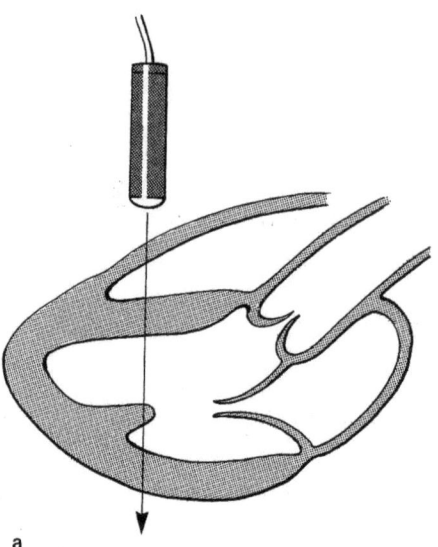

a

Abb. 2.1. a Ableitung des linken Ventrikels für
das M-mode. **b** Man sucht nach globalen und
regionalen Motilitätsstörungen; insbesondere
im Hinterwandbereich, nach Herzinfarkt oder
Myokarditis, kann eine Akinesie Ursache einer
MI sein

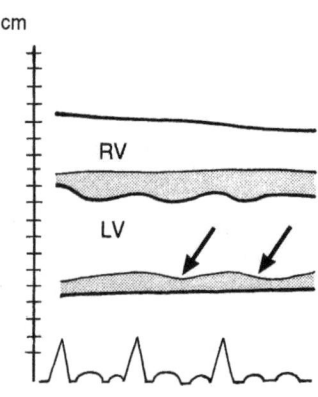

b

- Hinweise für eine Rechtsherzbelastung und gestaute Vena cava abdominalis,
- unkoordiniert flatterndes Mitralsegel im 2-D- und M-mode bei einem Papillarsehnenabriß (akut, schwere MI) (Abb. 2.2a und b).

- Differenziere zwischen akuter und chronischer Mitralinsuffizienz. Die akute Mitralinsuffizienz ist klinisch dramatisch mit massivem pulmonalen Rückstau und nicht vergrößertem linken Vorhof. Bei der chronischen Regurgitation hat sich der linke Vorhof angepaßt, ist „dehnbar" und deutlich vergrößert.

Abb. 2.2. a Ableitung der Mitralsegel. Vorwölbung nach Riß des Sehnenfadens, z. B. bei Endokarditis, Infarkt, Trauma. b Sehnenfadenabriß des PML. Man erwartet ein unkoordiniertes Flattern in der Diastole und ein Prolabieren des PML in der Systole

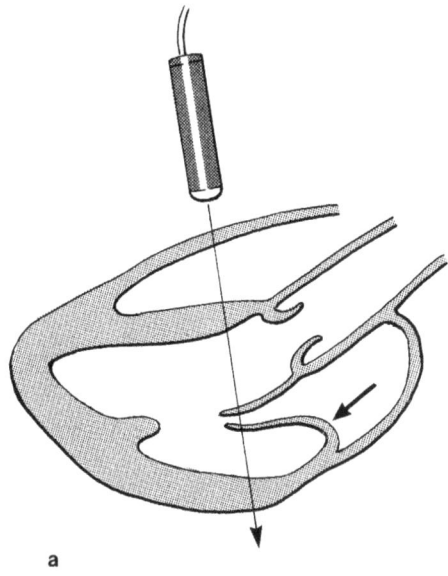

a

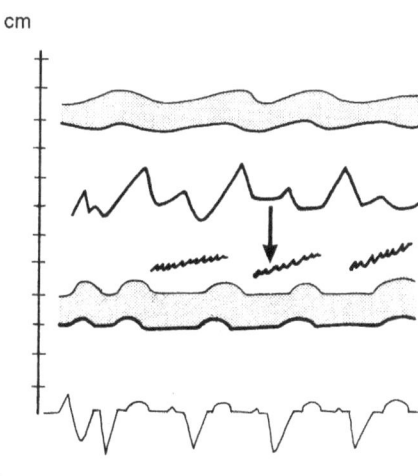

b

2.1.4 Die Mitralinsuffizienz in der Dopplerechokardiographie

Die Quantifizierung einer MI ist sehr
schwer, auch für den Herzkatheter
(Abb. 2.3a–c). Die Anamnese, körperliche Untersuchung, Röntgen-Thorax,
Ergometrie und der Rechtsherzkatheter
unter Belastung sind mit der Echokardiographie zusammen zu verwerten.

Folgende Dopplerbefunde sollten beschrieben werden:

● Die Kurvenform des über CW-Doppler von apikal abgeleiteten Regurgi-
tationssignals (Abb. 2.3a) ist ähnlich

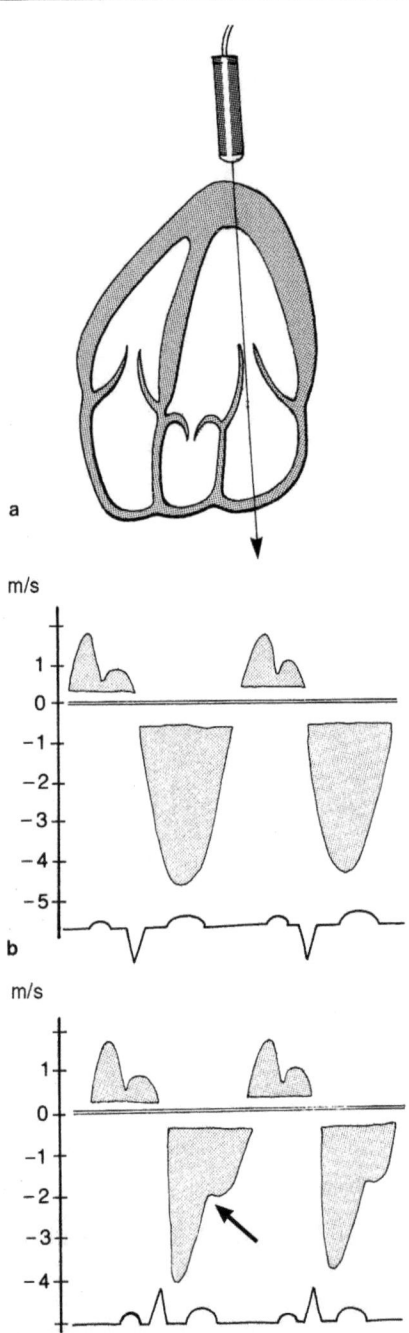

Abb. 2.3. a Anlotung der Mitralklappe mit CW-Doppler. **b** Leichte Mitralinsuffizienz mit symmetrischer Kurvenform. **c** Schwere Mitralinsuffizienz mit raschem Rückfluß und Plateaubildung

wie bei der AI zu werten: Eine runde symmetrische Kurve spricht für einen langsamen Druckausgleich bei kleiner Insuffizienzöffnung (Abb. 2.3b). Bei dekompensiertem linken Ventrikel und Flow kleiner 1 m/s ist die runde symmetrische Form kein Kriterium mehr für ein geringfügige Insuffizienz. Eine rasch abfallende, spitze und tiefe Kurve, mit Gipfel im ersten Drittel und einem darauf folgendem Plateau oder gar erreichen eines Druckausgleichs, spricht für eine ausgeprägte Insuffizienz (Abb. 2.3c). Die Rückflußgeschwindigkeit korreliert nicht mit dem Schweregrad der Insuffizienz!

● Ein sehr wichtiges Kriterium ist die Relation des Volumens des Jets zum linken Vorhof. Die Jetgröße ist allerdings nur bedingt ein Kriterium für das Ausmaß der Insuffizienz. Sie hängt nicht nur vom Regurgitationsvolumen ab. Sie wird beeinflußt von der Schallbarkeit, der Entfernung vom Schallkopf, der Rückflußgeschwindigkeit und der Dehnbarkeit des Vorhofes und der Pulmonalvenen (Abb. 2.4).

Die Volumina werden planimetrisch erfaßt oder geschätzt. Dies geschieht in 2 bis 3 Ebenen. Die „Refluxwolke" ist oft asymmetrisch und verläuft exzentrisch. Mitunter sind diese aberrierenden Jets schwer zu erkennen.

Gemessen wird mit dem transthorakalen Doppler die zentrale Turbulenz, die sich als grün-gelb-rotes Mosaik darstellt, plus die umhüllenden langsamen Flows. Die TEE ist sensitiver und zeigt größere Jets. Im TEE verwertet man deshalb nur die zentrale Turbulenz.

Trotz obiger Einschränkungen hat dieses JET/LA-Verhältnis eine Sensitivität von 94 % und eine Spezifität von 96 % bezüglich der Graduierung für das Ausmaß der Insuffizienz. Eine dritte Ebene von LPQ trifft oft senkrecht auf den Jet. Deshalb wird man sich meist mit 2 Ebenen begnügen müssen.

● In diesem Zusammenhang erfaßt man die Breite des Farbjets an seiner Wurzel direkt hinter der Klappeninsuffizienz in 2 oder 3 Ebenen, die sogenannte Vena contracta. Inwieweit sich aus dieser Fläche die Größe der Insuffizienz bestimmen läßt, ist nicht

Abb. 2.4. Linkes Atrium mit Regurgitationsjet im 3KB. Man umfährt den gesamten Jet planimetrisch in seiner maximalen Ausdehnung. Anschließend planimetrisches Ausmessen des Vorhoflumens in derselben Phase. Dasselbe Vorgehen dann im 4KB. Im LPQ ist die Dopplerableitung unzuverlässig, da der Dopplerstrahl senkrecht auf den Jet trifft. Deswegen sind 2 Ebenen i. d. R. ausreichend

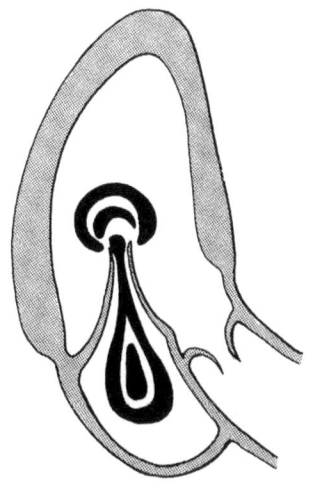

Tabelle 2.1. Ausbreitung des Insuffizienzflows

Quantifizierung	PW-Doppler	Herzkatheter
Physiologisch	Flow nur direkt hinter der MV	
Leicht	Vorderes Drittel erfaßt	RF < 40%
Mittel	Mittleres Drittel erfaßt	RF 40–60%
Schwer	Der ganze Vorhof ausgefüllt	RF > 60%

sicher evaluiert. Sie ist ein Kriterium bei der Graduierung der MI. Der Jet sollte möglichst parallel zum Flow angelotet werden, um keine fälschlicherweise zu schmale Insuffizienzöffnung auszumessen.

- Das PW-Dopplermapping erfordert ein Abtasten des gesamten linken Vorhofes bezüglich der Ausbreitung des Insuffizienzflows, und das in 3 Ebenen. In der Praxis eigentlich nicht durchführbar. Der Zeitaufwand soll für den Geübten bei 45 min liegen. Hier klaffen Theorie und die praktische Durchführbarkeit. Deswegen erfaßt man die Ausbreitung nur in einer Ebene. Diese Quantifizierung erfolgt grob annährend an die Regurgitationsfraktion (RF) beim Herzkatheter (Tabelle 2.1).

- PISA („proximal isovelocity spheric area") oder FCR (Flußkonvergenzregion).

Im linken Ventrikel, vor der Mitralklappe zeigt sich im Farbdoppler, von apikal, ein Aliasingphänomen in der Systole (Abb. 2.5). Je näher der Flow zum Leck kommt, desto schneller wird er. Der rotblaue Farbumschlag, radial um das Leck, gibt einen Aliasingbereich an. Um das Leck der MI bildet sich eine halbkugelförmiges Areal an dem die vorgegebene Nyquistgeschwindigkeit erreicht ist. An dieser Stelle kann der Farbdoppler, der im Grunde ein PW-Doppler ist, die volle Geschwindigkeit nicht mehr erfassen und springt vom blauen in den roten Farbbereich um. Dieses Areal hat eine bestimmte Ober-

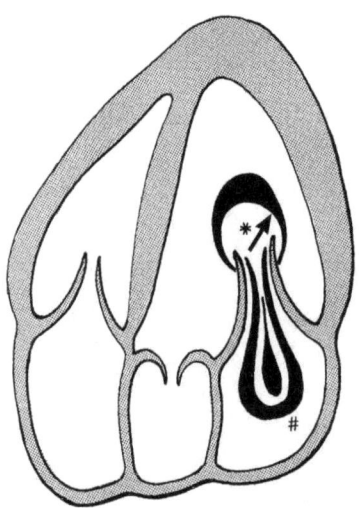

Abb. 2.5. Anlotung der Mitralklappeninsuffizienz von apikal mit dem Farbdoppler in der Systole. # Der Regurgitationsjet füllt etwa das halbe Vorhoflumen aus. Dies wird planimetrisch in 2 Ebenen erfaßt. Die Jetbreite in der insuffizienten Klappe, die Vena contracta, wird in 2 Ebenen beschrieben. * PISA („proximal isovelocity spheric area") oder FCR (Flußkonvergenzregion). Die FCR ist das halbkugelförmige Farbareal direkt vor der insuffizienten Klappe. Die Größe dieses Areals hängt vom Ausmaß des Pendelvolumens und von der eingestellten Nyquistgrenze ab. Letzteres ist die Flußgeschwindigkeit, an der die Farbe umschlägt

Abb. 2.6. Farbumschlag an der eingestellten Nyquistgrenze mit einer definierten Geschwindigkeit V_1 an der Halbkugeloberfläche A_1 des PISA-Areals

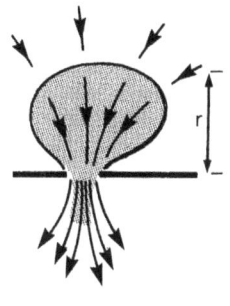

Radius der Halbkugel A1 des PISA-Areals

Insuffizienzleck mit der Fläche A2 und der Regurgitationsgeschwindigkeit V2 direkt in der Insuffizienz

Regurgitationsjet im Vorhof

fläche mit einer einheitlichen Geschwindigkeit am Farbumschlag.

Die Geschwindigkeit ist die vorgegebene Nyquistgeschwindigkeit. Vom Gerätehersteller kann man erfahren, welche Einstellung des Farbdopplers welcher Geschwindigkeit am ersten Farbumschlag entspricht. Durch Veränderung der Nullinie und/oder der Skalierung kann auch die eingestellte Nyquistgeschwindigkeit variiert werden. Lassen Sie sich vom Gerätehersteller diesbezüglich eine exakte Beschreibung der Einstellungen, und wo man sie abliest, zusenden. Dann können sie den proximalen Farbumschlag (PISA) und dessen Geschwindigkeit selbst definieren.

Die Oberfläche der Halbkugel (A_1) berechnet sich nach der Formel:

$$A_1 = 2 \cdot \pi \cdot r^2 \ (r = \text{Radius})$$

Der Radius kann nicht sicher bestimmt werden, und Meßfehler werden potenziert. Mehrere Zyklen werden deshalb gemittelt.

Wie bei der Kontinuitätsgleichung entspricht die die Fläche A_1 und die Nyquistgeschwindigkeit V_1 den Verhältnissen direkt in der insuffizienten Klappe:

$$A_1 \cdot V_1 = A_2 \cdot V_2$$
- A_1 = Fläche der Halbkugel,
- V_1 = eingestellte Nyquistgeschwindigkeit am proximalen Farbumschlag,
- V_2 = maximale Flußgeschwindigkeit im Insuffizienzleck,
- A_2 = Größe des Insuffizienzlecks,
- $A_2 \cdot VTI_2$ = Regurgitationsvolumen.

Allerdings muß an einem Gerät die Standardeinstellung festlegt werden. Der Farbdoppler sollte eine optimale Ableitung bieten. Im Cine-Verfahren wählt man die größte Ausdehnung des PISA-Areals bei einer maximal möglichen Verstärkung und definierter Nyquistgrenze (Abb. 2.6). Für die Routine ist diese Methode noch nicht ausreichend validiert.

Vorgehensweise
für das Echokardiographiegerät
Toshiba SSH 160[1]

Die FCR wird von apikal dargestellt. Der maximal mögliche Farbdoppler-

---

[1] Wiedergabe mit freundlicher Genehmigung von Dr. M. Giessler/Univ.-Klinik Ulm.

Gain wird eingestellt, Farbdoppler-Fil-
ter auf Position 7 und die Farbdoppler-
Geschwindigkeit auf 3000 Hz.

1. Die Aliasing-Geschwindigkeit auf
   41 cm/s und die Nullinie so einstellen, daß am oberen Ende des Farb-
   balkens 69 cm/s steht.
2. Die Aliasing-Geschwindigkeit auf
   28 cm/s und die Nullinie so einstellen, daß am oberen Ende des Farb-
   balkens 82 cm/s steht (Tabelle 2.2).

Tabelle 2.2. Bewertung

Bewertung	Leicht	Mittel	Schwer
r (41 cm/s)	0–4 mm	4–7 mm	> 7 mm
r (28 cm/s)	0–5 mm	5–10 mm	> 10 mm

2.2 Aorteninsuffizienz

- enddiastolische linksventrikuläre
  Dilatation
- hyperdynamer linker Ventrikel
  mit hohen Schlagvolumina
- diastolisch flatterndes Mitralsegel
- E-Welle kleiner A-Welle bei hohem enddiastolischen Druck
- vorzeitiger Mitralklappenschluß
  und evtl. Mitralklappenprolaps
- vorzeitiges Öffnen der Aortenklappe
- morphologische Veränderungen
  an der Aortenklappe
- Regurgitationsjet und dessen
  Flußform im CW-Doppler
- Pendelblut in der Aorta descendens
- chronische versus akute Aorteninsuffizienz

2.2.1 Grundlagen

Die Diagnose stellt man mit dem PW-
oder Farbdoppler. Patienten mit einer
schweren Aorteninsuffizienz (AI) können über 10–15 Jahre beschwerdefrei

sein. Neben der Graduierung ist die
linksventrikuläre Funktion, ein Rückstau in den linken Vorhof oder eine
Rechtsherzbelastung echokardiographisch zu prüfen. Mehrere Kriterien
werden zur Quantifizierung der AI herangezogen, da eines alleine nicht zuverlässig genug ist. Das planimetrische
Verhältnis aus Jetgröße und Größe des
linken Ventrikels korreliert nur sehr
schwach mit dem Ausmaß der AI. Im
Einzelfall ist es kein verläßliches Kriterium. Im selben Untersuchungsgang
soll eine etwaige akute AI erkannt werden. Die Frage nach der Ätiologie wird
durch die Echokardiographie in der Regel beantwortet. Bei der Frage nach einem Aortenklappenprolaps wird die
TEE wegen der besseren Auflösung hinzugezogen. Die Indikation zur Operation sollte früh genug gestellt werden,
da asymptomatische Patienten mit einer AI von einem Tag auf den anderen
mit irreversibler Gefügedilatation dekompensieren können. Die linksventrikuläre Funktion (EF), ggf. unter Belastung, die Morphometrie (LVSD,
LVSV), die Regurgitationsfraktion (RF)
und die Graduierung sind hierzu richtungsweisend.

2.2.2 Untersuchungstechnik und Vorgehen bei Aorteninsuffizienz

Diagnose	Farbe PW	Apikaler 3KB Apikaler 5KB	Der diastolische Regurgitationsjet im LVOT ist der sensitivste Nachweis einer AI.
Quantifizierung	M-mode	LPL	diastolische Mitralklappenbewegung: – mittlerer AI: E < A – schwere oder vorzeitiger Mitralklappenschluß akute AI: inmitten der Diastole
	Farbe	Apikaler 5KB Apikaler 3KB LPQ	Breite des Jets im Leck (in % des LVOT) – leichte AI: < 25 % – mittlere AI: 25–50 % – schwere AI: > 50 %
	CW	Apikaler 5KB Apikaler 3KB	Geschwindigkeitsabfall des Regurgitationsflows: – leichte AI: PHT 650 ms, Flowabfall 1 m/s^2 – mittlere AI: PHT 450 ms, Flowabfall 2 m/s^2 – schwere AI: PHT 300 ms, Flowabfall > 3 m/s^2 – schwerste AI sehr schneller Druckausgleich und akute AI: mit PHT 100 ms, Flowabfall > 10 m/s^2 Intensität des Signals: – leichte AI: schwaches Signal – schwere AI: deutliches Signal
	CW	SST, SK	– Holodiastolischer Pendelfluß in der Aorta descendens ab mittlerer AI, in der Ao. abdo oder Art. femoralis ab schwerer AI – Schätzung der Regurgitationsfraktion (RF) aus dem VTI-Quotienten der Pendelflüsse
	CW Durchfluß-messung	Apikal LPQ, SKQ	RF aus der SV-Differenz des LVOT-RVOT – AI I° < 15 % – AI II° 15–30 % – AI III° 30–50 % – AI IV° > 50 %
Akute AI?	Anamnese		– schmerzhafte Aortendissektion – Infektion und Fieber (Staphylokokken) – Trauma – Klappenprothese
	M-mode	LPL	– linker Ventrikel nicht dilatiert – vorzeitiger Mitralklappenschluß – vorzeitiges Öffnen der Aortenklappe
	CW	Apikal LPQ, SKQ	– schneller Flowabfall des Regurgitationsflows – kleine Regurgitationsfraktion
	2-D		– bakterielle Destruktion: gehäuft bei subv. Aortenstenosen oder Bikuspidalklappen – Aortendissektion – perforierter Sinus valsalva – Klappenprolaps
Konsequenzen			● Eine Notfalloperation oder dringliche Operation mit Klappenersatz bei akuter AI und kardiopulmonaler Dekompensation, z.B. bei einer Staphylokokkenendokarditis, ist indiziert, wenn sich der LV nicht schnell genug an das vergrößerte enddiastolische Volumen anpassen kann. ● Verlaufskontrollen des Schweregrades der leichtgradigen, chronischen AI erfolgen alle 12 Monate, bei mittelgradigen AIs alle 3–6 Monate. ● Bei chronischer AI orientiert sich die Vorgehensweise an folgenden Kriterien:

▶

- keine Operation beim asymptomatischen Patienten mit guter LV-
  Funktion (s.u.);
- Klappenersatz beim symptomatischen Patienten, besser bereits vorher
  bei abfallender LV-Funktion (UKG);
- konservative Therapie und engmaschige Verlaufsbeobachtung bei
  grenzwertigen Befunden.
- Die Streßechokardiographie prüft, ob ein Abfall der EF unter
  zunehmender Belastung auftritt. Dies spricht für eine bevorstehende
  kardiale Dekompensation.
- Die TEE ist indiziert, falls der Verdacht auf einen Aortenklappenprolaps
  und/oder eine Endokarditis besteht.
- Die Erfolgskontrolle der konservativen Therapie mit körperlicher
  Schonung, Digitalis, ACE-Hemmern und Diuretika ist klinisch und
  echokardiographisch.
- Der Klappenersatz ist indiziert, bevor klinisch und echokardiographisch
  Zeichen der zunehmenden kardialen Dekompensation auftreten, da sich
  der linke Ventrikel bei zu späten Eingriffen nicht mehr erholt. Der
  optimale Zeitpunkt ist nicht ganz einfach zu bestimmen. Er erfolgt in der
  Regel bei 30–50 %iger Regurgitation des Schlagvolumens, also III %iger
  AI, falls die Graduierung für eine schwere AI spricht, bei Herzinsuffizienz
  und LV-Dilatation. Die Indikation zum Herzkatheter wird aus dem
  klinischen Bild und der UKG-Befundung gestellt.
  Prognostisch ungünstig sind ein LVSD > 5,5 cm, ein LVSV > 68–72 ml,
  eine EF < 45–55 % und der EF-Abfall unter Belastung. Deswegen sollte
  der Patient bereits deutlich früher der Herzkatheteruntersuchung
  zugeführt werden. Die Geschwindigkeit der echokardiographischen und
  klinischen Progredienz wird in die Entscheidung einfließen.
- Eine Koronarangiographie ist indiziert bei Alter >35 Lj. Bei Stenokardien,
  positiver Familienanamnese oder Risikofaktoren früher.
- Ein Rückstau wird gesucht (LA, RV, RA, TI, PI, VCA).

Ätiologie
- Rheumatische Endokarditiden (²/₃ aller AI)
- Degenerativ
- Marfan- und Ehlers-Danlos-Syndrom, idiopath. cystische Medianekrose
  des mittleren Lebensalters, altersbedingte Mediadegeneration; eventuell
  mit einer Überdehnung des Klappenringes, einem Aneurysma u./o. einer
  AD.
- Posttraumatisch; suche nach einem Klappenprolaps, Aortendissektionen,
  Wanddyskinesien und Einrissen am Anulus fibrosus
- Angeboren: Assoziation mit hohem VSD, Klappenfenster. Die
  Subaortenstenose und Biskuspidalklappe prädisponieren zur Sklerose,
  Degeneration und/oder Endokarditis. Perforierter Sinus valsalva.
- Bakterielle Endokarditis, Vegetationen frühestens nach 2 Wochen
- Rheumatische Erkrankungen, M. Bechterew, Lues

2.2.3 Aorteninsuffizienz im 2-D-Bild und M-mode

- Das Pendelvolumen führt zur Dilatation des linken Ventrikels mit einem konsequtiven Durchmesser von mehr als 5,6 cm enddiastolisch. Bei akuter Aorteninsuffizienz, wie Aortendissektion, Sinus-valsalva-Perforation oder bei einer Endokarditis, dilatiert der Ventrikel nicht (Abb. 2.7a). Die

chronische AI zeigt in etwa folgende LVDD:

leichte AI: < 6 cm
mittlere AI: 6–7 cm
schwere AI: > 7 cm

- Dieses Pendelvolumen bringt das vordere Mitralsegel diastolisch zum Flattern (Abb. 2.7b).
- Der Schweregrad der AI läßt sich anhand der diastolischen Mitralklap-

Abb. 2.7. a Mitralklappenanlotung für das M-
mode. b Chronische oder mittelschwere AI im
M-mode. Typische Veränderungen der diastolischen Mitralklappenbewegung. c Akute oder
schwere AI. Vorzeitiger Schluß der Mitralklappe

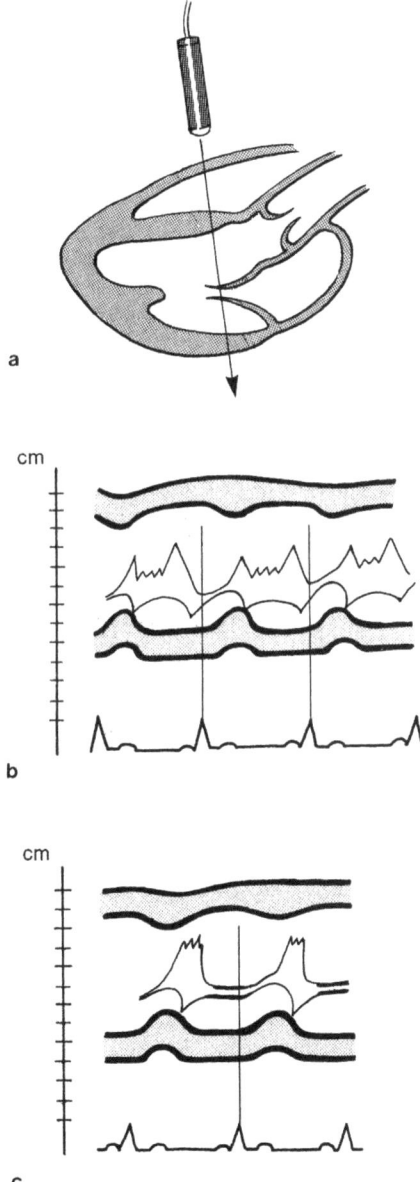

penbewegung abschätzen. Die rasche
Füllung vermindert die E-Wellen mit
entsprechend höherer A-Welle. Also
eine Kompensation der gestörten
passiven Füllung durch eine vermehrte Vorhofkontraktion.

● Die Mitralklappe kann bei schwerer
AI vorzeitig schließen, also vor der
R-Zacke des EKGs. Dies gilt auch bei
akuter AI. Der nicht dilatierte, akut
volumenbelastete Ventrikel erreicht
rasch einen hohen enddiastolischen
Druck (Abb. 2.7c).

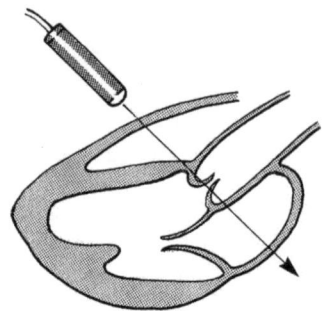

Abb. 2.8 a, b. Vorzeitige Öffnung der Aortenklappe bei vorzeitigem Druckausgleich zwischen Kammer und Aorta

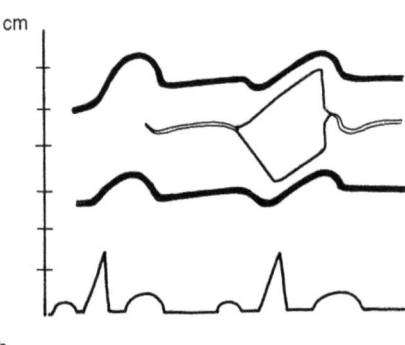

- Ein rascher Druckausgleich kann die Aortenklappe vorzeitig in der Diastole zum Öffnen bringen mit einer typischen Form im M-mode (Abb. 2.8a und b).
- Beachte bei der morphologischen Beschreibung der Aortenklappe im besonderen ob folgendes vorliegt:
  - eine Endokarditis,
  - eine Klappensklerose,
  - ein Aneurysma und/oder Dissektion der Aorta ascendens,
  - ein Sinus valsalva Aneurysma,
  - statt einer trikuspidalen eine bikuspidale Klappe,
  - ein hochliegender Septumdefekt mit Shuntumkehr in der Diastole (Doppler) (in 15% der Fälle mit einer AI assoziiert).

2.2.4 Aorteninsuffizienz in der Dopplerechokardiographie

- Die Zeitdauer bis zum Druckausgleich wird als Maßstab für den Schweregrad der AI herangezogen. Je größer das Leck, um so schneller ist der Druckausgleich zwischen Aorta und linkem Ventrikel in der Diastole erreicht. Dies ergibt einen holodiastolisch homogenen Fluß bei kleinem Leck. Große und schwere AIs haben eine Dopplerflußkurve mit raschem Geschwindigkeitsabfall, s. unten. Die aortale Regurgitation muß sicher vom mitralen Einstrom abgegrenzt werden. Hierzu lokalisiert man den Flow mit dem Farbdoppler

Abb. 2.9. a Anlotung der Aortenklappe bzw. des Ausflußtraktes mit CW-Doppler von apikal. **b–e** Die 4 Schweregrade der AI zeigt die Flußform des CW-Dopplersignals bei apikaler Anlotung. Eine Dokumentation und Beschreibung des Gefälles kann durch Anlegen des PHT-Gefälles und Dokumentation der Druckhalbwertszeit in ms erfolgen

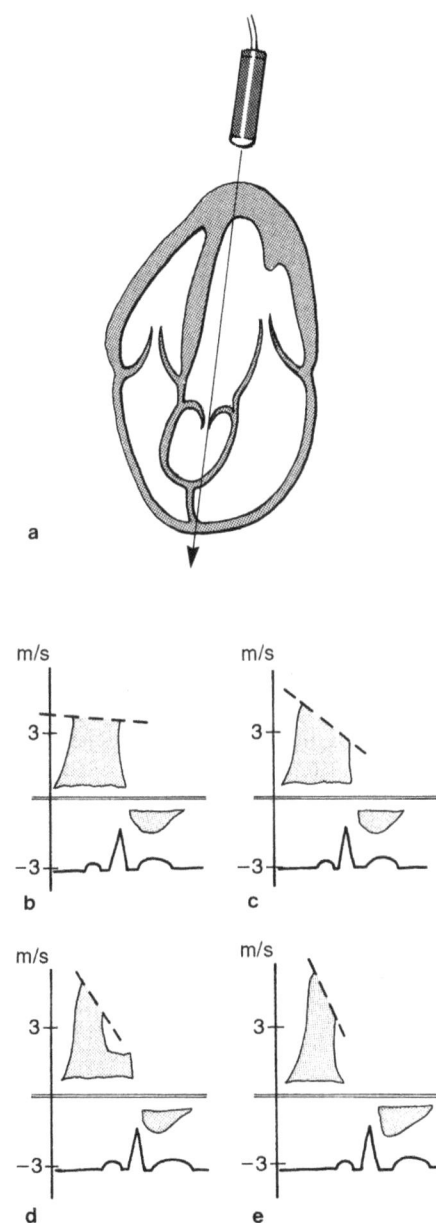

von apikal und legt den CW-Doppler in diese Durchtrittsstelle (Abb. 2.9a). Die Flußform gibt Auskunft über den Schweregrad, abgestuft in leicht, mittel, schwer und sehr schwer mit raschem Druckausgleich (Abb. 2.9b–e).

– Leichte Aorteninsuffizienz: mit langsamen Druckausgleich und entsprechend konstanter Geschwindigkeit des Regurgitationsflows. In der Regel ist das Signal sehr schwach und der Flowabfall liegt etwa bei 1 m/s/s, also m/s^2, oder die Druckhalbwertszeit PHT um 650 ms. (Abb. 2.9b).

- Mittlere Aorteninsuffizienz: mit raschem Druckausgleich und entsprechend abfallendem Flow. Ein Geschwindigkeitsabfall von 2m/s^2 oder eine PHT von etwa 450 ms entspricht einer mittleren AI. (Abb. 2.9c).
- Schwere Aorteninsuffizienz: mit raschem Abfall des Flows. Eventuell findet sich ein konstantes Plateau, das der langsamen Aufdehnung des Ventrikels folgt. Das Dopplersignal ist intensiv und man erwartet einen Flowabfall von über 3 m/s^2 bzw. eine PHT von 100–300 ms. Eine PHT von unter 300 ms spricht für eine hämodynamisch wirksame AI (Abb. 2.9d).
- Sehr schwere oder hochakute AI: Sehr schneller Druckausgleich bei akuter AI, denn der noch nicht angepaßte linke Ventrikel ist am Anschlag seiner Dehnbarkeit. Der Flowabfall ist über 10 m/s^2, die PHT ist um 80 ms (Abb. 2.9e).

● Die Jetbreite ist relativ zum LVOT sehr schön zu graduieren. Leider ist sie bei einer unregelmäßig geformten Insuffizienzöffnung schwer und nicht immer reproduzierbar auszumessen. Eine Vena contracta über 8 mm entspricht etwa einer AI III°.

● Es folgt die Beschreibung der Jetausdehnung im Farbdoppler, wobei diese Methode nicht zur Quantifizierung geeignet ist, sie ist nur ein sehr grober Anhalt. Jetturbulenzen, Schallbarkeit, Ablenkungen am Septum und der Mitralklappe, die Herzfrequenz, der LVEDP, der Druckgradient und Interferenzen mit dem Mitraliseinstrom beeinflussen die gemessene Jetlänge. Die Diagnose einer AI stellt man am einfachsten mit dem Farbdoppler von apikal im 5KB oder 3KB. Mit Hilfe des Farbjets ortet man das Leck zur Ableitung mit dem CW- und PW-Doppler (Abb. 2.10)

● Holodiastolisches Pendelblut in der Aorta descendens kann man von subkostal oder suprasternal ableiten (Abb. 2.11a). Ein positiver Nachweis spricht für eine mittlere bis schwere AI. Bei einer akuten schweren AI

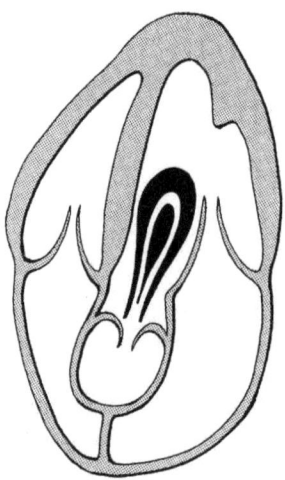

Abb. 2.10. Regurgitationsjet im Farbdoppler von apikal. Der Schweregrad entspricht in etwa einer mittelgradigen Aorteninsuffizienz

Abb. 2.11. a Suprasternale Ableitung der Aorta descendens mit CW-Doppler in der Regel günstig zwischen den beiden linken Sternokleidoansätzen. **b** Flußsignal in der Aorta descendens mit pendelndem Blutfluß bei Aortenklappeninsuffizienz

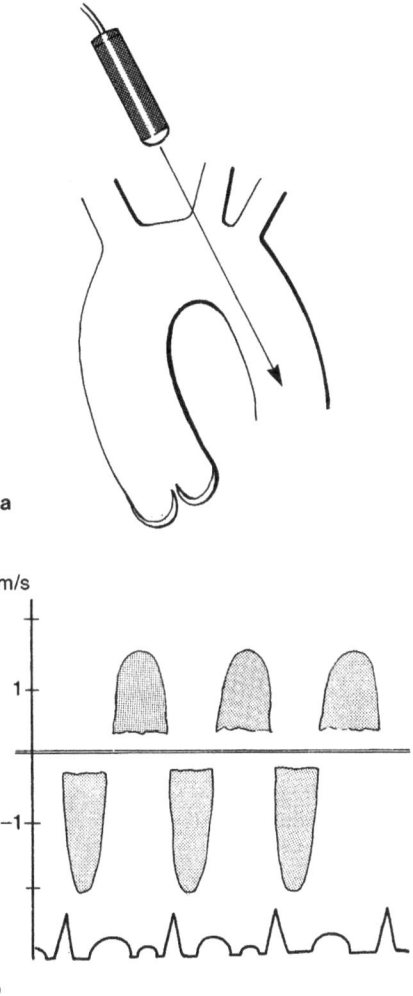

muß es nicht vorliegen. Findet sich dieser Rückfluß in der A. femoralis bzw. carotis, so kann man von einer schweren AI ausgehen.

● Der VTI-Quotient ergibt sich aus den Hüllkurven um den systolischen orthograden Flow, und um den diastolischen Regurgitationsflow in der Aorta descendens (Abb. 2.11b). Er ist ein Schätzwert für die Regurgitationsfraktion.

● Die Regurgitationsfraktion kann aus der Differenz des aortalen und pulmonalen Schlagvolumens (s. 1.3.5) bestimmt werden:

$$RF = (AoSV - PuSV) / AoSV$$

Eine Differenz von 25 % gilt als pathologisch, wobei die Ausmessung des RVOT selten genau, meist nicht, möglich ist. Mehrere Vitien sollten nicht vorliegen.

2.3   Pulmonalinsuffizienz

- Volumenbelastung des rechten Ventrikels
- Rückstau in die Vena cava
- evtl. morphologische Klappenveränderungen
- Regurgitationsjet
- evtl. Trikuspidalinsuffizienz
- meist physiologisch und/oder klinisch unbedeutend

2.3.1   Grundlagen

Die Kriterien, wie für die Quantifizierung der Aorteninsuffizienz, spielen bei den geringen Drücken und Druckdifferenzen an der Pulmonalklappe keine Rolle. Druckgradienten, Flußgeschwindigkeiten oder Druckhalbwertszeiten können nicht zur Quantifizierung verwandt werden. Selbst große Lecks führen bei den geringen Drücken zu funktionell unbedeutenden und geringfügigen Regurgitationen. Die Kriterien der Rechtsherzbelastung sind dagegen maß-gebend und richtungsweisend. Eine geringe Pulmonalinsuffizienz (PI) ist bei 20–90 % junger gesunder Menschen nachweisbar. Sehr selten ist oder wird sie klinisch bedeutsam. Selbst eine hochgradige PI führt nicht zum Herzversagen, wenn nicht gleichzeitig eine pulmonale Hypertonie, ein Mitralvitium oder eine Pulmonalklappenstenose vorliegt. Schwere PIs sind selten und noch seltener müssen therapeutische Konsequenzen gezogen werden. Die PI wird zur Bestimmung des pulmonalarteriellen Mitteldruckes genutzt. Sie kann ein Begleitphänomen bei pulmonaler Hypertonie sein.

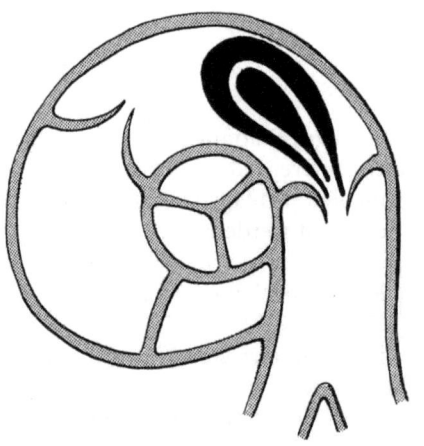

Abb. 2.12. Regurgitationsjet bei PI vom LPQ. Der Farbdoppler hat eine geringe Sensitivität

2.3.2   Untersuchungstechnik und Vorgehen bei Pulmonalinsuffizienz

Diagnose	CW	LPQ, SKQ	Eine korrekte Plazierung der Anlotung kann in der TTE schwierig sein.
	Farbe	LPQ, SKQ	Geringe Sensitivität und nicht geeignet zur Beurteilung des Schweregrades. Geringer Flow und schwaches Signal bei großem Leck. Meist liegt ein ungünstiges Signal-Rausch-Verhältnis vor.
Quantifizierung	2-D	LPQ	Folgende Kriterien sind maßgebend: – vergrößerter rechter Ventrikel – vergrößerter rechter Vorhof – flaches dyskinetisches Septum – entrundetes linkes Kavum – Vena cava abdominalis gestaut
	CW	Apikaler 4KB LPQ	– Suche eine Trikuspidalinsuffizienz – Ausschluß einer pulmonalen Hypertonie – Schließe ein Mitralvitium, vor allem eine MS aus.
Konsequenzen	● Konservative Behandlung einer Endokarditis oder pulmonalen Hypertonie ● Operationsindikation bei großer Trikuspidalinsuffizienz, pulmonaler Hypertonie und massivem venösem Rückstau. Operiert wird unter dieser Konstellation die TV. ● Klappenmorphologie mit der TEE beschreiben. ● Entscheidend ist der Rechtsherzkatheter unter Belastung.		
Ätiologie	● Kongenital; keine klinische Bedeutung als einziger Herzfehler. ● Bakterielle oder rheumatische Endokarditis in Kombination mit anderen Klappen. ● Bei pulmonaler Hypertonie Überdehnung des Klappenringes und hoher Druckgradient. ● Klappensprengung nach Operation einer kongenitalen Pulmonalstenose. ● Physiologisch ist ein kleines Refluxfähnchen im Farbdoppler, mit einer Dauer von weniger als der halben Diastole und einem Flow < 2 m/s.		

2.3.3   Pulmonalinsuffizienz im 2-D-Bild und M-mode

● Wesentlich ist eine Aussage über die Volumenbelastung des rechten Ventrikels. Eine Dilatation über 3,3 cm Durchmesser in Linksseitenlage und über 2,3 cm in Rückenlage, direkt unter der Trikuspidalklappe, gelten als pathologisch. Ein auffällig dilatierter Ausflußtrakt, eine dyskonkordante Bewegung des abgeflachten Septums und ein entrundeter linker Ventrikel können bei Rechtsüberlastung im Querschnitt gefunden werden.

● Bei deutlicher Volumenüberlastung weitet sich der Trikuspidalring und die Trikuspidalklappe wird insuffizient. Anlotung im Querschnitt und von apikal.

● Die Folge ist ein Rückstau in die Vena cava mit Dilatation und Aufhebung der respiratorischen Volumenschwankungen der Vena cava abdominalis.

● Die Morphologie der Pulmonalklappe sollte, falls möglich, beschrieben werden. Eine Anlotung des subkostalen Querschnittes durch die Herzbasis kann sehr gute Bilder ergeben. Meist muß man die TEE, am besten mit einem multiplanen Schallkopf, hinzuziehen.

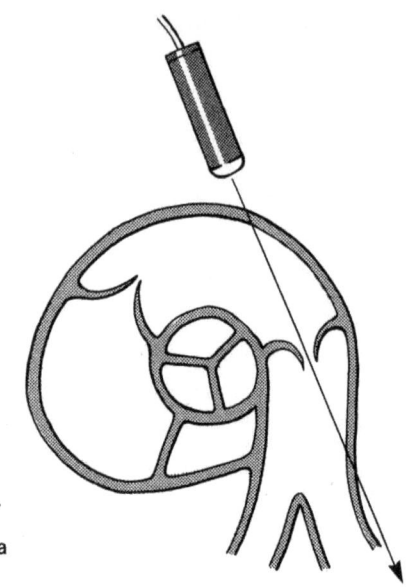

Abb. 2.13. a Anlotung der Pulmonalklappe vom LPQ zur CW-Doppler-Anlotung. **b** Im Beispiel liegt ein „physiologischer" Insuffizienzflow vor. Geschwindigkeit und Flowverlauf haben keine quantifizierende Bedeutung. **c** Hier liegt ein „erhöhter" Gradient vor. Auch dieser hat keine quantifizierende Bedeutung

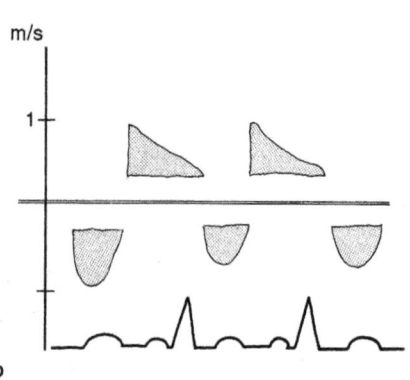

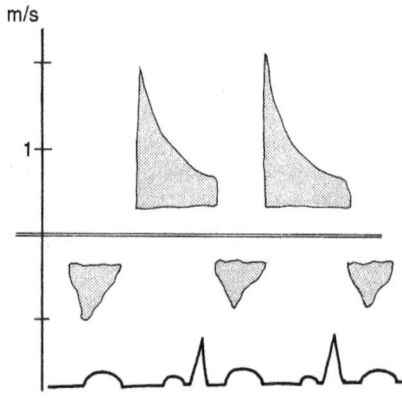

2.3.4 Pulmonalinsuffizienz in der Dopplerechokardiographie

- Der Regurgitationsjet soll mit Farbdoppler in der kurzen Querachse und von apikal beschrieben werden (Abb. 2.12). Bei niedrigem Flow ist oft kein Jet im Farbdoppler sichtbar. Er ist diesbezüglich nicht sensibel genug. Damit ist eine quantitative Aussage mit dem Farbdoppler nicht möglich.

- Der Regurgitationsflow soll mit dem PW- und CW-Doppler in der kurzen Querachse aufgezeichnet werden (Abb. 2.13a). Der Druckgradient hat keine quantifizierende Bedeutung (Abb. 2.13b). Ein niedriger Flow bei großen Defekten und hoher Flow mit Turbulenzen bei unbedeutenden Insuffizienzen ist zu erwarten. Der mittlere PAP wird gemessen, um eine PH zu erkennen (Abb. 2.13c).
- Eine Trikuspidalinsuffizienz wird zur Quantifizierung des rechtsventrikulären Druckes herangezogen.
- Eine PI wird symptomatisch bei pulmonaler Hypertonie.

2.4 Trikuspidalinsuffizienz

- dilatierter rechter Ventrikel und Vorhof
- selten Rechtsherzinsuffizienz
- Sehnenfadenabriß
- Endokarditis (i. v. Drogenabusus)
- Jetgröße und Jetbreite in Farbe
- Reflux in die Lebervenen
- systolischer Kontrastmittelrückfluß

2.4.1 Grundlagen

Bei pulmonaler Hypertonie findet man meist eine Trikuspidalinsuffizienz (TI). Dann bewirkt die zusätzliche TI eine Vorlastsenkung mit konsequtivem Abfall der Herzleistung. Eine isolierte schwere TI ohne pulmonale Hypertonie wird als Volumenbelastung bei niedrigen rechtsventrikulären Drücken problemlos toleriert. Oft sind Patienten mit dem Zufallsbefund TI in der Echokardiographie asymptomatisch. Die totale Trikuspidalklappenresektion bei bakterieller Endokarditis macht beispielsweise keine Probleme, wenn die sonstige Herzleistung normal ist.

Funktionell unbedeutende Regurgitationen findet man oft. Zur Quantifizierung werden vier echokardiographische Kriterien herangezogen. Größere TIs sind nur unzuverlässig zu quantifizieren. Gibt es echokardiographisch und klinisch Hinweise für ein Rechtsherzversagen und/oder andere Herzerkrankungen, wie Mitralstenose, wird die Venendruckkurve abgeleitet und ein Rechtsherzkatheter durchgeführt. Ein ZVD größer als 30 cm H_2O ist mit dem Leben nicht vereinbar. Wichtig ist die Flowgeschwindigkeit und Flußform (s. auch unter AI und MI) im CW-Doppler durch die TI für die Quantifizierung einer etwaigen Rechtsherzbelastung und einer pulmonalen Hypertonie. Bei schlechter Schallbarkeit bekommt man im Doppler bessere Signale, wenn man ein Echokontrastmittel injiziert.

2.4.2 Untersuchungstechnik und Vorgehen bei Trikuspidalinsuffizienz

Diagnose	CW, PW	Apikaler 4KB LPQ	Der PW ist am sensitivsten; bei ungünstigem Signal-Rausch-Verhältnis kann man mit dem Farbdoppler keine TI ausschließen!
	M-mode	SK	In der Systole wird Kontrastmittel in der Vena cava inferior hinter der Leber pulsatil sichtbar.
	2-D	Apikal, SK	– Rechtsherzdilatation – KM wird lange im rechten Herzen hin- und herbewegt – Morphologie der Klappe und des Halteapparates
Quantifizierung	Farbe	Apikaler 4KB LPQ, SK	Jet/Vorhof-Größenverhältnis – leichte TI: ca. $^1/_3$ Vorhofvolumen – mittlere TI: ca. $^2/_3$ Vorhofvolumen – schwere TI: ganzer Vorhof Vena contracta
	CW	Apikaler 4KB LPQ SK	– leichte TI: symmetrischer homogener Flow – schwere TI: spitze Flowkurve mit raschem Geschwindigkeitsabfall
	PW	Lebervenen	Reflux spricht für hochgradige TI und ist eine Indikation zum Rechtskatheter.
	2-D		Zeichen der Rechtsbelastung und des Rückstaus (ZVD über VCA)

Konsequenzen

- Behandlung der Grundkrankheit bei Rechtsherzinsuffizienz; suche nach Pulmonalstenosen, Mitralvitien, ventrikulären Motilitätsstörungen, Endokarditiden und Ventrikelseptumdefekten.
- Die TEE wird eingesetzt bei Verdacht auf Vegetationen, Thromben und Tumoren sowie zur genauen Beschreibung der Klappenmorphologie.
- Trikuspidalklappenoperation bei Mitralklappenersatz und schwerer TI, wenn eine Klappendeformität keine funktionelle Verbesserung erwarten läßt.
- Im Niederdrucksystem wird eine Prothese kaum geöffnet, so daß eine funktionelle Stenose entsteht. Deswegen beschreibt man die Klappenmorphologie, um die Möglichkeit einer Anuloplastik (Carpentier-Ring) oder Klappenringraffung (De-Vega-Plastik) zu prüfen. Ein Trikuspidalklappenersatz ist selten nötig.

Ätiologie

- Meist funktionelle Überdehnung des Klappenrings bei Rechtsherzbelastung. Mit der Rekompensation des rechten Herzens kann sich auch die TI zurückbilden. Sekundär bei Mitralstenose, Cor pulmonale, Pulmonalstenose, Rechtsherzinfarkt, Septumdefekt.
- Hinterwandinfarkte können den rechten Ventrikel und die Papillarmuskeln umfassen. Suche nach Motilitätsstörungen.
- Die rheumatische Endokarditis liegt normalerweise als ein kombiniertes Vitium mit stenotischer Komponente vor. Deswegen Flow mit CW-Doppler dokumentieren.
- Ein Trikuspidalklappenprolaps ist fast immer mit einem Mitralklappenprolaps assoziiert. Die Diagnose wird im 2-D-Bild vom apikalen 4KB und von subkostal gestellt.
- Traumatisch oder bei einer Endokarditis kann es akut zu Abrissen der Chordae tendineae kommen. Subakut können Papillarmuskeldysfunktionen nach Überdehnung und fibrotischer Verkürzung zur TI führen.
- Karzinoid-Syndrom mit unbeweglichen aufgequollenen Segeln.
- Kongenital; Ebstein-Anomalie.

Abb. 2.14. Der apikale 5KB zeigt: einen Tri-
kuspidalisprolaps bei Klappenringdilatation,
einen großen rechten Vorhof > 4 cm, einen
großen rechten Ventrikel > 3,3 cm, AV-Klap-
penvegetationen und ein verdrängtes Septum
bei TI. Im Beispiel könnte eine rheumatische
Genese vorliegen

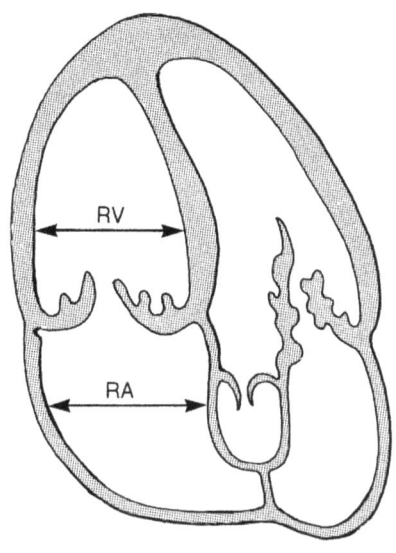

Abb. 2.15. Der subkostale Längsschnitt zeigt
den systolischen Kontrastmittelreflux bei TI.
Die Vene unterliegt keinen respiratorischen
Schwankungen mehr

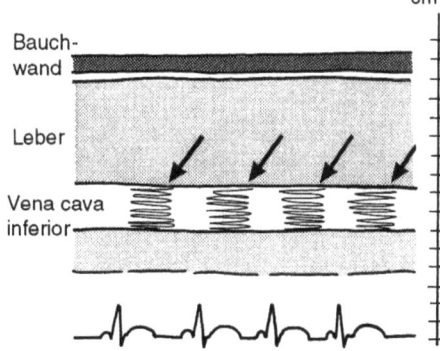

2.4.3   Trikuspidalinsuffizienz im 2-D-Bild und M-mode

● Im konventionellen EKG (Abb. 2.14)
   sucht man nach:
   - vergrößertem rechten Vorhof und
     Ventrikel,
   - erweitertem Klappenring bei
     Rechtsdilatation,
   - veränderter Trikuspidalismorpho-
     logie,
   - hypertrophiertem rechten Ventri-
     kel,
   - Sehnenfadenabrissen,
   - einem Klappenprolaps,
   - Endokarditiden, v. a. bei Fixern,
   - Motilitätsstörungen, v. a. nach
     Herzinfarkt,
   - traumatischen Veränderungen,
   - dilatierter Vena cava,
   - gestauten Lebervenen,
   - Aszites.

- Systolischer Kontrastmittelrückfluß in die Vena cava inferior: Die Infusion von Gelatinelösung, HAES oder die Injektion einer aufgeschüttelten NaCl-Spritze zeigt in der Systole Kontrastmittel in der Vena cava inferior (Abb. 2.15). Abgeleitet wird durch die Leber. Unbedingt muß ein EKG mitlaufen, um sicher zwischen Systole und Diastole zu unterscheiden.
- Auswaschphänomene und Pendelvolumina können ebenfalls durch Kontrastmittelgabe gesehen werden.

2.4.4 Trikuspidalinsuffizienz in der Dopplerechokardiographie

- Das Jet/LA-Verhältnis korreliert nur schwach mit dem Ausmaß der TI (Abb. 2.16).

- Der Stellenwert der PISA-Methode und der Vena contracta bei der Graduierung der TI ist noch offen.
- Der Reflux in die Lebervenen ist ein Kriterium für eine kritische Regurgitation und Indikation zur invasiven Diagnostik (Abb. 2.17a).
- Die Flußform im CW-Doppler entspricht den Kriterien bei der AI und der MI. Ein rascher systolischer Druckausgleich zwischen Ventrikel und Vorhof spricht für eine großflächige Insuffizienz.
- Von den Patienten mit einer pulmonalen Hypertonie haben 90 % eine TI. Dabei ist der Druckgradient an der Trikuspidalis bezüglich des Insuffizienzflows ein Maß für die pulmonale Hypertonie, s. 2.12, Pulmonale Hypertonie. Der Druckgradient bei einer TI kann kann von apikal und vom LPQ ausgemessen werden. Vom LPQ trifft man den Jet oft nicht parallel und mißt zu niedrige Flußgeschwindigkeiten.

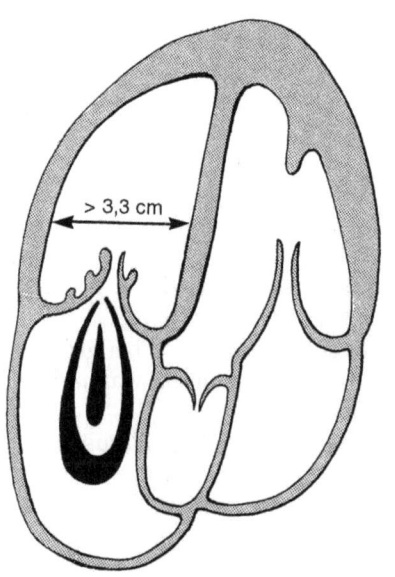

Abb. 2.16. Anlotung der Trikuspidalis von apikal in LSL mit Regurgitationsjet bei TI. Durchmesser des rechten Ventrikels > 3,3 cm. Durchmesser des rechten Vorhofes > 4,0 cm. Vegetationen auf den Klappensegeln

> 3,3 cm

Abb. 2.17. a Anlotung einer Lebervene im subkostalen Querschnitt mit CW- oder PW-Doppler. **b** Normaler Flow in den Lebervenen. Ab-
fluß in der Diastole und Systole. **c** Rückstau in
der Systole. Typisches Flowmuster bei hämodynamisch bedeutsamer TI

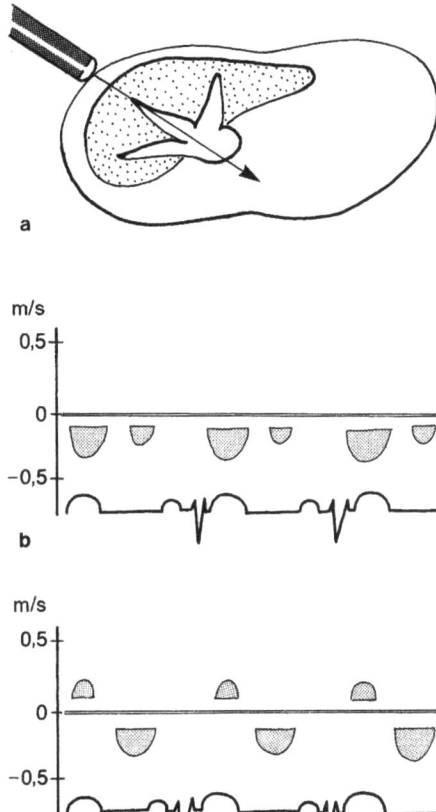

2.5 Valvuläre Aortenstenose

- Sklerose und verminderte Klappenseparation der Taschenklappen
- Doming der nichtsklerosierten Klappen
- Hypertrophie des linken Ventrikels
- abfallende Herzleistung vor der Dekompensation
- Dilatation bei Dekompensation des linken Ventrikels
- Druckgradient nach Bernoulli
- AÖF nach der Kontinuitätsgleichung
- relativer Stenosegrad über den VTI-Quotienten

2.5.1   Grundlagen

Bei symptomatischen und auch bei asymptomatischen erwachsenen Patienten hängt die weitere Planung vom Echobefund ab. Erwachsene mit mittlerer bis schwerer AS bleiben über Jahrzehnte beschwerdefrei, so daß die meisten Patienten in der fünften bis sechsten Dekade symptomatisch werden. Die klinischen und echokardiographischen Verlaufsbeobachtungen der AS sind die Voraussetzung, um rechtzeitig die richtigen Konsequenzen zu ziehen. Die Vorgehensweisen, die Kontrollintervalle sowie die Indikation zum Herzkatheter oder zur Operationen werden nicht einheitlich gehandhabt. Entsprechend sind die unten angegebenen echokardiographischen Daten und die zu ziehenden Konsequenzen als Anhaltspunkte zu sehen, die man mit dem zuständigen kardiologischen Zentrum abstimmen sollte.

Eine kardiale Dekompensation kann jederzeit mit einem Abfall der Vorlast erfolgen. Ursächlich können Flüssigkeitsverluste, Hitze, Diuretika und Nitropräparate sein. Letztere und Antihypertensiva sollten bei Patienten mit AS nur unter Überwachung eingesetzt werden. Tachykarde Phasen, bei Belastung, Exsikkose, beginnender Dekompensation, im Rahmen von Extrasystolen und bei Vorhofflimmern, verkürzen die LVET und reduzieren den Auswurf. Tachykardien werden deshalb umgehend behandelt. Betablocker steigern die Belastbarkeit und sind indiziert, wenn Klinik und Echobefund einen Klappenersatz noch nicht rechtfertigen.

Ein Frühzeichen einer verminderten kardialen Belastbarkeit ist der Abfall der Ejektionsfraktion und der Verkürzungsfraktion im Verlauf. Solange der Patient kardial kompensiert ist, ist die EF in Ruhe im Normbereich. Besonders geeignet zur Früherkennung scheint die Erfassung der abfallenden Ejektionsfraktion unter Belastung zu sein. Die Streßechokardiographie ist theoretisch bis dato kontraindiziert. Es ist damit zu rechnen, daß Sie künftig zur Therapieplanung und Bestimmung der Belastungsgrenzen bei asymptomatischen Patienten mit mittlerer AS eine Rolle spielen wird. Im Rahmen der Verlaufskontrollen sollten die echokardiographischen Kriterien der linksventrikulären Leistung erfaßt und dokumentiert werden. Sobald Zeichen der kardialen Dekompensation mit Synkopen, Herzinsuffizienz und/oder Angina pectoris auftreten, liegt meist eine operationswürdige Stenose vor. Die durchschnittliche Lebenserwartung ist beim symptomatischen Patienten ohne Klappenersatz auf 1,5–5 Jahre reduziert. Die Todesursachen sind das akute Herzversagen oder der plötzliche Herztod durch Kammerflimmern.

Falls der Jet in der TTE nicht sicher meßbar ist, besteht die Indikation zur TEE oder zum Herzkatheter. Die TEE eignet sich besonders zur Beschreibung der Klappenmorphologie, der Planimetrie der Stenosefläche und zum Ausschluß von subvalvulären oder supravalvulären Stenosen.

Bei Kindern wird eine exakte anatomische Beschreibung der Klappenmorphologie und eine funktionelle Beschreibung der Klappenmotilität angestrebt, um die Kriterien für eine Klappenplastik oder eine Ballonvalvuloplastie zu prüfen. Die Möglichkeit einer Ballonvalvuloplastie hängt auch vom Ausmaß einer etwaigen Klappeninsuffizienz ab. Bei den erworbenen valvulären Aortenstenosen des älteren Erwachsenen spielen diese Methoden wegen der Restenosierung und der großen Risiken keine Rolle.

2.5.2   Untersuchungstechnik und Vorgehen bei valvulärer Aortenstenose

Diagnose	2-D M-mode	Apikaler 3 KB Apikaler 5 KB LPL, LPQ	– die AV ist verdickt und versteift – systolisch sichtbar – Domstellung der Klappen ist selten bei Sklerose – verminderte Klappenseparation – AME nicht in der Mitte bei Bikuspidalklappe

Quantifizierung CW, PW   Apikaler 3 KB   Druckgradient nach Bernoulli (mmHg):

		DeltaP_{mean}	DeltaP_{max}
– leichte AS:	10–25		< 60
– mittlere AS:	25–50		60– 80
– schwere AS:	> 50		> 80–100

relativer Stenosegrad nach dem VTI-Quotienten:
- leichte AS: < 0,5
- mittlere AS: 0,25–0,35
- schwere AS: 0,20–0,25

$\text{AÖF (cm}^2)$ nach der Kontinuitätsgleichung:
- normal: $2,0–3,5 \text{ cm}^2$
- leichte AS: $1,6–2,0 \text{ cm}^2$
- mittlere AS: $0,8–1,5 \text{ cm}^2$
- schwere AS: $< 0,8 \text{ cm}^2$

2-D   LPQ   Bei guter Auflösung kann man versuchen, die Stenosefläche planimetrisch zu umfahren.

Konsequenzen
- Echokardiographische Kriterien für eine Indikation zur Operation bzw. zur Herzkatheteruntersuchung sind:
  - Δp_{max} > 80–100 mmHg
  - Δp_{mean} > 50 mmHg
  - AÖF: $< 1,4 \text{ cm}^2$ bei Symptomen / $< 0,8 \text{ cm}^2$ beim asympt. Pt.
  - VTI-Quotient: < 0,25
  - abfallende Herzleistung
  - kardiale Dilatation
- Die Indikation zur Herzkatheteruntersuchung wird nicht einheitlich gesehen. Einen asymptomatischen Patienten, mit normaler Herzleistung, wird man ab einer schweren AS vorstellen. Einen symptomatischen Patienten wird man umgehend vorstellen, vor allem, wenn er mehrere Vitien hat.
- Eine operationswürdige Stenose kann bei asymptomatischen Patienten vorliegen.
- Regelmäßige Verlaufskontrollen erfassen immer die linksventrikuläre Funktion. Vor allem die Ejektionsfraktion ist, abhängig vom Blutdruck und der Herzfrequenz, zu erfassen. Die Streß-Echokardiographie wird hierzu künftig eine Rolle spielen. Die linksventrikuläre Funktion kann in Ruhe normal sein und bei Belastung dekompensieren.
- Überwachung, alle 12 Monate, bei leichter AS. Eine schwere AS, mit grenzwertigen Befunden bezüglich der Indikation zum Herzkatheter bzw. Operation, sollte alle 3 Monate kontrolliert werden. Betablocker und körperliche Schonung sind indiziert. Mit dem Auftreten von Synkopen, Stenokardien oder einer kardialen Dekompensation wird der Rechts- und Linksherzkatheter hinzugezogen.
- Beim symptomatischen Patienten wird ein Herzkatheter mit einer Koronarangiographie durchgeführt.

Ätiologie
- Rheumatisch mit Verklebungen, fast immer assoziiert mit Mitralklappenbefall.
- Degeneration mit Verkalkungen ist bei 80 % der AS beim Erwachsenen ursächlich.

▶

- Kongenital mit progredienter Fibrosierung und Verkalkung; eine Klappensprengung bei Kindern mittels Ballon kommt bereits bei einer mittelgradigen Stenose in Frage, also möglichst bevor Verkalkungen auftreten.
- Bikuspidale Klappen, oft schon im Kindesalter mit symptomatischer Stenose. Turbulenzen und deren Scherkräfte an den Klappen führen zur zunehmenden Fibrosierung und zur Sklerose. Eine Klappensprengung bei Kindern kommt bei einer Fusion in Frage, nicht bei einer anatomisch und funktionell bedingten Engstelle. Dies läßt sich in der Regel mit der Echokardiographie beurteilen.

2.5.3 Valvuläre Aortenstenose im 2-D-Bild und M-mode

- Meist findet man verdickte Echos der Taschenklappen. Eine planimetrische Ausmessung der AÖF vom LPQ ist eine semiquantitative Angabe.

Der besondere Wert liegt darin, daß man eine Aussage über die Beweglichkeit und Morphologie der Klappen machen kann. Die Öffnungsamplitude wird vom LPQ in mehreren Winkeln mit dem M-mode abgeleitet (Abb. 2.18 und 2.19).

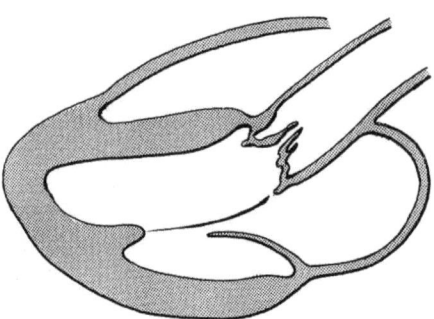

Abb. 2.18. Linker Ventrikel im LPL mit symmetrischer Hypertrophie und sklerosierten Aortenklappen

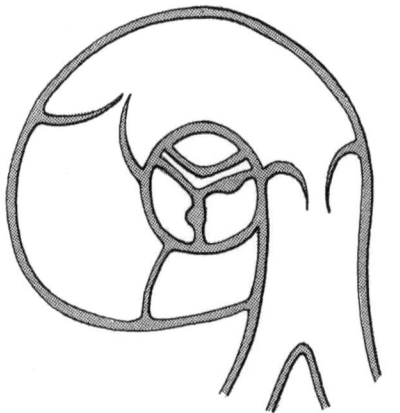

Abb. 2.19. Herzbasis im LPQ. Die Taschenklappen sind sklerosiert und zum Teil verklebt. Das Öffnungsareal AÖF kann planimetrisch umfahren und bestimmt werden

Abb. 2.20. a Anlotung der Aortenklappen für das M-mode im parasternalen Längsschnitt. **b** M-mode der Aortenklappe. Die Öffnungsamplitude kann bestimmt werden, aber diesbezüglich ist der Querschnitt aussagekräftiger. Deutliche Sklerose der Klappen

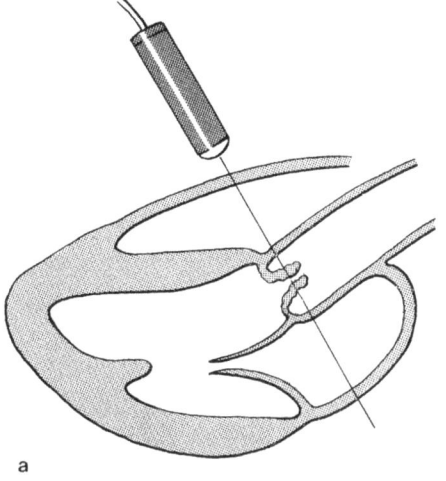

a

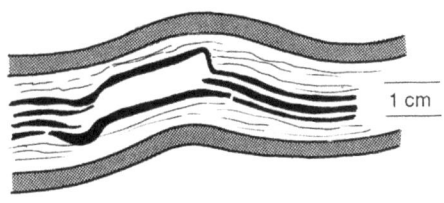

b

- Liegt das AME außerhalb der Mitte, so spricht dies für eine Bikuspidalklappe.
- Die angeborene Stenose zeigt fast immer ein Doming der Taschenklappen. Bei erworbener Stenose sieht man diese Domstellung, wegen der Klappenverhärtung durch Fibrose und Sklerose, nur selten.
- Typisch ist eine symmetrische Hypertrophie mit diastolisch verdicktem Septum über 12 mm und diastolisch verdickter Hinterwand über 14 mm (Abb. 2.20a).
- Eine poststenotische Erweiterung der Aorta ascendens über 4 cm ist nur gelegentlich vorhanden.

- Beschreibung der systolischen und diastolischen linksventrikulären Funktion: Diese Kriterien werden im Verlauf (Abb. 2.20b und 2.21) zusammen mit der Herzfrequenz und dem Blutdruck dokumentiert. Die Ejektionsfraktion EF ist im Normbereich, solange der Patient kompensiert ist. Die Streßechokardiographie ist geeignet, die Belastbarkeit und die Vorzeichen der kardialen Dekompensation zu erkennen. Am signifikantesten scheint ein Abfall der EF unter Belastung zu sein. Die Kontraindikationen sind zu beachten!

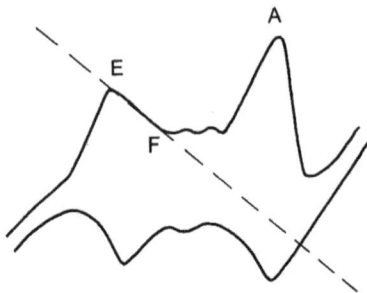

Abb. 2.21. Erhöhter enddiastolischer Druck im LV. DE erniedrigt, abgeflachter EF-Slope, umgekehrtes E/A-Verhältnis sind die Kriterien zur Diagnose des erhöhten LVEDP

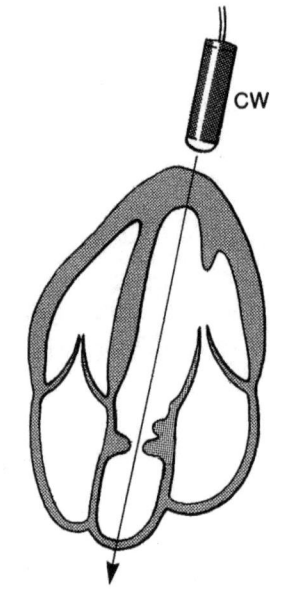

Abb. 2.22. a Anlotung des Stenoseflows (V_2) der AS mit dem CW-Doppler von apikal. **b** Stenoseflow V_2: $V_{max} = 6{,}0$ m/s, $V_{mean} = 3{,}2$ m/s, das VTI-Integral wurde umfahren

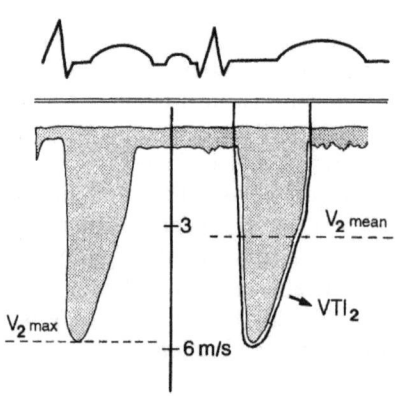

Abb. 2.23. a Anlotung des prästenotischen Flows (V_1) mit dem PW-Doppler von apikal. **b** PW-Signal mit V_{max} von 1 m/s. Prästenotischer Flow im LVOT mit V_{max} = 1 m/s. Aus diesen Beispielen ergibt sich folgende Rechnung über V_{max}: Δp_{max} = 4 $(V_2^2 - V_1^2)$ = 4 (36–1) = 140 mmHg oder nach der vereinfachten Bernoulli-Gleichung über V_{mean}: $\Delta p_{mean} = 4 \cdot 3{,}2^2 = 41$ mmHg

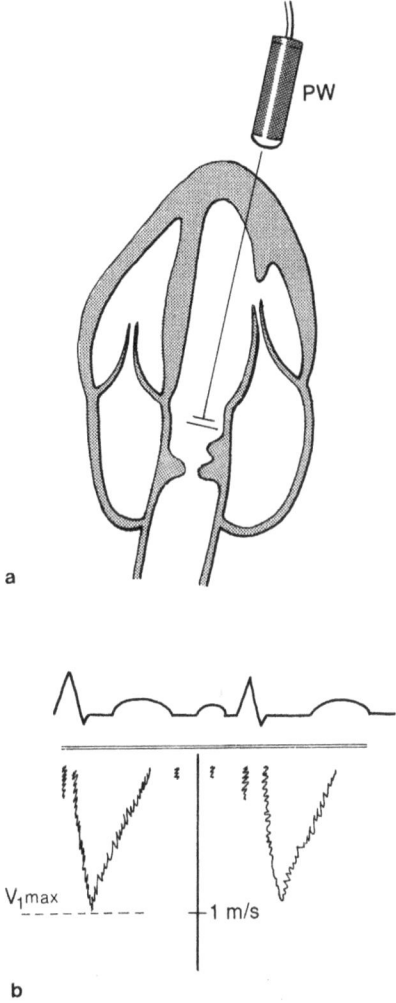

a

b

Die Herzleistung beeinflußt den Druckgradienten. Bei reduzierter linksventrikulärer Funktion wird nur eine geringe Druckdifferenz aufgebaut. Die linksventrikuläre Funktion wird von der Echokardiographie tendenziell etwas unterschätzt und von der Lävokardiographie eher etwas überschätzt Eine Dilatation des linken Ventrikels spricht für eine Dekompensation bei Aortenstenose.

2.5.4 Aortenstenose in der Dopplerechokardiographie

● Der CW-Doppler mißt die Stenosegeschwindigkeit V_2 in der Stenose (Abb. 2.22a und b). In der Regel ist bei normalem SV der Flow > 2 m/s bei AS. Die Geschwindigkeit V_1 im Ausflußtrakt, vor der Stenose, mißt man mit dem PW-Doppler (Abb. 2.23a).

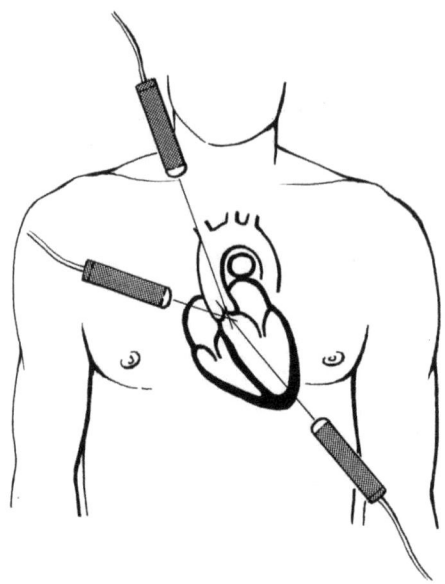

Abb. 2.24. Ableitung der Stenosegeschwindigkeit von suprasternal apikal und rechtsparasternal

Man unterscheidet V_{max}, die maximale Geschwindigkeit, und V_{mean}, die mittlere Geschwindigkeit. V_{mean} berechnet der Computer automatisch bei Umfahrung der Flußkurve. Er berechnet das V_{mean} aus dem Integral dieser Hüllkurve.

Der Druckgradient nach Bernoulli entspricht:

$$\Delta p = 4\,(V_2^2 - V_1^2)$$

Zur Abschätzung kann die Messung von V_1 vernachlässigt werden, falls sie kleiner als 1 m/s ist. Dies entspricht der vereinfachten Bernoulli-Gleichung:

$$\Delta p = 4 \cdot V_2^2$$

Dabei sollten die Ableitungen von apikal, suprasternal und rechts parasternal gemessen werden, und die höchste Stenosegeschwindigkeit wird zur Berechnung verwendet (Abb. 2.22b und 2.24). Rechts parasternal klappt selten, ergibt aber die höchsten Geschwindigkeiten. Von suprasternal ist, winkelbedingt, die Geschwindigkeit meist am geringsten. Der Ableitungswinkel soll möglichst klein sein. Eine rechnerische Winkelkorrektur durch das Echokardiogerät (Drehknopf „angle") bringt keine zuverlässigere Quantifizierung.

Über V_{max} gilt eine Druckdifferenz $\Delta p_{max} > 80$ mmHg als kritisch. Ein Δp_{max} ab 50 mmHg wird von manchen Autoren bereits als eine Indikation zum Herzkatheter angesehen. Über V_{mean} gilt eine Druckdifferenz $\Delta p_{mean} > 50$ mmHg als kritisch. Ein $\Delta p_{max} < 50$ mmHg oder $\Delta p_{mean} < 20$ mmHg schließt eine bedeutsame Aortenstenose aus. Dazu muß aber eine linksventrikuläre Funktionseinschränkung ausgeschlossen sein! Bei kombiniertem Aortenvitium überschätzt man den Druckgradienten durch das hohe Pendelvolumen. Erhöhte Schlagvolumina, wie bei gleichzeitig vorliegender Aorteninsuffizienz

Abb. 2.25. Diese Schemazeichnung zur Kontinuitätsgleichung verdeutlicht, warum das Produkt aus Durchtrittsfläche und Durchtrittsgeschwindigkeit gleich bleibt

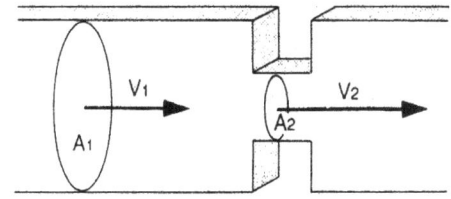

Abb. 2.26. Der Druckgradient an einer AS ist sowohl von der AÖF, als auch vom HMV oder SV abhängig. Deswegen werden zur Beschreibung einer AS diese 3 Parameter nach Möglichkeit angegeben

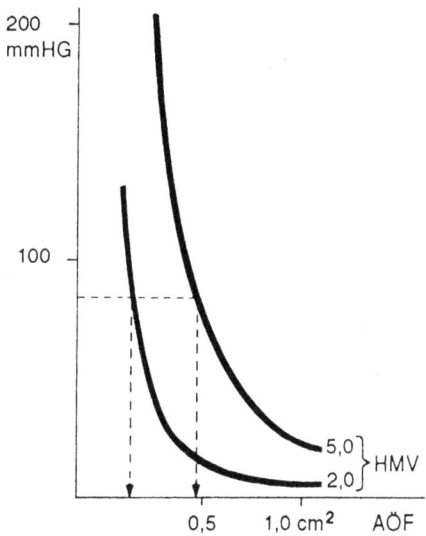

oder erhöhtem Herzminutenvolumen, führen zu einer erhöhten Differenz der Geschwindigkeiten und damit zu einer erhöhten Druckdifferenz. Dasselbe gilt für hyperzirkulatorische Situationen, wie Sepsis, Anämie, Hyperthyreose oder Zustand nach Belastung. Umgekehrtes gilt für Herzinsuffizienz, schwache Füllungsphasen bei Vorhofflimmern, eine Tachykardie und Kontraktionen im Rahmen und nach einer Extrasystole.

Es existieren viele Arten von Diagrammen über die Abhängigkeit des Druckgradienten vom Herzminutenvolumen und von der Herzfrequenz. Entscheidend ist aber immer das Schlagvolumen. Das abgebildete Diagramm (Abb. 2.26) (s. Bubenheimer) mit Angabe des HMV bezieht sich auf eine normale Herzfrequenz mit 70 Schläge/min, s. 1.3.2.

Bei Vorhofflimmern sollten theoretisch 3 Herzzyklen ausgemessen werden, da die Geschwindigkeiten abhängig vom Preload variieren. Kontraktionen einer VES und der Schlag danach sollten nicht zur Berechnung herangezogen werden.

Diese Fehlermöglichkeiten werden mit Berechnung der AÖF über die Kontinuitätsgleichung vermieden.
● Berechne die Aortenklappenöffnungsfläche (AÖF/„aortic valve area" = AVA = A_2) (Abb. 2.25) über die Kontinuitätsgleichung:

$$AÖF = A_2 = A_1 \cdot V_1/V_2$$

A_1 ist die Fläche im LVOT. Bei Bestimmung des Durchmessers am Anulus fibrosus berechnet der Computer automatisch die Fläche. Man verwendet V_{mean}. Falls die AÖF kleiner $0,78\,m^2$ ist, entsprechend einem Durchmesser von knapp 0,5 cm, erhält man korrekte Druckgradienten besser über V_{mean}. V_{max} unterschätzt dann den Druckgradienten.

Die AÖF kann auch über die Gorlinformel berechnet werden, s. 1.3.3.

- Bestimme den relativen Stenosegrad nach dem VTI-Quotienten: VTI_1 / VTI_2
- Falls man morphologisch sicher eine AS sieht, aber keinen Jet ableitet:
  - so lotet man die Klappe von sk, rechtsparasternal und suprasternal an,
  - muß man auf die TEE oder den Herzkatheter zurückgreifen.

2.6 Hypertrophisch-obstruktive Kardiomyopathie

- asymmetrischer Muskelwulst medioventrikulär, apikal, meist septal
- hypo- bis immobile Muskelwulst
- hyperkinetische Gegenwand
- SAM-Phänomen (systolic anterior movement) der Mitralkappe
- Dip-Phänomen der Aortenklappe
- erhöhter enddiastolischer Druck bei steifem Ventrikel
- Mitralinsuffizienz und Vorhofflimmern
- schwertförmiger Flow im LVOT

2.6.1 Grundlagen

Die echokardiographischen Befunde erklären sich aus der Pathophysiologie dieser Krankheit.

Als kongenitale Erkrankung, etwa 50% autosomal dominant, ist die hypertrophisch-obstruktive Kardiomyopathie (HOCM) im Kindesalter zu diagnostizieren und wird beim Adoleszenten symptomatisch. Meist ist der linke Ventrikel, seltener der rechte Ventrikel, befallen. Typischerweise ist das basisnahe Septum asymmetrisch verdickt. Die HOCM kann sich auch midventrikulär und apikal sowie als symmetrische Form zeigen. Die konzentrische Hypertrophie in der Folge einer Aortenstenose oder Hypertonie ist selten asymmetrisch und gehört als erworbene Form nicht zur Gruppe der HOCM.

Pathophysiologisch führt das akinetische, hypertrophierte Septum zu einer Hyperkontraktion der Hinterwand. Dabei wird der Klappenring und die Mitralklappe gekippt. Sinkt der enddiastolische Druck, also bei Hitze, Exsikkose, Tachykardie oder Arrhythmie, so verkleinert sich das Kavum und Klappensegel und Muskelwulst verlegen den LVOT. Auch eine Senkung der Nachlast oder die Steigerung der Kontraktilität durch körperliche Belastung, Betamimetika oder Digitalis verkleinern das Kavum und bewirken eine LVOT-Obstruktion. Nitrate, Antihypertensiva oder Diuretika werden aus diesem Grund vermieden. Die funktionelle Störung des Mitralklappenapparates und erhöhte intrakavitäre Drücke bewirken bei etwa der Hälfte der Patienten mit einem SAM-Phänomen eine funktionelle und/oder sekundäre Mitralinsuffizienz.

Kreisende Erregungen in dem Muskelwulst führen zu Arrhythmien mit plötzlichem Herztod. Eine relative Ischämie und eine Fibrosierung der Koronarien erzeugen Stenokardien. Der erhöhte enddiastolische Druck hat eine Mitralinsuffizienz mit Vorhofflimmern sowie Verschlechterung der Hämodynamik bis zum Lungenödem zur Folge. Die Hypertrophie kann auch den RVOT erfassen.

Der echokardiographische Befund und die subjektiven Beschwerden des Patienten korrelieren nur schwach. In Ruhe ist eine Obstruktion mitunter nicht nachweisbar; man versucht sie mittels Vorlastsenkung zu provozieren. Zuerst wählt man das Valsalva-Manöver. Wegen der kurzen Halbwertszeit ist eine Isoproterenolinfusion (Alupent) günstig. Nitrospray wirkt über 30 min, Möglichkeiten zur Volumengabe und Vorlaststeigerung (Akrinor) sollten bereitstehen. Die Streßechokardiographie ist theoretisch kontraindiziert. Trotzdem ist damit zu rechnen, daß sie bei fraglicher Diagnose, zur Graduierung, Bestimmung der Belastungsgrenzen und des Therapieerfolges künftig eine Rolle spielen wird.

Selbst wenn echokardiographisch kein SAM gesehen wird, sind Betablocker oder, wegen besserer Ergebnisse, bevorzugt Verapamil indiziert. Sie werden einschleichend in aufsteigender Dosierung verordnet. 80 % dieser Patienten fühlen sich besser, die Leistungsfähigkeit fällt unter dieser Medikation nicht ab. SAM, Dip und schwertförmiger Flow bilden sich zurück, falls sie zuvor ohne Provokation nachweisbar waren. Das Dip der Aortenklappe und das SAM der Mitralklappe sind fakultative Befunde, die nicht notwendigerweise zur Diagnosestellung nachweisbar sein müssen. Patienten mit Synkopen durch ventrikuläre Arrhythmien sprechen auf Amiodaron gut an.

Bilden sich die Beschwerden und Echobefunde nicht zurück, so erwägt man die Indikation zur operativen Ausschälung der Muskelwulst; sie hat eine Mortalität von 5 % und bessert 75 % der Patienten.

Differentialdiagnostisch ist zu bedenken, daß der SAM-Effekt bei jeder Art von intraventrikulären Leitungsstörung, Drucksteigerung und bei inhomogenen Kontraktionen vorkommen kann, z. B. bei ventrikulären Aneurysmen, LSB , Rechtshypertrophie, Hypertonie, Hinterwandinfarkt, Aortenstenose oder auch Aorteninsuffizienz. Dieses SAM ist sehr selten obstruktiv, und wird meist durch die Chordae vorgetäuscht. Ein Dip oder schwertförmiger Stenoseflow findet sich nicht. Von einem Muskelwulst müssen intrakavitäre Thromben abgegrenzt werden. Eine scharfe Abgrenzung der Echodichte in verschiedenen Ebenen, und ein Zustand nach Herzinfarkt sprechen für einen Thrombus. Der Muskelwulst der Hypertrophie ist häufig echodichter und in der Struktur inhomogener als das normale Myokard. Differentialdiagnostisch seien auch seltene Speicherkrankheiten und Tumore erwähnt.

2.6.2 Untersuchungstechnik und Vorgehen bei hypertrophisch-obstruktiver Kardiomyopathie

Diagnose	2-D	LPL, LPQ	Muskelwulst: IVS_{dias} > 13 mm
			$LVPW_{dias}$ > 14 mm
			Quotient bei asymmetrischer Septumhyper-
			trophie: IVS/LVPW > 1,3
	M-mode		SAM-Phänomen
			Dip-Phänomen
Quantifizierung	2-D	LPL, LPQ	Kavum: Lumen verkleinert (Planimetrie)
			Wände: Maße und FT dokumentieren
			Rückstau: Morphometrie LA, RV, RA, VCA
	M-mode		SAM: – systolischer Abstand vom AML zum IVS
			– Quotient SAM/LVET bestimmen
	CW	Apikaler 3KB	– schwertförmiger Obstruktionsflow, der in Ruhe
		Apikaler 5KB	fehlen kann
		LPQ, SKQ	– Druckgradient nach Bernoulli
			– Rechtsherzbelastung über eine TI oder PI
			– diastolische Funktionsstörung über
			diastolischen Mitralisflow erfassen
			– sekundäre MI quantifizieren
Konsequenzen	• Medikamentöse Therapie bei positiver Anamnese und nachweisbarem hypokinetischen Muskelwulst. Dip und SAM sind nur fakultative Befunde und nicht zwingend zur Diagnosestellung.
	• Verlaufskontrolle der medikamentösen Therapie. DIP, SAM und Druckgradient sollten zurückgehen. Der Quotient aus SAM/LVET sollte kleiner werden. Die LVET wird kürzer. Idealerweise verbessert sich die diastolische Funktion des linken Ventrikels. Die systolische Funktion ist in der Regel in Ruhe nicht eingeschränkt.
	• Operationsindikation bei schwerer Obstruktion und rezidivierenden Synkopen trotz konservativer Therapie. Herztransplantation im Endstadium der Erkrankung.
Ätiologie	• Kongenital, Symptome in der Regel erst beim Adolszenten

2.6.3 Hyperthrophisch-obstruktive Kardiomyopathie im 2-D-Bild und M-mode

• Im Gegensatz zur Hypertrophie bei Aortenklappenstenose ist das Septum asymmetrisch hypertrophiert (Abb. 2.27a und b). Die Muskelwulstbildung findet sich apikal, medioventrikulär oder, typischerweise bei etwa 90 % der HOCMs am basisnahen Septum, gegenüber dem vorderen Mitralsegel. Vorsicht: Fehldiagnose bei schräg eingestelltem Septum mit M-mode vom LPL.

• Bei der typischen Form findet sich das SAM der geschlossenen Mitralsegelspitzen gegen den Muskelwulst des Septums. Bei HOCM fällt das SAM mit der Relaxation des LVPW ab. Dieses Phänomen ist nur im M-mode nachweisbar. Im 2-D-Bild ist die laterale Auflösung zu schlecht, um eine derartige Diagnose zu dokumentieren (Abb. 2.28).

• Der linke Ventrikel hat endsystolisch ein kleines Lumen. Das hypertrophierte Septum ist hypokinetisch bis

Abb. 2.27. a Asymmetrische Hyperthrophie des Septums – typische Form, **b** medioventrikuläre Hyperthrophie

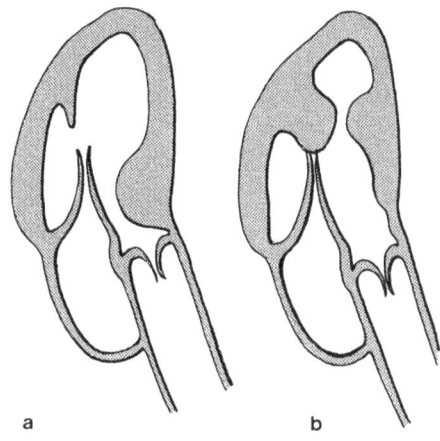

a   b

Abb. 2.28. SAM-Phänomen. *1* hypomobiles Septum, *2* hypermobile Hinterwand

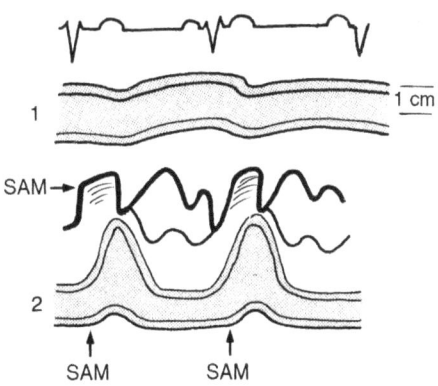

immobil. Die Hinterwand gleicht dies durch Hypermotilität aus. Dokumentation im M-mode vom LPL und LPQ. Also praktisch kein systolische Dickenzunahme (FT) im Bereich der Hypertrophie und hohes FT in den gesunden Wandanteilen.

- Die Aortenklappe zeigt im M-mode einen partiellen mesosystolischen Klappenschluß, genannt „Dip" (Abb. 2.29). Dies ist Ausdruck einer kurzfristigen Obstruktion bei Verlegung der Ausflußbahn.
- Dieser Dip oder der SAM kommen besonders zur Ausprägung bei Vor-

lastsenkung, z.B. mit Nitrospray, Valsalvamanöver oder nach Belastung (Treppengehen). Die reduzierte Vordehnung des linken Kavums begünstigt die systolische Obstruktion.

- Bei erhöhtem enddiastolischen Druck schließt die Mitralklappe vorzeitig, das E/A-Verhältnis kehrt sich um, der EF-Slope wird flacher, und der linke Vorhof wird größer.
- Korrelationen für den Zusammenhang zwischen Wulstgröße, kreisende Erregungsleitung mit Reentry und plötzlichen Herztod bei Kam-

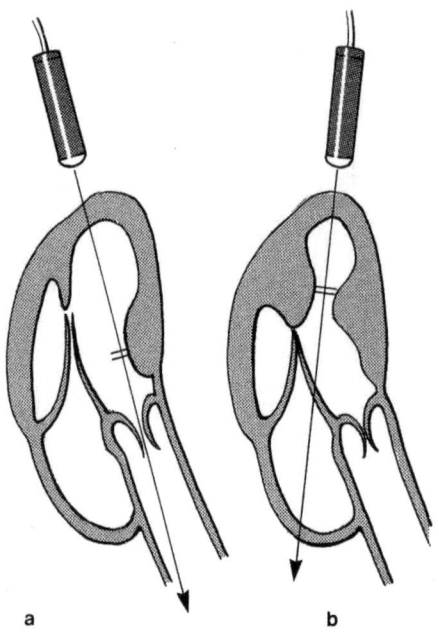

Abb. 2.30 a, b. Ableitung des Flows an der Einengung mit CW- und PW-Doppler bei einer HOCM. Der PW-Doppler erfaßt oft die Geschwindigkeiten nicht, ist aber günstiger zur Lokalisation. **c** Schwertförmiger Flow mit spätsystolischer Beschleunigung bei zunehmender Obstruktion an der Hypertrophie und zunehmender Einengung durch die Muskelwülste

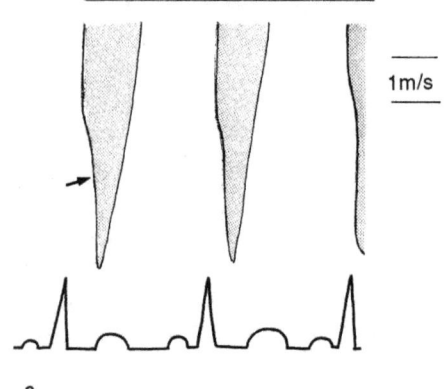

1m/s

Abb. 2.29. DIP-Phänomen, inhomogener Flow bei passagerer Obstruktion

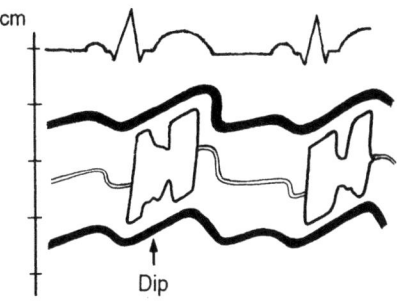

merflimmern gibt es nicht. Diesbezüglich sind Arrhythmien und Synkopen in der Anamnese richtungsweisend.

● Ein kardialer Rückstau und eine Rechtsherzbelastung werden morphologisch und im Doppler erfaßt.

2.6.4 Hypothrophisch-obstruktive Kardiomyopathie in der Dopplerechokardiographie

● Vorsicht, der Muskelwulst bringt Stenoseflow und Mitralinsuffizienzflow für den CW-Doppler in eine Achse. Also ist die Mitralinsuffizienz mit PW-Doppler oder Farbdoppler zu erfassen (Abb. 2.30a und b).

● Im Ausflußtrakt, hinter der Stenose, zeigen sich im Farbdoppler Turbulenzen. Der Stenoseflow ist oft schwertförmig, als Zeichen der endsystolischen Beschleunigung bei zunehmender Obstruktion (= dynamischer Obstruktion). Typischerweise wird das systolische Flußsignal am Monitor schwächer, da endsystolisch nur noch wenig Blut durch die Stenosierung gepumpt werden kann (Abb. 2.30c).

● Der Mitralisflow zeigt eine diastolische Funktionsstörung, also eine Relaxationsstörung des linken Ventrikels und einen erhöhten LVEDP.

● Eine Rechtsherzbelastung kann systolisch über eine Trikuspidalinsuffizienz und diastolisch über eine Pulmonalinsuffizienz quantifiziert werden.

2.7 Supravalvuläre Aortenstenose

● symmetrisch hypertrophierter linker Ventrikel
● fibrosierte Aortenklappe mit Insuffizienz

● sklerosierte, geschlängelte und aufgedehnte Koronarien
● selten direkter Nachweis
● Stenoseflow von suprasternal

2.7.1 Untersuchungstechnik und Vorgehen bei supravalvulärer Aortenstenose

Diagnose	2-D	LPL, LPQ, RPQ, SKQ SST, apikal	Sensitivität gering, deswegen TEE
Quantifizierung	CW	SST	Unzuverlässig, deshalb Herzkatheter
Konsequenzen	Begleitbefunde, wie linksventrikuläre Leistung und andere Anomalien erheben.		
Ätiologie	Kongenital		

2.7.2 Supravalvuläre Aortenstenose im 2-D-Bild und M-mode

- Die Diagnose läßt sich im 2-D-Bild nicht sicher ausschließen. Die Sensitivität im TTE ist gering. Versuchsweise kann man von rechtsparasternal und von suprasternal anloten um die Aorta ascendens abzuleiten (Abb. 2.31). Bei Verdacht und klinischen Hinweisen zieht man die TEE hinzu.
- Ein echokardiographischer Verdacht besteht bei:
  - Hypertrophie des linken Ventrikels,
  - auffällig sklerosierten und großen Koronarien,
  - degenerativ veränderter Aortenklappe.

Ursachen für diese Veränderungen sind der hohe Druck und die Turbulenzen zwischen der supravalvulären Aortenstenose (suprav. AS) und der Aortenklappe. Auskultatorisch hört man ein Systolikum und keinen zweiten Herzton.
- Selten sind die supravalvulären Veränderungen direkt nachweisbar:
  - fibröse tunnelförmige Einengung über den Klappen,
  - stenosierende Membran,
  - Aortenhypoplasie.

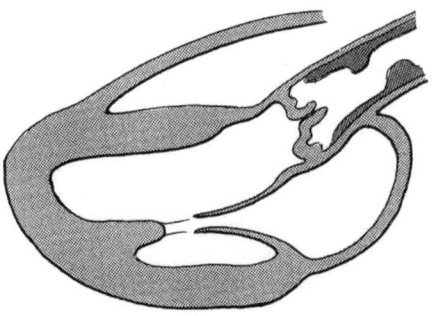

Abb. 2.31. Tunnelförmige supravalvuläre Aortenstenose mit sekündärer Sklerose der Aortenklappe

2.7.3 Supravalvuläre Aortenstenose in der Dopplerechokardiographie

- Farbjets und Turbulenzen in der Aorta ascendens von suprasternal.

- Der Aortenflow von suprasternal abgeleitet ist in diesem Fall ausnahmsweise höher als die Ableitung von apikal oder rechtsparasternal. Bei langstreckigem Verlauf ist der Druckgradient im Doppler ungenau.
- Suche nach einer Aorteninsuffizienz bei Klappendegeneration.

2.8 Subvalvuläre Aortenstenose

- Membran oder fibromuskulärer Kanal im LVOT
- flatternde und/oder sklerosierte Tachenklappen
- Dip-Phänomen der Aortenklappe
- symmetrische Hypertrophie vor der Stenose
- Turbulenzen im Farbdoppler vor der Aortenklappe
- Vena contracta im Ausflußtrakt
- VSD, MI oder MS

2.8.1 Grundlagen

Es handelt sich um eine beim Erwachsenen sehr seltene Obstruktion des LVOT. Das Spektrum der Formen reicht von einer feinen, halbmondförmigen Membran bis zur fibromuskulären, tunnelförmigen Einengung. Erstere kann man mit dem 2-D-Bild vom LPL kaum sehen; besser kann die Anlotung von apikal sein, da die Wellen senkrecht auf die Membran treffen. Das M-mode der Aortenklappe bestätigt den Verdacht. Ähnlich wie bei der HOCM flattert die Aortenklappe in der Systole in den poststenotischen Turbulenzen und wird je nach Ausmaß der Obstruktion partiell oder vollständig midsystolisch schließen. Dies ist das sog. „Dip-Phänomen", wie es auch bei der HOCM zu beobachten ist.

Die Aortenklappe wird durch den inhomogenen Flow degenerativ verändert und ist oft insuffizient. Zudem ist die subvalvuläre Aortenstenose (subv. AS) häufig mit Veränderungen an der Mitralklappe und ihrem Halteapparat sowie mit einem Ventrikelseptumdefekt assoziiert. Solange die Aortenklappe morphologisch und funktionell unauffällig ist, läßt sich der Druckgradient zuverlässig nach Bernoulli ausmessen und berechnen. Sobald sie sklerosiert und funktionell verändert ist, muß man zur Quantifizierung einen Herzkatheter hinzuziehen. Der Doppler überschätzt den Druckgradienten bei langstreckigen Stenosen oder wenn Stenosen in Serie angeordnet sind. In Kombination mit einer AI wird diese Berechnung noch unzuverlässiger.

2.8.2 Untersuchungstechnik und Vorgehen bei subvalvulärer Aortenstenose

Diagnose	M-mode	LPL	– systolisch grob flatternde Aortenklappe – ein oder mehrere Dips
	2-D	Apikal	Die Darstellung feiner Membranen ist im TTE sehr unsicher
	Farbe	Apikal	systolische Turbulenzen vor der Aortenklappe
Quantifizierung	CW/PW	Apikal	Druckgradient nach Bernoulli
	M-mode	LPL	Ausmaß und Dauer der midsyst. Dips: – leichte subv. AS: kurze unvollständige Dips – schwere subvalvuläre AS: langstreckige, vollständige Schließbewegungen

Konsequenzen	● Suche nach begleitenden Veränderungen:
	  – Findet sich eine LV-Hypertrophie vor der Stenose?
	  – Hinweise für einen VSD und eine Rechtsbelastung?
	  – Funktion und Morphologie der AV und MV
	● TEE bei Verdacht auf eine subvalvuläre AS im TTE
	● Resektion der Stenose, s. Lehrbücher der Kinderkardiologie		

Ätiologie	● Kongenital		

2.8.3 Subvalvuläre Aortenstenose im 2-D-Bild und M-mode

● Ein schmales Echoband entsprechend einer fibrösen Membran oder eine fibromuskuläre Tunnelung finden sich im aortalen Ausflußtrakt.
● Die Turbulenzen, nach der Stenose, bewirken ein unkoordiniertes, grobes systolisches Flattern der Taschenklappen.
● Dips, wie bei der HOCM, können, abhängig vom Stenosegrad, beobachtet werden.
● Konzentrische Hypertrophie des linken Ventrikels vor der Membran.

2.8.4 Subvalvuläre Aortenstenose in der Dopplerechokardiographie

● Flow und Druckgradient werden mit dem Doppler gemessen. Dabei muß die Stenose mit dem PW-Doppler lokalisiert werden. Also den Ausflußtrakt mit dem PW-Doppler „durchfahren" und dann mit dem CW-Doppler den exakten Flow messen (Abb. 2.32a und b). Dokumentiere auch den Flow vor der Membran.
● Der Farbdoppler zeigt Turbulenzen nach der Stenose und eine Vena contracta in der Stenose.
● Suche nach assoziierten Vitien, also VSD, AI, AS, MI und MS.

Abb. 2.32. a Eine fibromuskuläre Membran als
Ursache einer subvalvulären Aortenstenose.
Anlotung der Aortenklappe mit dem M-mode.
b Flattern und Dip der Aortenklappe in den
Turbulenzen der Stenose

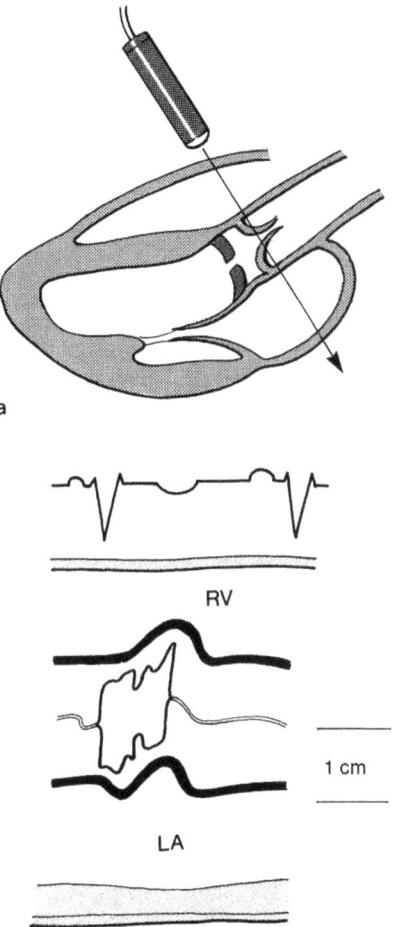

a

RV

1 cm

LA

b

2.9   Mitralstenose

- verminderte DE-Öffnungsamplitude
- gleichsinnige Klappenbewegungen
- sklerosierte Klappen
- abgeflachtes EF-Gefälle
- Domstellung der Mitralklappe
- großer Vorhof, kleiner Ventrikel linksseitig
- MÖF-Berechnung planimetrisch
- MÖF-Berechnung über die PHT-Methode
- MÖF-Berechnung über die Kontinuitätsgleichung
- MÖF-Berechnung über die Gorlinformel
- Druckgradient erhöht
- Rechtsbelastung
- Vorhofthromben
- Vena contracta

2.9.1   Grundlagen

Normalerweise entleert sich der Vorhof in 2 Phasen. Zunächst strömt das Blut aus dem Vorhof passiv in den linken Ventrikel. Es folgt ein partieller Klappenschluß. Dann entleert sich der Vorhof nochmals aktiv. Bei Mitralstenose wird dieser Fluß behindert, so daß bei erhöhter Flußgeschwindigkeit die Klappe durch den erhöhten Druckgradienten kontinuierlich offengehalten wird.

Die Mitralstenose (MS) wird mit dem M-mode und im 2-D diagnostiziert. Die Quantifizierung erfolgt planimetrisch mit 2-D in der kurzen Achse. Diese Methode korreliert sehr gut mit den Herzkathetermessungen. Sie ist nur technisch, bei schwierigen Schallbedingungen, nicht immer durchführbar. Eine normale MÖF liegt bei 4–6 cm². Ab 2 cm² steigt der transstenotische Druckgradient. Voraussetzungen sind eine korrekte Einstellung, und daß vorher

keine Klappensprengung durchgeführt wurde. Die native MS ist trichterförmig. Der Schlitz nach Valvulotomie wird im 2-D nicht erfaßt.

Die PHT-Methode ist die am einfachsten durchführbare und eine, in der Regel, zuverlässige Methode zur Bestimmung der Stenosefläche. Einschränkungen bestehen bei einer gleichzeitigen AI und/oder diastolischen Funktionsstörungen des LV, s. 1.3.1.

Die Kontinuitätsgleichung ist nur bedingt brauchbar, da die korrekte Bestimmung der Durchtrittsfläche A_1 und der mittleren Flowgeschwindigkeit V_1 im Mitralklappenring kaum möglich ist. Sie ist unabhängig von begleitenden Vitien. Die Gorlinformel mit Bestimmung des Schlagvolumens im LVOT ist anwendbar, falls keine AI oder MI vorliegt.

Der Druckgradient hängt quantitativ sehr von der Herzleistung und von der Herzfrequenz ab. In etwa ist bei einer MÖF von 2 cm² der Gradient 8 mmHg und bei einer MÖF ab 1 cm² bei 15 mmHg.

Durch Turbulenzen und mechanische Belastung fibrosiert die Stenose zunehmend mit Rückstau in die Lungenstrombahn. Eine Fibrosierung dieses Gefäßbettes schützt den rechten Ventrikel lange vor Überlastung, so daß eine Rechtsbelastung ein spätes echokardiographisches Zeichen ist.

Ohne daß die Stenose zunimmt, verschlechtert sich die Symptomatik, wie bei allen Stenosen, bei Tachykardien, die möglichst rasch beseitigt werden müssen. Ursächlich sind Fieber, körperliche Belastung, Vorhofflimmern, PSVT, Schwangerschaft, Schilddrüsenerkrankungen, etc.

Kardiochirurgische Eingriffe mit offener Kommisurotomie oder Klappenersatz sind vermeidbar, falls eine perkutane Ballonvalvuloplastie möglich ist. Die Indikation zur Kathetervalvuloplastie mit einem Inoue-Ballon ist eine schwere MS, in der Regel kleiner als

1 cm², die Kontraindikationen frische Thromben oder mehr als eine leichte Begleitinsuffizienz. Die echokardiographische Einschätzung der optimalen Voraussetzungen sind im vereinfachten Wilkins-Score zusammengefaßt (s. Anhang, S. 115).

Komplikationen der MS sind Thromben und Embolien. Bei vorliegendem Thrombus, Vorhofflimmern oder stattgehabter Emboli wird antikoaguliert. Mit beginnender Rechtsbelastung finden sich gehäuft Thromben im rechten Herzen mit konsekutiven Lungenembolien. Eine MS hat ein erhöhtes Endokarditisrisiko, das potenziert wird durch eine begleitende MI.

2.9.2 Untersuchungstechnik und Vorgehen bei Mitralstenose

Diagnose	2-D	LPL, LPQ	Sklerosierte Klappensegel
	M-mode	LPL	– verminderte DE-Amplitude – gleichsinnige Klappenbewegung – flaches EF-Gefälle
	Farbe	Apikal	Turbulenzen und PISA vor der Stenose
Quantifizierung	2-D	LPQ	MÖF planimetrisch umfahren: – normal: 4–6 cm² – leichte MS: ~ 2 cm² $\sim \Delta p_{mean}$ 8–10 mmHg – kritische MS: < 1 cm² $\sim \Delta p_{mean} > 15$ mmHg nach anderen Angaben: – leichte MS: 2,0 –2,5 cm² oder $> 1,3$ cm² – mittlere MS: 1,0 –2,0 cm² oder 0,8–1,3 cm² – schwere MS: 0,75–1,0 cm² oder 0,6–0,8 cm² – kritische MS: 0,5 –0,75 cm² oder $< 0,6$ cm²
	CW	Apikal	PHT-Methode, Graduierung wie oben
	CW/PW	Apikal	Druckgradient pathologisch > 8 mmHg
	2-D CW, PW	LPL, apikal	Gorlinformel: MÖF = SV / VT₂ – SV im LVOT mit der Durchflußmethode – VTI₂ in der Stenose Kontinuitätsgleichung: MÖF = $A_1 \times$ VTI₁ / VTI₂
	2-D, PW	LPL, apikal	Die Herzleistung fällt mit zunehmender Stenose; bei einer Stenose um 2 cm² ist das SV und HI in Ruhe noch normal.
	2-D CW	LPQ, apikal	Erfassen einer Rechtsbelastung, morphologisch und über die TI sowie PI.
Konsequenzen			• Eine MÖF $< 1,0$ cm², unverkalkte Klappen, plus eine kardiopulmonale Symptomatik und Embolien sind Indikationskriterien für eine offene Valvulotomie. • Ein unverkalkter mobiler Klappenapparat, idealerweise nicht verdickt, und keine Thromben im Vorhof sind Kriterien der Indikationsstellung zur Ballonvalvuloplastie. • Eine MÖF < 1 cm², ausgedehnte Verkalkungen, eine MI, plus NYHA-II-bis -III-Herzinsuffizienz sind Indikationskriterien zur Klappenprothese. • Die TEE ist indiziert zur Thrombussuche. • Eine Herzkatheteruntersuchung ist indiziert bei mehr als zwei Vitien, Herzversagen, nach Klappenplastik und bei Annahme einer OP-Indikation. Die OP-Indikation wird bei MS in Abhängigkeit vom Einschwemmkatheter mit Belastung und der klinischen Symptomatik gestellt. Eine MS mit 1–1,5 cm² kann, bei entsprechendem pulmonalvenösen Rückstau, gewünschter Schwangerschaft und klinischer Symptomatik (NYHA-III), operationswürdig sein.

▶

- Eine zunehmende Dilatation des rechten Ventrikels erwartet man ab einem PA-P$_{max}$ > 50 mmHg. Eine zunehmende pulmonale Hypertonie ist je nach Schweregrad ein Kriterium zur OP-Indikation.
- Ein sehr hohes Endokarditisrisiko besteht bei kombiniertem Mitralvitium.
- Eine MÖF > 1,5 cm^2 und leichte Symptome (NYHA-I) erfordern zunächst eine konservative Therapie mit körperlicher Schonung und Diuretika. Bei einer Tachyarrhytmie wird eine rasche Frequenzverlangsamung angestrebt. Bei NYHA-II hängt die Indikation zur OP von obigen Befunden ab, über NYHA-II wird operiert.
- Ein vergrößerter Vorhof (< 5–6 cm) und eine mittlere MS bei Sinusrhythmus sind keine Indikation zur Antikoagulation. Sobald ein Thrombus, Vorhofflimmern oder ein Embolieereignis hinzukommen, wird antikoaguliert.
- 7 % der schweren MS sind mit einer hämodynamisch wirksamen TS assoziiert.

Ätiologie
- Meist rheumatisch
- Selten kongenital

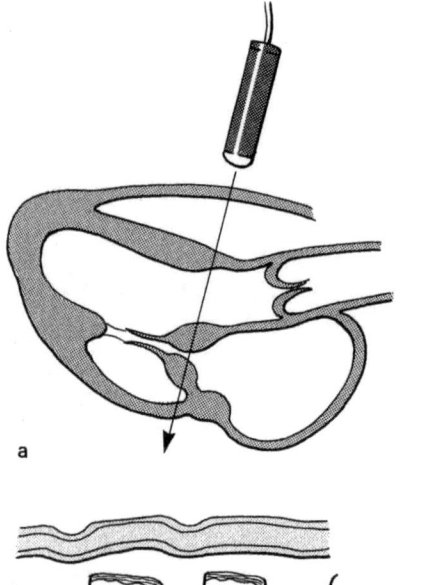

Abb. 2.33. a Eine sklerosierte Mitralklappe und ein vergrößerter linker Vorhof. Anlotung der Klappe mit dem M-mode. **b** M-mode einer MS: verminderte Klappenseparation, gleichsinnige Bewegung beider Segel, Klappensklerose, flacher EF-Slope, die A-Welle verschmilzt mit der EF-Strecke

a

1 cm

b

2.9.3 Mitralstenose im 2-D-Bild und M-mode

- Suche eine verminderte Öffnungsamplitude des vorderen Mitralsegels, also der frühdiastolischen DE-Amplitude (Abb. 2.33a). Dabei findet sich oft eine gleichsinnige Mitbewegung des hinteren Mitralsegels. Ein Befund der bei 90 % der MS vorliegt.
- Sklerosebereiche und Verklebungen der Mitralsegel werden genau beschrieben und dokumentiert, da sie ein Kriterium für die Operationsplanung sind. Nichtsklerosierte Klappen können gesprengt oder kommisurotomiert werden. Bei einer fortgeschrittenen Sklerose besteht die Indikation zum Klappenersatz.
- Der zeitlich verlängerte Stenoseflow bewirkt eine Abflachung des EF-Gefälles (Abb. 2.33b). Eine normale EF-Gefällstrecke schließt eine MS aus.
- Der linke Ventrikel ist eher klein; das rechte Kavum ist, abhängig vom Rückstau, erst spät im Verlauf vergrößert.
- Die A-Welle hebt sich kaum noch von der EF-Gefällstrecke ab. Ein Kriterium, das nur für Herzen im Sinusrhythmus gilt.
- Eine „Domstellung" der Mitralklappe in der Diastole sieht man nur bei nicht-sklerosierten Klappensegeln (Abb. 2.34).
- Immer findet sich eine Vergrößerung des linken Vorhofs bei relevanter Stenose.
- Stelle die verminderte Öffnungsfläche der Mitralis in der kurzen Achse dar, die man planimetrisch beschreiben kann (Abb. 2.35). Diese Methode

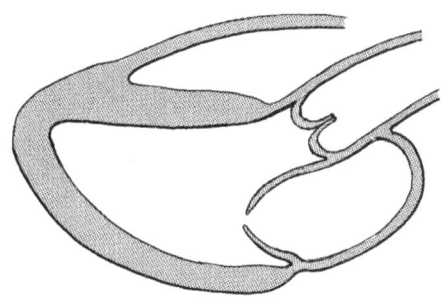

Abb. 2.34. Domstellung oder auch „Doming" genannte Vorwölbung der Klappensegel in der Diastole bei MS

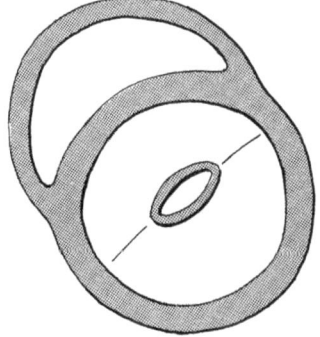

Abb. 2.35. Mitralklappenöffnungsfläche (MÖF) in der parasternalen Querachse. Die Fläche soll planimetrisch erfaßt werden, vorausgesetzt der distale Segelabschnitt wurde getroffen

ist entgegen früherer Ansichten doch sehr gut und korreliert zuverlässig mit den Messungen durch den Herzkatheter. Man muß den Klappenrand gut einstellen können, um nicht proximal eine größere Fläche zu bestimmen. Nicht immer ist eine solche Einstellung möglich. Bei gesprengten Klappen, die nicht mehr röhrenför-mig verengt sind, ist diese Methode untauglich. Bewährt hat sich der Versuch die Stenosefläche durch den Farbdoppler nochmals abzuheben.

● Vorhofthromben werden ausgeschlossen. Die Sensitivität des TTE für Vorhofthromben liegt jedoch nur bei 50%, im TEE dagegen bei mehr als 95%.

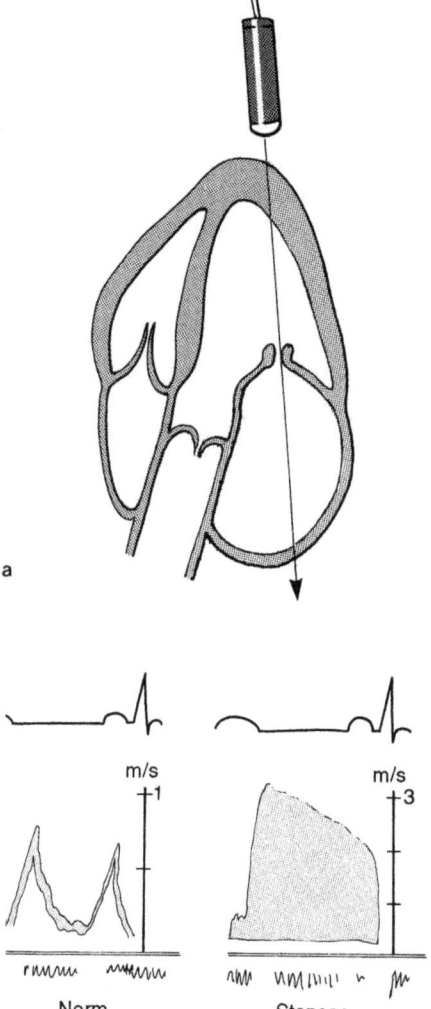

a

b   c

Norm   Stenose

Abb. 2.36. a Ableitung des Mitralstenosenflows von apikal mit dem CW-Doppler. Die native MS ist trichterförmig. **b** Normaler diastolischer Fluß durch eine nichtstenotische Mitralklappe, abgeleitet mit dem PW-Doppler. **c** Stenoseflow durch eine verengte Mitralis, abgeleitet mit dem CW-Doppler

Abb. 2.37. Aus der Umfahrung der Flußkurve ergeben sich folgende Werte: V_{mean} und das Integral VTI. Diese Werte gibt der Computer automatisch an. V_{max} wird extra abgegriffen

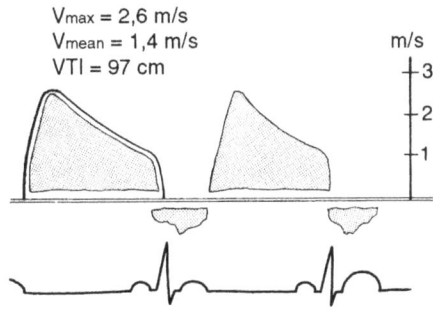

Vmax = 2,6 m/s
Vmean = 1,4 m/s   m/s
VTI = 97 cm

2.9.4 Mitralstenose in der Dopplerechokardiographie

- Mit CW-Doppler sollte die mittlere Geschwindigkeit, V_{mean}, zur Druckgradientenbestimmung benutzt werden (Abb. 2.36a–c). Der inhomogene Flow, bei Sinusrhythmus mit einem passiven und aktiven Einstrom, erfordert die Mittelung. Im VTI-Programm wird das diastolische Flußsignal umfahren (Abb. 2.37).

$$\Delta p = 4\,(V_2^2 - V_1^2) \text{ mit } V = V_{mean}$$

$\Delta p > 8\,mmHg$ ist pathologisch. Die Anlotung erfolgt von apikal. Normal ist der Flow $< 1,0\,m/s$. Der Stenoseflow ist $> 1,5\,m/s$. Der Druckgradient hat nur eine semiquantitative Bedeutung. Manche Autoren geben eine leichte MS bereits ab 5 mmHg und eine schwere ab 10 mmHg an. Bei einem kombinierten Mitralvitium mißt man hohe Werte, bedingt durch das Pendelvolumen. Ebenso steigt der Druckgradient mit zunehmenden Schlagvolumen an.

- Aussagekräftiger und am einfachsten ist die Berechnung der MÖF über die PHT-Methode (Abb. 2.38 und 2.39).

Im Prinzip zeigt der Abfall der Flußkurve, ob die Stenose leicht oder hochgradig ist. Ein steiler Abfall entspricht einem raschen Einstrom in den linken Ventrikel bei geringer Stenose. Eine flache Kurve entspricht einem langsamen Einstrom gegen eine enge Klappe (s. 1.3.1).

- Unabhängiger von begleitenden Vitien ist die Berechnung der MÖF nach der Kontinuitätsgleichung. Im Vergleich zur PHT-Methode ist die Kontinuitätsgleichung aufwendiger. Der Mitralringdurchmesser, A_1, muß am Klappenansatz des Mitralrings ausgemessen werden.

Kontinuitätsgleichung:
$$\text{MÖF} = A_1 \cdot \text{VTI}_1/\text{VTI}_2$$

Wesentlich einfacher ist die Gorlinformel.

Gorlinformel: $\text{MÖF} = \text{SV} / \text{VTI}_2$

Die Gorlinformel liefert zuverlässige Werte, wenn keine AI oder MI vorliegt. Bei einer AI oder MI werden die Werte für das SV oder des Stenoseflusses verändert. Das SV wird im LVOT bestimmt.

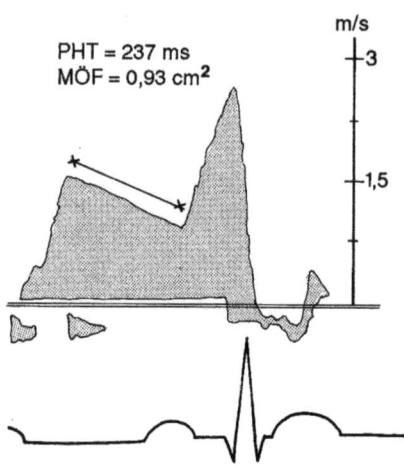

PHT = 237 ms
MÖF = 0,93 cm²

m/s
3
1,5

Abb. 2.38. Abgreifen des EF-Slope in der PHT-Funktion. Der Computer gibt automatisch die MÖF an

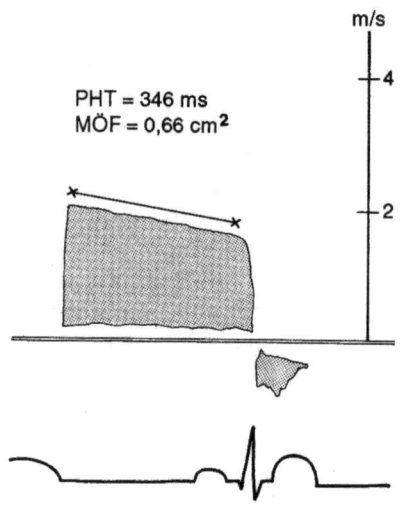

PHT = 346 ms
MÖF = 0,66 cm²

m/s
4
2

Abb. 2.39. In diesem Beispiel ist der Slope flacher, damit dauert es länger bis die Druckhalbwertszeit erreicht ist, damit ist die MÖF kleiner als in Abb. 2.38

- Ein erhöhter rechtsventrikulärer Druck wird über eine TI gemessen.

- Der Farbdoppler erkennt exzentrische Jets, Turbulenzen und ein PISA-Phänomen vor der Klappe. Er diagnostiziert und quantifiziert eine begleitende Mitralinsuffizienz (Abb. 2.40).

Abb. 2.40. MS mit vergrößertem Vorhof und deformierter Klappenöffnung. Der Farbjet zeigt einen abgelenkten Stenoseflow. Der CW-Doppler kann mit dieser Information optimal in den Jet gelegt werden

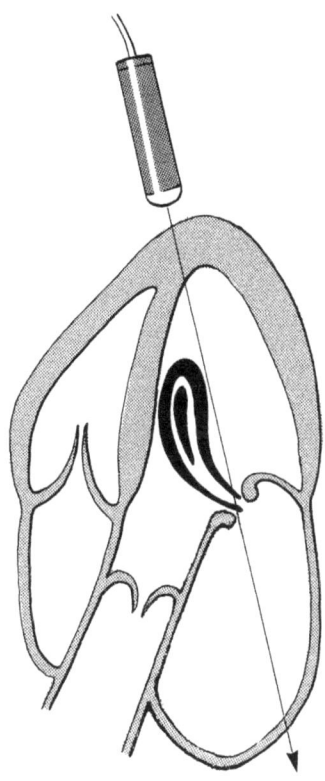

Anhang:
Wilkins-Score zur echokardiographischen Einschätzung der zu erwartenden
Dilatationsergebnisse vor Mitralklappenvalvuloplastie

	Motilität	subvalvulärer Apparat	Segeldicke	Verkalkung
Punkte	1–4	5–8	9–12	13–16
1	sehr mobil, nur Spitzen fixiert	geringe Verdickung	fast normal 4 bis 5 mm	singuläre echoreiche Zone
2	Segelbasis und Mitte mobil	Verdickung bis ein Drittel der Chordae	Mitte normal Rand 5 bis 8 mm verdickt	mehrere echoreiche Zonen
3	diastolische Vorwärtsbewegung erhalten	Verdickung über ein Drittel der Chordae tendineae	durchgehend 5 bis 8 mm verdickt	bis in die Mitte der Segel
4	keine diastolische Vorwärtsbewegung	Verdickung und Verkürzung bis zum Papillarmuskel	starke Verdickung mehr als 8 bis 10 mm	mehr als die Hälfte der Segel

Maximum 16 Punkte, ein gutes Ergebnis ist bei weniger als 8 Punkten zu erwarten

(Mit freundlicher Genehmigung von Prof. Dr. D. Pfeiffer, Medizinische Universitätsklinik Bonn, und Dr. A. E. Weyman, Cardiology, Massachusetts General Hospital Boston)

2.10   Trikuspidalstenose

- Klappenmorphologie
- Vorhofgröße
- Druckgradient
- TÖF-Berechnung über die PHT-Methode
- TÖF-Bestimmung planimetrisch
- kombiniertes Vitium
- gestaute Vena cava inferior
- Jetmorphologie
- Vena contracta
- Vorhofthromben

2.10.1   Grundlagen

Die Trikuspidalstenose (TS) ist ein sehr seltenes Vitium rheumatischer Genese und tritt in der Regel mit einer TI und einer MS auf. Meist stehen klinisch die Befunde und Symptome der MS im Vordergrund. Wird der venöse Rückstau nach Mitralklappenoperation nicht besser, hat der Patient entweder eine fixierte pulmonale Hypertonie oder eine TS wurde übersehen. Bei 5–10 % der schweren Mitralstenosen liegen gleichzeitig hämodynamisch wirksame Trikuspidalstenosen vor. Eine schwere TS wird operativ versorgt. Zuvor beginnt die konservative Therapie mit Bettruhe, Diuretika und Salzrestriktion, damit sich die Stauungsleber präoperativ erholen kann.

Die Trikuspidalklappe ist mitunter schwer zu schallen. Die sensitivsten und spezifischsten Befunde sind das Doming und die Sklerose der TV. Die Kriterien der Dopplerechokardiographie sind isoliert betrachtet nicht verläßlich. Zur Beurteilung werden deshalb alle unten aufgeführten Methoden herangezogen. Liegen mehrere Vitien vor, so ist die echokardiographische Beurteilbarkeit eingeschränkt. Dann besteht die Indikation zum Herzkatheter. Im besonderen wird bei einem erhöhten rechtsventrikulären Druck die Stenose durch die PHT-Methode zu groß gemessen. Eine PH oder PI wird deswegen ausgeschlossen.

2.10.2   Untersuchungstechnik und Vorgehen bei Trikuspidalstenose

Diagnose	2-D	LPQ, SK, apikal	– Doming und verdickte Klappensegel haben eine Sensitivität von bis zu 100 % bezüglich einer TS. – Wölbung des interatrialen Septums in den LA
	M-mode	LPL	verminderter DE-Slope, selten ableitbar
Quantifizierung	CW	Apikal	PHT-Methode, nicht validisiert: – mittlere TS: TÖF ~ 2,0 cm^2 – schwere TS: TÖF < 1,5 cm^2
	CW/PW	Apikal	Druckgradient Δp_{mean}: – mittlere TS: Δp_{mean} > 4 mmHg – schwere TS: Δp_{mean} > 10 mmHg
	2-D	Apikal LPQ, SK	– Vorhofgröße – versuchsweise TÖF planimetrisch bestimmen
	2-D	Abdomen	ZVD über die Vena cava abdominalis

▶

Konsequenzen	• Ab einem mittleren Druckgradienten $\Delta p_{mean} > 4$ mmHg sind eine Salzrestriktion und die Gabe von Diuretika indiziert. • Eine TI und MS werden gesucht. • Eine TÖF < 1 cm^2 ist ein Kriterium der Indikation zum Herzkatheter.
Ätiologie	• In der Regel ist die TS rheumatischer Genese. • Bei intravenösen Drogenabusus denkt man an eine bakterielle Endokarditis.

Abb. 2.41. a Anlotung einer TS im apikalen 4KB mit dem CW-Doppler. Die TV ist sklerosiert, der rechte Vorhof ist deutlich vergrößert mit Verlagerung des interatrialen Septums. **b** Stenoseflow mit pathologischen Geschwindigkeiten und sehr flachem EF-Gefälle. Typischerweise eine begleitende Klappeninsuffizienz. Bei jungen Menschen an i. v. Drogenabusus denken

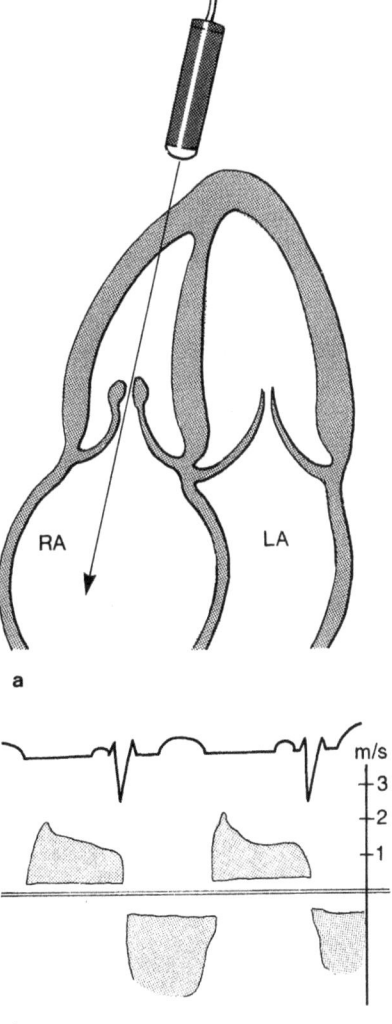

2.10.3 Trikuspidalstenose im 2-D-Bild und M-mode

- Im 2-D-Bild beschreibt man die Klappenmorphologie. Meist liegt eine Domstellung der verdickten Klappen vor.
- Versuchsweise kann man die TÖF planimetrisch bestimmen. Die verschiedenen Ebenen muß man eventuell aus verschiedenen Ableitungen zusammensetzen.
- Der Vorhof ist vergrößert. Bei einem begleitenden Mitralvitium oder einem kombinierten Trikuspidalvitium ist auch der rechte Ventrikel vergrößert.
- Beschreibung der Vena cava inferior und Schätzung des ZVD.

2.10.4 Trikuspidalstenose in der Dopplerechokardiographie

- Ein mittlerer Druckgradient von mehr als 5 mmHg ist wahrscheinlich pathologisch. Ab einem mittleren Gradienten von 4 mmHg bildet sich ein zunehmender venöser Rückstau mit Ödemen und Aszites aus. Das schwache Flußsignal kann durch die Injektion von Kontrastmittel oder durch die Messung direkt nach einer tiefen Inspiration verbessert werden. Die Doppleranlotung erfordert unbedingt eine Einstellung, die parallel im Jet liegt, denn bei niedrigen Geschwindigkeiten wirken sich die Winkelfehler stärker aus als bei hohen (Abb. 2.41a).
- Ein normaler Flow liegt bei 0,5–1,0 m/s. Bei einer TS kommt es zum Anstieg der Geschwindigkeit.
- Die PHT-Methode wird zur Beschreibung angewandt, wie bei der MS. Die Beschreibung des EF-Gefälles im CW-Flußprofil der TS gilt als semiquantitativ (Abb. 2.41b).
- Meist liegt ein kombiniertes Vitium vor. Beim Erwachsenen gibt es praktisch nie eine isolierte Trikuspidalstenose.
- Die Vena contracta sollten mit Hilfe des Farbdopplers, soweit möglich, beschrieben werden.

2.11 Pulmonalklappenstenose

- poststenotische Dilatation
- Druckgradient
- PÖF-Berechnung über die Kontinuitätsgleichung
- PÖF-Berechnung über die Gorlinformel

2.11.1 Grundlagen

Die Pulmonalklappenstenose ist eine seltene Erkrankung des Erwachsenen, die fast immer kongenital auftritt. An der PV erwartet man Fusionen der Taschenklappen. Eine Verdickung oder Verkalkung wird selten beobachtet. Eine morphologische Beurteilbarkeit ist in der Regel transthorakal nicht sicher möglich. Das Dopplersignal ist oft nur schwach ableitbar. Es kann durch ein Echokontrastmittel verstärkt werden. Supravalvuläre Stenosierungen der Pulmonalarterie und subvalvuläre Stenosierungen des RVOT, evtl. mit Dips, können in ähnlichen Formen wie an der Aorta auftreten. Kombinierte Formen wurden beobachtet. Nach einer Rötelnembryopathie sucht man nach multiplen Stenosen in der Arteria pulmonalis, wozu die TEE hinzugezogen wird. Da die Diagnostik und Therapie der angeborenen Vitien sehr komplex ist, verweise ich auf entsprechende Standardwerke der Kinderkardiologie.

2.11.2 Untersuchungstechnik und Vorgehen bei Pulmonalklappenstenose

Diagnose	2-D	LPQ, SKQ	– Doming – herabgesetzte Beweglichkeit – verschmolzene Taschenklappen – bei Erwachsenen Verkalkung und Verdickung – poststenotische Dilatation
	M-mode	LPQ, SKQ	a-Welle der PV
Quantifizierung	CW/PW	LPQ, SKQ	Druckgradient nach Bernoulli über V_{max}: – leichte PS: 20–30 mmHg – mäßige PS: 30–50 mmHg – mittlere PS: 50–80 mmHg – schwere PS: > 80 mmHg
	CW/PW 2-D	LPQ, SKQ LPL	PÖF über die Kontinuitätsgleichung oder Gorlinformel: – leichte PS: > 1,7 cm^2 oder – mäßige PS: 0,8–1,7 cm^2 > 1,0 cm^2 – mittlere PS: 0,4–0,8 cm^2 0,5–1,0 cm^2 – schwere PS: < 0,4 cm^2 < 0,5 cm^2
	CW	Apikal, LPQ	Rechtsventrikulärer Druck RVP über eine TI
	2-D	Apikal Abdomen	– Hypertrophie und Dilatation des RV – ZVD über die VCA
Konsequenzen	• Bei Kindern geschlossene Ballondilatation oder offene Valvulotomie. • Eine leichte Stenose Δp_{max} < 30 mmHg ist selten progredient oder symptomatisch • Eine PÖF < 1,5 cm^2 ist ein Indikationskriterium zum Rechtsherzkatheter. • Beim Erwachsenen Ballonvalvuloplastie bei symptomatischer mittlerer bis schwerer PS mit Δp_{max} > 50 mmHg. Eine daraus resultierende PI spielt klinisch in der Regel keine Rolle, falls keine weiteren pulmonalen oder kardialen Erkrankungen vorliegen. • Ausschluß einer PS bei offenem Foramen ovale. Eine Cyanose mit Rechts-Links-Shunt bei rechtsventrikulärer Belastung kann sekundär bei einer PS vorliegen.		
Ätiologie	• Kongenital • Sehr selten nach einer bakteriellen Endokarditis • Das Karzinoid-Syndrom mit Endokardfibrose kann die Klappen verändern.		

2.11.3 Pulmonalklappenstenose im 2-D-Bild und M-mode

• Grundsätzlich gilt für B- und M-mode dasselbe wie für die Aortenklappe. Man wählt die hohe Querachse oder versucht eine Ableitung der subkostalen Querachse durch die Herzbasis. Bei einer subvalvulären Stenose erwartet man Dips der PV. Die präsystolische A-Welle der PV ist bedingt durch den hohen enddiasto-lischen Druck im RV und zeigt die dementsprechend vorzeitige Öffnung der Klappe.

• Die Klappenöffnungsfläche kann planimetrisch nicht sicher erfaßt werden. Diese Methode ist nicht beschrieben und nicht validiert. Im Einzelfall ist es vielleicht möglich.

• Die Klappenmorphologie ist meist nicht gut erkennbar.

• Man sollte eine Rechtsbelastung im 2-D-Bild und M-mode beschreiben.

Hierzu wird auch der ZVD aus der Ableitung der Vena cava abdominalis herangezogen.

2.11.4 Pulmonalklappenstenose in der Dopplerechokardiographie

● Die Kontinuitätsgleichung, die Gorlinformel und der Druckgradient werden zur dopplerechokardiographischen Graduierung herangezogen. Jedes einzelne Verfahren gilt als unsicher, weswegen alle 3 Methoden angewandt werden sollten. Die Schweregradeinteilungen schwanken in der Literatur über weite Bereiche. So wird beispielsweise eine PÖF von $1\,\mathrm{cm}^2$ von einem Autor als eine milde, und von einem anderen als eine schwere PS gewertet.

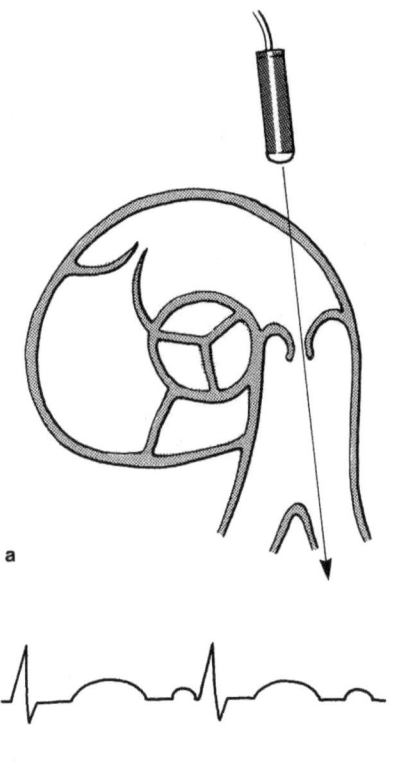

Abb. 2.42. a Anlotung der PV vom LPQ: V_1 wird mit dem PW-Doppler im RVOT prästenotisch abgeleitet. V_2 wird mit dem CW-Doppler durch die PS erfaßt. **b** V_2-Messung mit CW-Doppler in der Stenose. $V_{max} = 2,5\,\mathrm{m/s}$, $V_{mean} = 1,2\,\mathrm{m/s}$, VTI $= 60\,\mathrm{cm}$, $\Delta\,p_{max} = 25\,\mathrm{mmHg}$. Die Hüllkurve ist graphisch vom Flußsignal etwas abgehoben. Tatsächlich wird sie exakt an den Rand des Flußsignals gelegt

a

b

● Über CW-und PW-Doppler wird der Druckgradient über V_{max} erfaßt. Er korreliert sehr gut mit den Herzkatheterbefunden:

$$\Delta\ p_{max} = 4 \cdot (V_2{}^2 - V_1{}^2)\ \text{oder}$$
$$\text{vereinfacht: } \Delta\ p_{max} = 4 \cdot V_2{}^2$$

Wie gewohnt, mißt man V_1 im Ausflußtrakt mit dem PW-Doppler (Abb. 2.42a).

Kritisch ist die Messung der Stenosegeschwindigkeit V_2 mit dem CW-Doppler. Man sieht die Klappe nicht gut und leitet dann nicht zentral ab. Auch die Flowrichtung wird in der Krümmung der Pulmonalarterie nur mit einem ungünstigen Winkel getroffen. Ideal ist die Anlotung im Zentrum der Stenose, da hinter den Klappen der Flow deutlich langsamer ist und Verwirbelungen auftreten (Abb. 2.42b). Falls die Klappe nicht gut sichtbar ist, wählt man die Mitte der Pulmonalarterie, aber ausdrücklich nicht die Mitte des Ausflußtrakts, für den CW-Doppler-Strahl.

● Mit dem Farb- und CW-Doppler soll eine Insuffizienz ausgeschlossen werden.

● Die Jetrichtung des Stenoseflusses ist nur selten sicher ableitbar.

● Mit der Gorlinformel wird die Stenosefläche berechnet

$$\text{PÖF} = \text{Schlagvolumen}/\text{VTI}_2$$

Wenn keine weiteren Vitien vorliegen, kann das SV aus dem LVOT bestimmt werden. Dieser Wert ist präziser als die Bestimmung aus dem RVOT.

● Die Kontinuitätsgleichung kann der Gorlinformel gegenübergestellt werden

$$A_1 \cdot V_1 = A_2 \cdot V_2$$

2.12 Pulmonale Hypertonie

● dilatierter und hypertrophierter rechter Ventrikel
● abgeflachtes und dyskinetisches Septum
● B-Welle der Trikuspidalklappe
● Thrombus in der Pulmonalarterie
● PEP/RVET–Verhältnis
● Graduierung der PH über eine Trikuspidalinsuffizienz
● Graduierung der PH über die Pulmonalinsuffizienz
● Graduierung der PH über die Form des Pulmonalisflows

2.12.1 Grundlagen

Die wesentlichen Kriterien der pulmonalen Hypertonie (PH) sind die morphologischen Zeichen der Rechtherzbelastung, die Bestimmung des pulmonalarteriellen Druckes (PAP über eine TI) oder rechtsventrikulären Druckes (RVP über eine TI), der ZVD und der Herzindex. Patienten mit einem ZVD größer als $15\,\text{cmH}_2\text{O}$ und einem Herzindex kleiner als $2\,\text{l/min}$ haben eine schlechte Prognose, da der pulmonalarterielle Widerstand nicht mehr ausreichend überwunden wird. Man sucht Thromben im Vorhof oder der Pulmonalarterie; die TEE ist hierzu sensitiver als die TTE.

2.12.2 Untersuchungstechnik und Vorgehen bei pulmonaler Hypertonie

Diagnose	2-D	LPQ, LPL Apikal	– rechtes Ventrikel dilatiert und hypertrophiert – Septum abgeflacht und dyskonkordant
	M-mode	LPL, LPQ, SKQ	– B-Welle der TV – inverse frühsystolische Septumbewegung zum Schallkopf
	CW, EKG	LPQ, SKQ	PEP / RVET > $\frac{1}{3}$ bei PH (DD:PS)
Quantifizierung	2-D, M-mode		Morphometrie RV, RVOT, RA
	2-D	Abdomen	ZVD aus der VCA
	CW	Apikaler KB	RVP_{max} über V_{max} der TI plus ZVD
	CW	LPQ, SKQ	Systolische Flußform an der Pulmonalklappe: – normal symmetrische Form – leichte PH früher Flowabfall – mittlere PH spätes Flowplateau – schwere PH Notching des Pulmonalisflows – sehr schwere PH kurzer Flow mit Rückfluß Zeit bis zum maximalen Pulmonalisflow (AZ): – AZ = 100–135 ms: PAP_{mean} < 20 mmHg – AZ < 90 ms: PAP_{mean} > 25 mmHg – AZ < 40–70 ms: PAP_{mean} > 40 mmHg PAP_{mean} über V_{max} der PI
	CW	Apikal	Herzindex
Konsequenzen	● Verlaufskontrolle nach Sauerstofftherapie, Antikoagulation oder der Gabe von Vasodilatantien. ● Suche die Ursachen, wie MS, MI, ASD, VSD, PS oder Thromben. ● Schließe eine PS oder Verengungen im RVOT sicher aus.		
Ätiologie	● Primäre PH mit Mediahypertrophie und Thrombosen ● COPD, Asthma ● Thromboembolien, vor allem chronisch rezidivierende ● Links-rechts-Shunts (selten) ● Sichelzellanämie ● MS, MI und Linksversagen.		

2.12.3 Pulmonale Hypertonie im 2-D-Bild und M-mode

● Das Lumen der rechten Herzhöhle ist in Rückenlage tiefer als 2,3 cm, und in Linksseitenlage ist es tiefer als 3,3 cm.
● Eine diastolische Dicke der Vorderwand des RV über 5 mm spricht für ein chronisches Cor pulmonale (Abb. 2.43).

● In der kurzen Achse zeigt sich der RVOT über 5 cm diastolisch erweitert.
● Im M-mode zeigen sich oft die AV-Klappen in einer Achse.
● Suche nach einem flachen Septum und dyskonkordanten Septumbewegungen im apikalen KB und vom LPQ. Eine vollständig inverse Auslenkung ist nicht die Regel.

Abb. 2.43. B-mode der Ventrikel vom LPQ: RV-Dilatation in LSL über 3,3 cm, abgeflachtes Septum, der RV umfaßt den LV

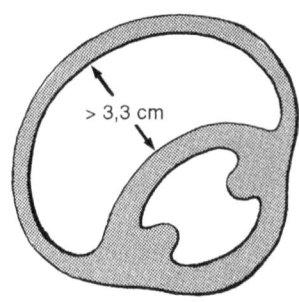

Abb. 2.44 a, b. Anlotung der Trikuspidalklappe mit dem M-mode von subkostal. B-Welle als Schulter im AC-Intervall. Eine zuverlässige Ableitung der TV-Bewegung ist selten möglich, weswegen dieses Kriterium nur fakultativ hinzugezogen wird

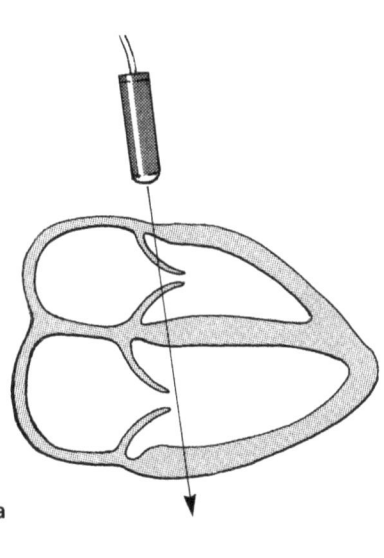

a

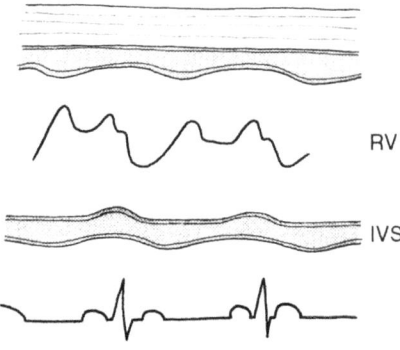

b

- Eine B-Welle, als Schulter im AC-Intervall der Trikuspidalklappe, entspricht einem erhöhten enddiastolischen Druck. Es entspricht der letzten Anstrengung des rechten Vorhofs gegen den hohen enddiastolischen Druck. Ein plötzliches Schließen der AV-Klappe mit steilem Abfall der Welle im M-mode führte zur Bezeichnung Schulter (Abb. 2.44a und b).
- Frische oder alte Thromben können in der Pulmonalarterie vom LPQ, SST oder SKQ zu sehen sein. Eine Dilatation der Arteria pulmonalis spricht für ein akutes Cor pulmonale (Lungenembolie, DD:PS).

2.12.4 Pulmonale Hypertonie in der Dopplerechokardiographie

- Die Flowgeschwindigkeit einer Trikuspidalinsuffizienz TI ist ein Maß für den systolischen rechtsventrikulären Druck (RVP) (Abb. 2.45a). Eine PS wird ausgeschlossen. Eine Trikuspidalinsuffizienz findet man in 90% der Patienten mit erhöhtem rechtsventrikulären Druck. Der systolische Rückfluß V_{max} durch die TI ist eine Funktion vom Druck in der Kammer und vom ZVD. Der ZVD muß zum Druckgradienten der TI addiert werden, da der ZVD den systolischen Rückfluß durch die TI behindert (Abb. 2.45b).

Folgende Formel, angewandt an der TI, korreliert sehr gut mit den Spitzendruckwerten des Rechtsherzkatheters.

$$RVP_{max} = 4 \cdot (V_2{}^2 - V_1{}^2) + ZVD$$
$$\text{oder vereinfacht} = 4 \cdot V_2{}^2 + ZVD$$

Der ZVD kann sonographisch, klinisch oder blutig bestimmt werden, s. 1.4.

Normalbefund:
$RVP_{max} = 20\text{--}30 \, mmHg$

- Eine PI ermöglicht die Bestimmung des mittleren pulmonalarteriellen Druckes PAP_{mean} über den Druckgradienten des Insuffizienzflows. Das V_{max} des PI-Flows wird in der vereinfachten Bernoulli-Gleichung verwendet. Mit dieser Meßmethode kann der reale Druck in der Pulmonalarterie unterschätzt werden, da die Bestimmung der Geschwindigkeiten an der Pulmonalklappe unverläßlich ist, durch Winkelfehler und durch erhöhte diastolische Drücke im rechten Ventrikel bei pulmonaler Hypertonie.

Normalbefund:
$PAP_{mean} < 18\text{--}20 \, mmHg$

- Die systolische Flußform an der Pulmonalklappe eignet sich zur Graduierung (Abb. 2.46a–d).
Wichtig ist, daß man in der kurzen Achse zentral ableitet, um keine Wirbel zu erfassen. Der rechte Ventrikel kann gegen die pulmonale Hypertonie keine ausreichenden Drücke aufbauen. Es kommt zum vorzeitigen Abfall des systolischen Flows (Abb. 2.46b). Da der rechte Ventrikel den Druck nicht halten kann, kommt es bei der schweren Form zum „Notching" der Flußkurve. Mit „erneuter Anstrengung nach einer Verschnaufpause" wird der Rest des Schlagvolumens ausgetrieben (Abb. 2.46c). Bei der sehr schweren PH kann der Ventrikel den Druck in der Mitte der Systole nur noch halten. Es besteht dann der gleiche Druck im Ventrikel und in der Pulmonalarterie. Die

Abb. 2.45. a Ableitung der TI mit CW-Doppler. Die vereinfachte Bernoulli-Gleichung kommt zur Anwendung, **b** Systolischer Rückfluß V_{max} durch die insuffiziente Trikuspidalis bei schwerer PH: $V_{max} = 4$ m/s, $\Delta\ p_{max} = 64$ mmHg, RVP ~ 80 mmHg

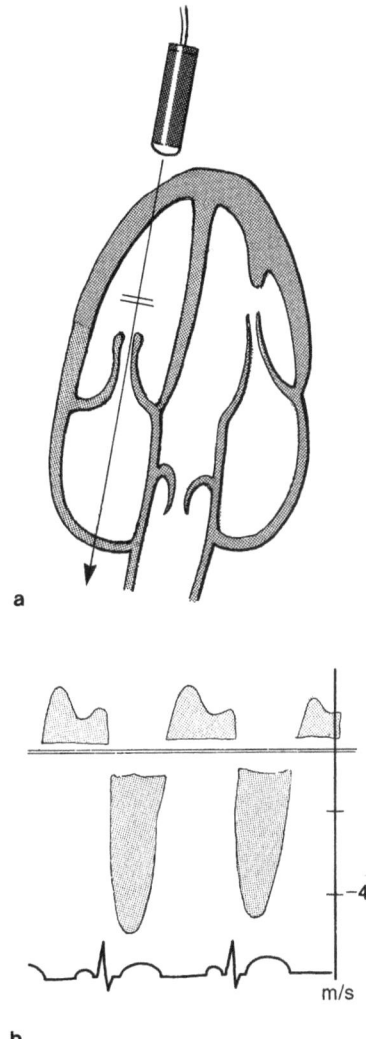

Abb. 2.46. a Normale Flußkurve. **b** Leichte PH: früher Flußabfall, flacher Verlauf des Flußabfalles. **c** Schwere PH: früher Flußbfall, Notching der Flußkurve, eine mittlere PH hätte statt dem Notching lediglich ein Plateau ausgebildet. **d** Sehr schwere PH: sehr früher Flußabfall, midsystolisch kein Flow mehr, im Beispiel sogar mit Rückfluß in der Pulmonalarterie. (Nach Fehske W, 1993)

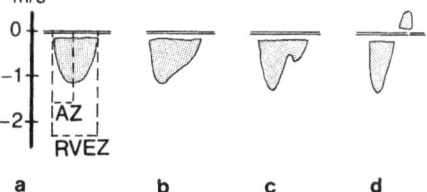

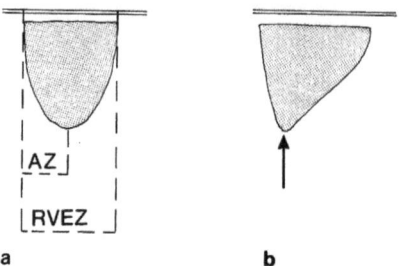

a   b

Abb. 2.47. a Das Maximum der Anstiegszeit des Pulmonalisflows liegt etwa in der Mitte der Systole. Dies entspricht einem normalen pulmonalarteriellen Druck. **b** Das Maximum der Anstiegszeit ist hier bereits früher erreicht. Ein Hinweis für eine rechtsventrikuläre Belastung, wie man sie bei einer PH findet

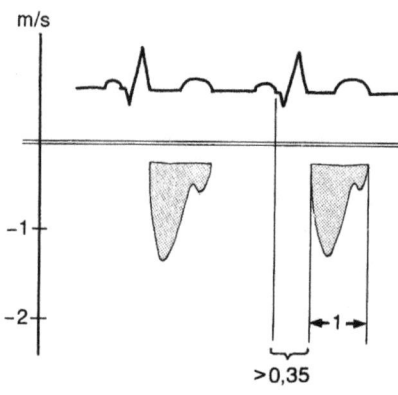

Abb. 2.48. So stellt sich eine verlängerte isovolumetrische Anspannungszeit des rechten Ventrikels (PEP) im Doppler mit EKG-Streifen dar. Der Pulmonalisflow wird zeitlich (RVET) in Relation gesetzt

Klappe schließt nicht. Es besteht kein Flow mehr nach vorne und die Klappe ist offen. Es kann sogar ein leichter Rückfluß entstehen, der einer funktionellen Pulmonalklappeninsuffizienz entspricht (Abb. 2.46d).

- Der Zeitpunkt des maximalen systolischen Flows, also der Zeitpunkt des Flowabfalles, sagt etwas über den zu überwindenden Druck aus (Abb. 2.47a und b). Die Anstiegszeit (AZ) des Flows hat ihr Maximum normalerweise in der Mitte. Das entspricht einem Maximum nach 100–135 ms. Bei einem PAP_{mean} > 25 mmHg ist es in weniger als 90 ms erreicht, bei einem PAP_{mean} > 40 mmHg ist das Maximum bereits nach 40–70 ms erreicht. Diese Werte korrelieren zu 90% mit den Kathetermessungen.

- Die Auskultation bietet einen fix gespaltenen zweiten Herzton. Dies entspricht einer verlängerten isovolumetrischen Anspannungszeit oder Präejektionsperiode des rechten Ventrikels (Abb. 2.48). Meßbar und bedeutungsvoll ist das Verhältnis aus Präejektionsperiode (PEP) zur rechtsventrikulären Austreibungszeit (RVET)

PEP/RVET > 0,35 bei PH

PEP wird gemessen ab Beginn der Q-Zacke. RVET ist die Zeit des Flows im CW-Doppler. Schwierig ist das bei sehr schwerer PH mit vorzeitigem Ende des Vorwärtsflusses. Dann behilft man sich mit dem Ende der T-Welle oder nimmt den Rückfluß dazu.

2.13   Sinus-valsalva-Aneurysma

- Aussackung einer Aortenklappe
- plötzlicher Thoraxschmerz
- Ruptur in den rechten Ventrikel
- Rechtsbelastung
- Farbjets in das rechte Herz

2.13.1 Grundlagen

Eine kongenitale Malfusion der Media der Aortenwurzel mit dem Klappenring führt zur Aussackung einer, sehr selten mehrerer Taschenwurzeln. Die schmerzhafte Perforation betrifft meist die rechte Tasche mit Shunt in den rechten Ventrikel. Die Perforation kann allerdings auch in den rechten Vorhof, den linken Ventrikel, den linken Vorhof oder sogar in das Septum einbrechen. Typisch ist ein kontinuierliches Maschinengeräusch, falls ein systolischer und diastolischer Flow vorliegt. Gewöhnlich rupturiert ein Sinus-valsalva-Aneurysma (SVA) in der 3. oder 4. Dekade. Der Verlauf nach Ruptur ist dramatisch. Nach Stabilisierung, also Behandlung der Herzinsuffizienz, von Arrhythmien und, sehr wichtig, einer Endokarditisprophylaxe, wird das Aneurysma reseziert.

2.13.2 Untersuchungstechnik und Vorgehen bei Sinus-valsalva-Aneurysma

Diagnose	2-D	LPQ, LPL	Sehr sensitiv
	CW, Farbe	Apikal u.a.	Suche nach einer Perforation. Die TEE zieht man bei Verdacht hinzu.
Quantifizierung	CW	Apikal u.a.	– Quantifiziere eine AI – Berechne die Shuntfraktion
	2-D		Beschreibe: – Rechtsherzbelastung – linksdiastolische Funktion – ventriuläre Dekompensation – Septumeinblutung
Konsequenzen			• Elektive Operation ohne Perforation. • Semi-elektive Operation bei kleinem Shunt. • Stabilisierung und dringliche Operation bei kardialer Dekompensation.
Ätiologie		Kongenital	

Abb. 2.49. Typische Form und Lage eines Sinus-valsalva-Aneurysmas

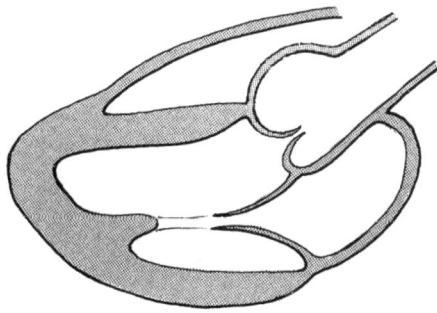

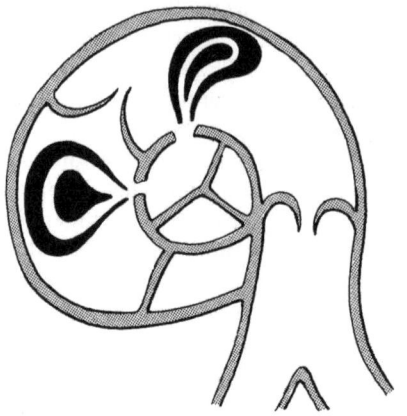

Abb. 2.50. Farbjets bei perforiertem SVA in den rechten Ventrikel und in den rechten Vorhof in einem Bild zusammengefaßt

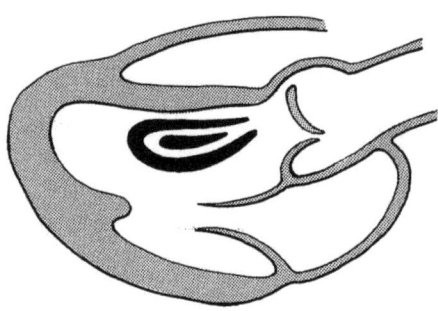

Abb. 2.51. Paravalvuläres Leck, entsprechend einer AI bei perforiertem SVA

2.13.3 Sinus-valsalva-Aneurysma im 2-D-Bild und M-mode

● Suche eine Aussackung einer Taschenklappe bei Malfusion zwischen Anulus fibrosus und Klappe (Abb. 2.49). Meist ist die RCC-Klappe, angrenzend an das rechte Herz, betroffen. Darstellung am besten vom LPQ in der Diastole, denn das SVA kann in der Systole kollabieren.
● Meist Perforation in den rechten Ventrikel. Typischerweise finden sich Zeichen der Rechtsherzbelastung.
● Auffallend hohe Schlagvolumina des linken Ventrikels sind ein möglicher Hinweis für diese Diagnose.

2.13.4 Sinus-valsalva-Aneurysma in der Dopplerechokardiographie

● Die günstigsten Ableitungen zur Diagnose einer Perforation in das rechte Herz sind vom LPQ und SK. Im Farbdoppler finden sich Jets mit Turbulenzen, die, ausgehend vom Sinus-valsalva-Aneurysma, in das rechte Herz reichen (Abb. 2.50).
● Ebenfalls mit dem Farbdoppler klärt man ab, ob ein paravalvuläres Leck eine Aorteninsuffizienz bewirkt hat (Abb. 2.51).
● In der Regel ist die TTE ausreichend. Können die Fisteln nicht sicher lokalisiert oder ausgeschlossen werden, zieht man die TEE hinzu.

2.14 Infektiöse Endokarditis

- Vegetationen
- Sehnenfadenrupturen
- paravalvuläre Abszesse
- Perikarditis, Perikarderguß
- neu aufgetretene Vitien
- Perforationen

2.14.1 Grundlagen

Eine unbehandelte akute Endokarditis, bedingt durch Staphylococcus aureus, kann innerhalb von Tagen bis Wochen letal sein. Die subakute Endokarditis, meist ein Streptococcus-viridans-Infekt, nistet auf vorgeschädigten Klappen. Sehr oft sind es junge Erwachsene mit einer Bikuspidalklappe, die bis dato asymptomatisch und nicht bekannt war. Die Endocardits lenta kann unbehandelt über Monate bis Jahre verlaufen.

Bei intravenösem Drogenabusus liegt häufig eine Mischinfektion aus Staphylokokken, Streptokokken, Pilzen und gramnegativen Keimen vor. Bevorzugt wird bei diesen Patienten die TV befallen. Ein erhöhter rechtsventrikulärer Druck mit Cor pulmonale kann die Folge septischer Lungenembolien sein. Während die linksventrikuläre Endokarditis das Bild einer Sepsis bietet, sollte bei fluktuierenden Pneumonien mit wechselndem Röntgenbild eine rechtsventrikuläre Endokarditis ausgeschlossen werden. Bei Dialysepatienten und bei Patienten nach Herzkatheteruntersuchungen mit unklarem Fieber sollte eine infektiöse Endokarditis (EK) abgeklärt werden. Eine Nativklappenendokarditis siedelt sich bevorzugt auf prädisponierenden Vitien an. Eine EK nicht-vorgeschädigter Klappen findet sich im klinischen Patientengut etwa gleich häufig.

Typischerweise erwartet man lokkere, zottige, wolkige, weiche, unscharf begrenzte, keulenförmige Klappenauflagerungen, die sich in ihrer Echodichte von der Auflage abgrenzen lassen, im Blutfluß etwas beweglich sind, flottieren, eventuell sogar prolabieren, und die Klappenbewegungen nicht behindern. Außer an den Klappen werden Vegetationen auch an den Gefäßwänden, an einem VSD, einem persistierenden Ductus Botalli, nach einer Aortenisthmusstenose, im Bereich der Chordae und der Klappenringe gesucht. Neben den Vegetationen sucht man auch nach intramyokardialen Abszessen (septische Embolien in die Koronarien), Abszessen im Bereich der Klappenringe, nach mykotischen Aussackungen der Gefäßwände bei Keiminfiltration und nach Perikardaffektionen.

Ein progredienter Echobefund, anhaltendes Fieber, Sepsis, Organversagen, septische Embolien, eine kardiale Dekompensation, persistierende Abszesse trotz Antibiose, sind Kriterien der Indikation zur Operation. Vor allem die akute AI erfordert meist einen dringlichen Eingriff. Bei Destruktionen des Halteapparates von Klappenprothesen mit Instabilitäten des Ringes wird man sich frühzeitig zur operativen Sanierung entschließen. Die Größe und Form der Vegetation geht in diese Entscheidung mit ein.

Eine lokales Fortschreiten mit Abszeßbildung, Perforationen, ein Perikarderguß oder zunehmende, hämodynamisch wirksame Destruktionen der Klappen mit progredienter Herzinsuffizienz sollten bei der echokardiographischen Verlaufskontrolle erfaßt werden. Progrediente Insuffizienzen (AI, MI, TI) sind ein wichtiges klinisches Problem.

Der Schweregrad wird bestimmt und eine Indikation zur Operation geprüft. Etwa 70% der Endokarditiden können internistisch saniert werden. Die Strukturveränderungen durch Vegetationen können noch Monate bis Jahre nach erfolgreicher antibiotischer Therapie persistieren. Eine echokardiographische Differenzierung zwischen alten, abgeheilten fibrosierten echodichteren Vegetationen und frischen, aktiven echoärmeren Vegetationen ist nicht sicher möglich.

Die TTE hat eine Sensitivität von 50–70% für eine Endokarditis natürlicher Herzklappen. Die Vegetationen werden erst 2 Wochen nach dem ersten Fieber und ab einer Größe von mehr als 3 mm für die TTE sichtbar. Im Zweifel ist die Indikation zur TEE früh zu stellen, um einen Zeitverlust zu vermeiden. Bei anhaltendem Verdacht wird die TEE wiederholt durchgeführt. Sie hat eine Sensitivität von über 90%. Dieser Unterschied ist noch deutlicher bei künstlichen Herzklappen. Künstliche Klappen infizieren sich auch an der Nahtreihe; gefährdet sind vor allem künstliche Aortenklappen. Insbesondere bei dieser Fragestellung sollte die TEE nicht aufgeschoben werden.

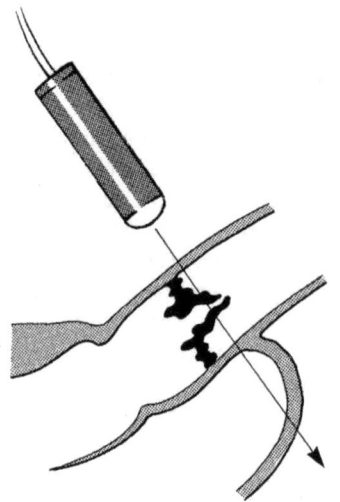

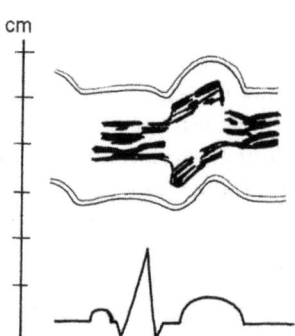

Abb. 2.52 a, b. Entzündliche Veränderungen an der Aortenklappe mit typischem M-mode-Befund. Spezifisch für eine bakterielle Endokarditis sind diese Veränderungen nicht

Differentialdiagnostisch denkt man an Fibrosen und Sklerosierungen, Thromben, Myxome, Endokarditiden im Rahmen eines rheumatischen Fiebers oder von Kollagenosen, Libman-Sacks-Endokarditis bei LE, Löffler-Endokarditis oder Granulomatosen. Die Abgrenzung der Vegetation bei infektiöser Endokarditis von der häufigen Fibrose und Sklerosierung kann schwierig sein. Vegetationen heben sich in der Regel in der Echodichte von der Klappe ab, sind etwas beweglich und beeinflussen die Klappenmotilität nicht.

2.14.2 Untersuchungstechnik und Vorgehen bei infektiöser Endokarditis

Diagnose	Klinisch	
	2-D, M-mode	– diagnostische Lücke für das UKG von 2 Wochen – Vegetationen > 3–5 mm im TTE sichtbar – Klappen, Halteapparat und Perikard prüfen – Abszesse – Klappenanomalien – bei Kunstklappen sucht man Nahtabszesse
	TEE	Bei Verdacht auf EK und negativem TTE
Quantifizierung	2-D, M-mode	Durchmesser: > 1 cm (hohes Embolierisiko) Form: – sessil – pilzförmig – gestielt – prolabierend (hohes Embolierisiko)
	Doppler	– Vitien – Verlaufskontrolle der Herzleistung – Shunts und Perforationen suchen
Konsequenzen	● Ein negatives TTE oder TEE schließt eine Endokarditis nicht aus! Deshalb werden wiederholte Untersuchungen durchgeführt. ● Der Echobefund bestimmt die Operationsindikation entscheidend mit. ● Persistierende Abszesse, akute Vitien, vor allem die AI, eine MI oder eine Prothesendysfunktion sind oft operationsbedürftig. ● Immer mehrere Blutkulturen vor der Antibiose abnehmen, falls es der klinische Verlauf erlaubt (im aufsteigenden Fieber, um 38,5°C).	

2.14.3 Klappenendokarditis im 2-D-Bild und M-mode

● Hochfrequente Oszillationen der Aortenklappe in der Systole sind normal. Ein grobes Oszillieren der chaotisch flottierenden, zottig ausgefransten, verdickten Klappen spricht für eine EK. Diese Oszillationen sieht man in der Systole und Diastole (Abb. 2.52).

● Diastolisch prolabieren die Vegetationen der Aortenklappe oft in den LVOT. Vegetationen der Mitralklappe prolabieren systolisch mitunter in den linken Vorhof (Abb. 2.53a und b).

● Frische Vegetationen sind nicht vor 2 Wochen nach dem ersten Fieberschub zu erwarten.

● Ab einer Größe von 3 mm sind Vegetationen im TTE nachweisbar. Initial sind sie meist flau und zottig. Mit dem TTE kann man aus der Echodichte nicht auf das Alter einer Vegetation schließen. Die TEE ist diesbezüglich etwas differenzierter. Exakt validisiert ist dieses Kriterium für die TEE nicht.

● Bei MI mit hyperkinetischem linken Ventrikel wird nach Sehnenfadenrupturen gesucht.

● Paravalvuläre Abszesse sind zu suchen, vor allem nach Klappenersatz im Bereich der Naht. Allerdings ist die Nahtreihe diesbezüglich bei klei-

nen Abszessen schwer zu beurteilen. Abszesse können ein echoarmes Zentrum haben.

● Vegetationen im rechten Herzen kommen bei intravenösem Drogenabusus vor.

● Mehrere Klappen können befallen sein.

● Eine Perikarditis ist schwierig zu erkennen und echokardiographisch nicht sicher auszuschließen. Ein Perikarderguß weist auf eine Perikardbeteiligung hin.

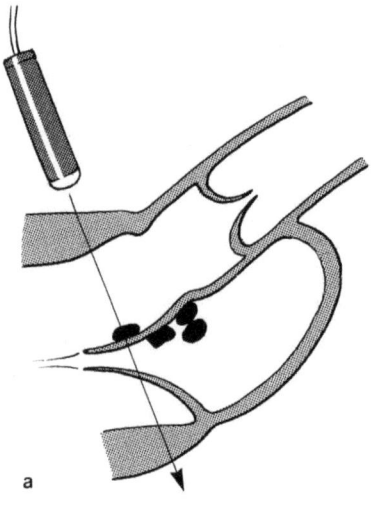

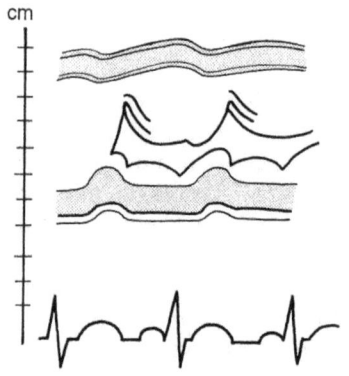

Abb. 2.53 a, b. Vegetationen an der Mitralklappe. Gestielte Vegetationen können beweglich sein, prolabieren und sind im M-mode nur phasenweise sichtbar

2.14.4 Infektiöse Endokarditis in der Dopplerechokardiographie

- Man sucht nach neu aufgetretenen oder sich verschlechternden Vitien.

Befund und Verlauf sollten nachvollziehbar dokumentiert werden.

- Bestimmung der linksventrikulären Funktion, akut und im Verlauf.
- Suche nach Shunts und Perforationen.

2.15 Mitralklappenprolaps

- überhöhte DE-Amplitude
- „durchhängende" CD-Strecke
- Prolabieren hinter die Klappenebene
- verbreiteter Mitralring
- myxoide Auflockerung
- Mitralinsuffizienz

2.15.1 Grundlagen

Die pathologische Grundlage des Echobefundes ist eine angeborene myxomatöse Auflockerung des Mitralklappenapparates. Es findet sich eine Überdehnung des Klappenringes, der Chordae tendineae und eine Überdehnung der Mitralsegel, meist des hinteren Segels. In wenigen Fällen findet sich eine Mitralinsuffizienz.

Der Mitralklappenprolaps (MKP) kann mit einem hohen Gaumen und leichten Thoraxdeformitäten oder mit dem seltenen Marfan-Syndrom assozi-

iert sein. Eine rheumatische Herzerkrankung, eine KHK, eine Kardiomyopathie oder ein ASD-II (20% mit MKP wegen des „entleerten" linken Vorhofes) sollten ausgeschlossen werden. Bei Menschen mit MKP finden sich mitunter eine TI oder AI. Eine Exsikkose kann zur Verkleinerung des Lumens der linken Kammer und damit zu einem reversiblen MKP führen. In der Regel ist der MKP jedoch ein häufiger Zufallsbefund ohne sicheren eigenständigen Krankheitswert. Die klinische Bedeutung besteht eventuell in einer Assoziation mit supraventrikulären Herzrhythmusstörungen (SVT) oder unspezifischen thorakalen Beschwerden.

Besteht auskultatorisch der Verdacht auf einen MKP, so sollte die Klappe in 3 Ebenen abgesucht werden. Ein meso- oder spätsystolisches Klick und ein spätsystolisches Geräusch führen in 85% zum positiven Befund.

Nur wenn eine Mitralinsuffizienz begleitend vorliegt, besteht ein erhöhtes Endokarditisrisiko und erfordert eine Antibiotikaprophylaxe bei entsprechenden operativen und invasiven Eingriffen (Zahnarzt nicht vergessen!).

2.15.2 Untersuchungstechnik und Vorgehen bei Mitralklappenprolaps

Diagnose	M-mode	LPL	Die durchhängende CD-Strecke ist der Prolaps: – holosystolisch oft falsch positiv, v. a. im 4KB – endsystolisch sehr spezifisch
	2-D	Apikal 3KB, LPL	Positiver Befund bei einem Prolaps > 3 mm
	CW	Apikal	Mitralinsuffizienz
Quantifizierung	M-mode	LPL	Morphologische Beschreibung
	2-D	Apikal 3KB	Myxoide Aufquellung
	CW, Farbe	Apikal	Mitralinsuffizienz

Konsequenzen	• Eine Antibiotikaprophylaxe wird bei MI gefordert. • Patienten ohne Symptome, ohne Aufquellung und ohne MI klärt man über die Harmlosigkeit dieses Befundes auf. Falsch positive Befunde sind sicher auszuschließen. • Kardioselektive Betablocker werden bei störenden thorakalen Schmerzen verordnet. Der Zug des überdehnten Klappenapparates ist wahrscheinlich für diese Beschwerden verantwortlich. • Bei symptomatischer schwerer MI ist eine Klappenplastik indiziert, nur selten bedarf es eines Klappenersatzes. • Selten ist eine Arrhythmiebehandlung nötig.
Ätiologie	• Angeborene myxoide Degeneration des Bindegewebes der Klappen. • Marfan-Syndrom oder cystische Medianekrose sind seltene Krankheiten. • Sekundär bei/nach Myokarditis, rheumatischem Fieber, Herzinfarkt, dilatativer Kardiomyopathie, Exsikkose oder Vorhofseptumdefekt (MKP wegen kollabiertem Vorhof).

2.15.3 Mitralklappenprolaps im 2-D-Bild und M-mode

• Die DE-Amplitude ist deutlich über 2,5 cm erhöht, da die Klappe quasi „aus der Tiefe kommt".

• Im M-mode verlagert sich die Klappe in der Systole nach hinten, mit typischem Durchhängen der CD-Strecke (Abb. 2.54a). Bei leichteren Formen erfolgt dieser Prolaps erst spätsystolisch, sonst zeichnet er sich holosystolisch ab (Abb. 2.54b).

• Das Prolabieren der gesamten Mitralklappe, oder von Anteilen, 3 mm hinter die Klappenebene, gilt als Kriterium für einen signifikanten Prolaps (Abb. 2.55).

• Der Mitralring kann verbreitert sein, evtl. als ein passagerer Befund bei Myokarditis oder bei dekompensierter Herzinsuffizienz.

• Myxoide Auflockerung und Verdickung der Klappenstruktur treten bei einem primären Mitralklappenprolaps, MKP, auf. Typischerweise haben die aufgequollenen Klappen eine unruhige, wellige Oberfläche. Patienten mit aufgequollenen Klappen und MKP neigen vermehrt zur Progression und Komplikationen (Abb. 2.56).

• Falsch positive Befunde sind zu beachten:
  – wenn Anamnese und Klinik unauffällig sind;
  – bei holosystolischem Prolaps im M-mode; dies ist meist eine Normvariante bei sehr „mobilem" Herzen und Jugendlichen; dies ist auch beim „swinging heart" in einem Perikarderguß zu beobachten;
  – im 2-D-Bild im apikalen 4/5KB; der Schnitt liegt fast parallel zur Kommisur der Klappen und in der

Abb. 2.54. a Spätsystolisches „Durchhängen" der Mitralklappe. **b** Holosystolisches Durchhängen der Mitralklappe

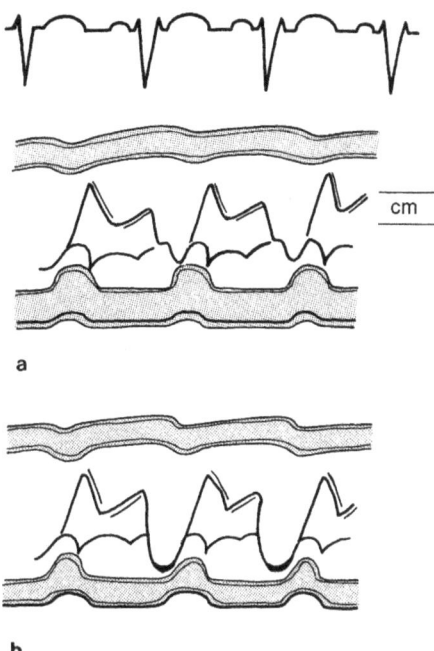

a

b

Abb. 2.55. MKP vom apikalen 3KB mit einem Prolaps von 3 mm hinter die Klappenebene. Bei typischem Auskultationsbefund ist auch ein Prolaps von 2 mm vom LPL und 3KB signifikant

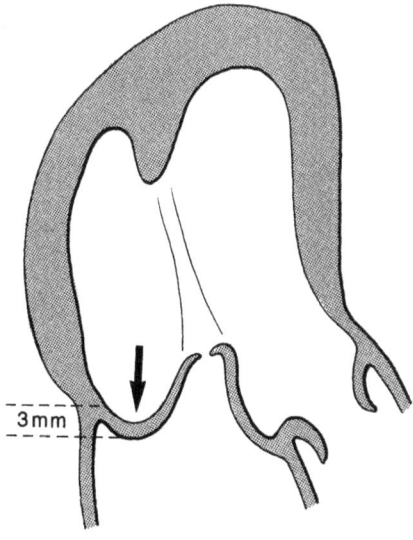

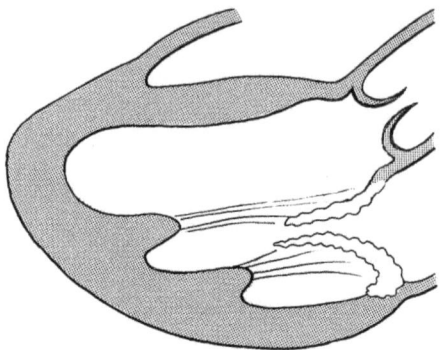

Abb. 2.56. Myxoid verdickte Mitralklappen, wie man sie bei primärem Mitralklappenprolapssyndrom findet

Faltstelle des sattelförmigen Mitralklappenringes; dabei kann eine MKP vorgetäuscht werden. Deswegen ist der apikale 4/5KB nicht zur Diagnose eines MKP geeignet.

● Verläßliche Zeichen eines MKP sind:
  – im M-mode ein spätsystolisches Durchhängen,
  – im 2-D vom LPL oder apikalen 3KB ein Prolaps größer als 3 mm hinter die Klappenebene.

2.15.4 Mitralklappenprolaps in der Dopplerechokardiographie

● Beim MKP sind 50 % der MIs spätsystolisch. Der Auskultationsbefund kann negativ sein. Bei holosystolischem Prolaps ist die MI ausgeprägter als bei einem endsystolischen MKP.
● Der Jet verläuft exzentrisch, falls nur eine Klappe betroffen ist.

2.16 Aortendissektion

● vergrößerter Aortendurchmesser
● gedoppelte Aortenwand
● Dissektionsmembran
● Dip der Aortenklappe
● symmetrische ventrikuläre Hypertrophie
● Mitralklappenprolaps
● Aorteninsuffizienz
● partiell gegenläufiger Flow im Farbdoppler
● Hämoperikard und akute Tamponade

2.16.1 Grundlagen

● Stanford-Klassifikation:
  Typ A: Aorta ascendens, unabhängig von der weiteren Dissektion
  Typ B: Aorta ascendens u./o. Aorta transversalis
● DeBakey-Klassifikation:
  Typ 1: Aorta ascendens bis Aorta descendens
  Typ 2: Aorta ascendens u./o. Aorta transversalis
  Typ 3: Aorta descendens

Ein plötzlicher, vernichtender retrosternaler Thoraxschmerz, bis zwischen die Schulterblätter reichend, mit kaltem Schweiß, sollte an eine Aortendissektion (AD) denken lassen. Um so mehr, wenn eine Hypertonie (koexistent bei 70% der Dissektionen) bekannt ist, und ein Myokardinfarkt ausgeschlossen wird. Bei bikuspidalen Aortenklappen, bei Koarktation der Aorta, Marfan-Syndrom oder bei Frauen gegen Ende der Schwangerschaft sollte bei Thoraxschmerz an eine AD gedacht werden. Subtilere und unspezifischere Befunde sind eine Hypotonie, neurologische Ausfälle, ein Lungenödem, ein ischämischer Darm oder ein Myokardinfarkt sowie alle Folgen einer Mediastinalkompression.

Die Dissektion Typ A nach der Stanford-Klassifikation betrifft die aszendierende Aorta. Sie kann in 70–90% der Fälle transthorakal diagnostiziert werden. Sie ist meist akut und hat eine sehr hohe Letalität von 80% in den ersten 3 Tagen und 2% pro Stunde. Gefürchtet ist die akute schwere AI, eine Beteiligung der Koronarien, und eine Perikardtamponade sind häufig. Nach Stabilisierung und Blutdrucksenkung wird die Operation in der Regel innerhalb der ersten 48 Stunden angestrebt.

Bei Diagnose oder Verdacht kommt der Patient auf die Intensivstation und eine konservative Therapie wird eingeleitet:

- Reduktion der kardialen Kontraktilität mit kurzwirksamen intravenösen Betablockern (Esmolol). Die Herzfrequenz sollte bei 60/min liegen.
- Blutdrucksenkung, idealerweise mit Nitroprussid auf 100–120 mmHG syst.
- Cave: lediglich eine Blutdrucksenkung erhöht die hydraulischen Scherkräfte und kann einer Progression der AD Vorschub leisten. Deswegen Beginn der Stabilisierung mit Betablockern zur Herabsetzung der Herzleistung.
- Kalziumantagonisten über Perfusor können ersatzweise verwandt werden.

Präoperativ kann man eine Koronarangiographie durchführen, um eine KHK im Operationsplan berücksichti-

gen zu können. Funktionelle Einrisse der Koronarostien werden intraoperativ und vorher im TEE gesehen. Deshalb wird man im Notfall, wegen des Zeitverlustes, auf die Koronarangiographie verzichten. Zur raschen Notfalldiagnostik wird die TTE, die TEE, das CT bzw. das NMR gefordert. Da die Aorta transversalis wegen der Trachea nicht ganz vollständig mit der TEE gesehen wird, sollte dieses Areal versuchsweise von transthorakal suprasternal geschallt werden.

Die Dissektion Typ B kann mit dem transthorakalen Echo nicht ausgeschlossen werden. In der Regel ist dabei die Therapie zunächst konservativ und abwartend, so daß man nach der Stabilisierung eine Aortographie, CT, NMR oder eine TEE semielektiv durchführen kann. Eine Ausnahme sind die Perforationen in den Pleuraraum, das Perikard oder in das Mediastinum, die eine Ruptur mit hoher Letalität nach sich ziehen. Die Verlaufskontrolle bei konservativer Therapie zeigt nach einer Woche im falschen Lumen einen Thrombus. Die Auffüllung mit einem Thrombus und dessen Organisation ist die „natürliche" Ausheilung einer AD unter konservativer Therapie. Bei chronischer Dissektion, in der Regel Typ B nach der Stanford-Klassifikation, können die Befunde und die Anamnese sehr subtil und unspezifisch sein. Differentialdiagnostisch denkt man an ein Aortenaneurysma.

Thorakale Aortenaneurysmen sind in ihrer Gesamtheit mit der transthorakalen Echokardiographie in 60% der Fälle zu erfassen. Bei Verdacht sollte der Kernspin oder das transösophagale Echo mit einer Sensitivität von je 98%, oder das CT, mit einer Sensitivität von 94%, folgen. Die TEE kann eine isolierte Dissektion der transversalen Aorta nicht sicher ausschließen. Hierzu versucht man immer eine Einstellung im TTE von suprasternal. Der sogenannte Goldstandard der Diagnose einer Aortendissektion war bisher die Aortographie.

2.16.2 Untersuchungstechnik und Vorgehen bei Aortendissektion

Diagnose	2-D M-mode	LPL, LPQ suprasternal apikaler 5KB	Suche: – eine Dissektionsmembran – ein falsches Lumen – eine ektatische Aorta – Thromben im falschen Lumen – Aortenklappenveränderungen – eine Bikuspidalklappe – AS mit poststenotischer Dilatation – Kinetik des LV (AI?) – einen Mitralklappenprolaps – eine linksventrikuläre Hypertrophie – einen Perikarderguß
Quantifizierung			● Morphologische Beschreibung der Dissektion ● Progression des Echobefundes ● Herzleistung und Morphometrie im Verlauf ● eine AI oder AS wird quantifiziert ● Hämatoperikard und akute Tamponade bei Typ A
Konsequenzen			● Bei Verdacht auf eine akute AD wird umgehend notfallmäßig die TEE durchgeführt. ● Bei Diagnose oder Verdacht kommt der Patient auf die Intensivstation und eine konservative Therapie wird eingeleitet. ● Die Diagnose einer AD Typ A ist eine extrem dringliche Operationsindikation nach konservativer Stabilisierung. Der Patient wird sofort in die Herzchirurgie verlegt. ● Nach Diagnose eines Typ B ohne Progression oder Komplikationen wird zunächst konservativ behandelt. ● Mit der TEE werden u. a. Perforationen in das Mediastinum gesucht und die Kommunikationsstellen zwischen wahrem und falschem Lumen beschrieben. ● Erfassen einer AI, deren Quantifizierung und die Klappenmorphologie zur präoperativen Planung einer klappenerhaltenden Operation oder eines Klappenersatzes. ● Postoperativ halbjährliche Verlaufskontrollen mit der TTE und der TEE wegen der Rezidivgefahr.
Ätiologie			● Hypertonie (koexistent bei 70 %) ● Arteriosklerose und Aortenaneurysma ● Idiopathische Medianekrose Gsell-Erdheim ● Häufig beim seltenen Marfan-Syndrom ● Angeborene Aortenklappenanomalien (Bikuspidalklappe) ● Koarktation des Aortenbogens ● Selten bei gesunden schwangeren Frauen im letzten Trimenon

2.16.3 Aortendissektion im 2-D-Bild und M-mode

● Der Durchmesser der aufsteigenden Aorta ist größer als 4 cm. Bei Marfan-Patienten kann der Durchmesser 6 cm und mehr betragen (Abb. 2.57).

● Meist rechts-lateral, an der Außenkrümmung der Aorta, wo die Scherkräfte am größten sind, findet sich eine „gedoppelte" Aortenwand. Diese kann frei flottieren, straff parallel zur wirklichen Aortenwand liegen, oder im parasternalen Schnitt bogenförmig gewölbt über der Klappe angeschnitten werden (Abb. 2.57 u. 258). (Cave: Artefakte!)

● Eventuell findet man eine teilweise systolische Schließbewegung der Aortenklappe, die Dips. Der verän-

Abb. 2.57. * = Dissektionsmembran. Querschnitt durch das falsche Lumen. Die Aorta
kann mehr als doppelt verbreitert sein

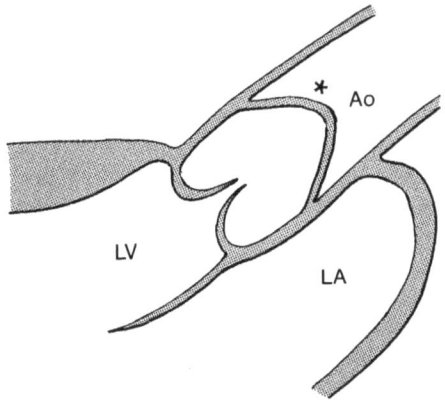

Abb. 2.58. a * = Dissektionsmembran. Im Beispiel verläuft sie medial. Längsschnitt durch
das zweite Lumen. Die Flußverhältnisse sind
mit dem PW-Doppler zu prüfen. **b** * = Dissektionsmembran. Im M-mode paralleler Verlauf
zur Aortenwand

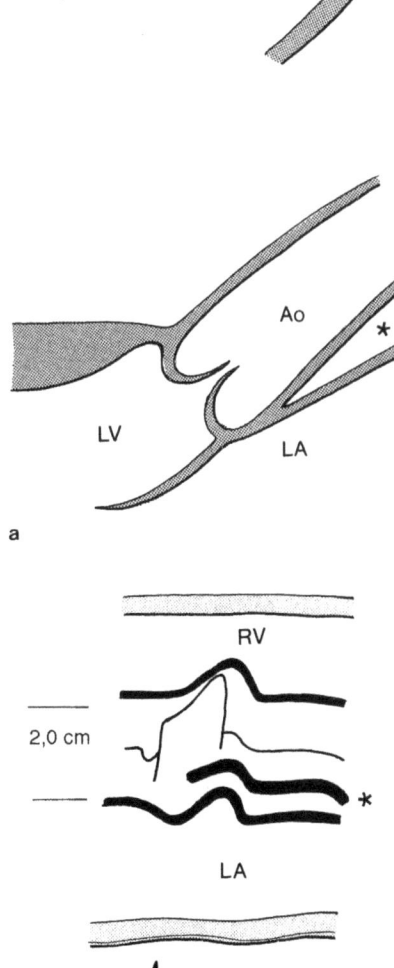

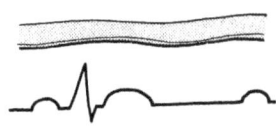

derte Flow in der Aorta kann zu diesen Veränderungen an der Aortenklappe führen.

- Praktisch nie kann man die Aorta
descendens einstellen und dort eine
Dissektion nachweisen. Dies ist nur
im TEE möglich. Von transthorakal
suprasternal versucht man immer
den Aortenbogen einzusehen. Die
Aorta abdominalis wird auf eine Dissektion untersucht.
- Der linke Ventrikel wird geprüft auf
eine Hypertrophie bei Hypertonus.
- Das wahre Lumen wird während der
Systole aufgedehnt, und es kann kleiner als das falsche Lumen sein. Das
falsche Lumen kann diastolisch kollabieren. Die Größenverhältnisse werden beschrieben.

2.16.4 Aortendissektion in der Dopplerechokardiographie

- Nach einer Aorteninsuffizienz soll
gesucht werden, da der Aortenklap-
penansatz beim Typ A involviert ist.
- Das veränderte Flowverhalten im falschen Lumen wird mit Farbe oder
PW-Doppler nachgewiesen (Abb.
2.59). Es kann in der Diastole rück-
läufig sein. In der Systole ist es langsamer als im wahren Lumen.
- Kommunikationsstellen des wahren
und des falschen Lumens werden beschrieben.
- Eine suprasternale Anlotung ist zur
Ergänzung der TEE sehr wichtig.
Kommunikationsstellen zwischen den
beiden Lumina werden auch hier mit
dem Farbdoppler gesucht und beschrieben.

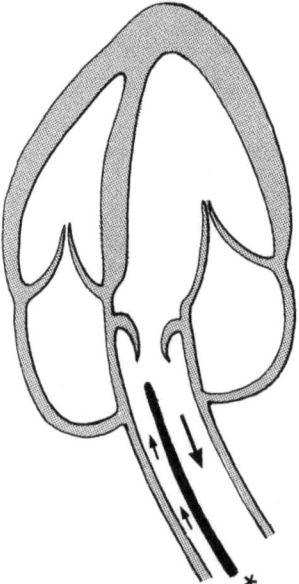

Abb. 2.59. Apikaler 5KB bei einer AD. Mit dem
Farbdoppler kann man einen gegenläufigen
oder veränderten Flow im falschen Lumen darstellen. * = Dissektionsmembran

2.17 Dilatative Kardiomyopathie

- Dilatation
- Kammerwände normal oder dünn
- reduzierte EF, FS und FT
- vergrößerter E-IVS-Abstand
- B-Welle
- diastolische Funktionsstörung
- dilatierte Vena cava
- AV-Klappeninsuffizienzen

2.17.1 Grundlagen

Unspezifisch, aber typisch für die dilatative Kardiomyopathie (DCM) ist die Mitralklappe im M-mode, abgeleitet vom LPL. Die Kurvenform ist Ausdruck des erhöhten linksventrikulären diastolischen Druckes (LVDP). Die E-Welle und das EF-Gefälle sind abgeflacht und der midsystolische Segelabstand erweitert, da der passive Einstrom durch einen erhöhten enddiastolischen Druck im LV behindert wird. Eine hohe A-Welle ist Ausdruck einer Vorhofkontraktion mit hohem Restvolumen. Die B-Welle ist Ausdruck der letzten Anstrengung des Vorhofes, entsprechend dem vierten Herzton. In diesem Sinne wird auch der transmitrale diastolische Blutfluß beeinflußt. Die diastolische Funktionsstörung verändert den transmitralen Einstrom in typischer Weise. Die CW-Doppleranlotung von apikal zeigt ein Verhältnis der E- zur A-Welle von 1:1 bis 1:2. Dies stimmt jedoch nicht für dilatierte Herzen mit vermehrtem Bindegewebsanteil im Myokard. Diese Untergruppe, vielleicht etwa 10–20%, zeigt im Mitralisflow das Bild einer restriktiven Veränderung der diastolischen Hämodynamik. Eine sehr gute neue Studie (Werner 1995) konnte

zeigen, daß gerade Patienten mit DCM und restriktiven Veränderungen, diagnostiziert anhand des transmitralen Einflusses, eine sehr schlechte Prognose haben. Sie sollten ggf. frühzeitig zur Herztransplantation angemeldet werden. Besteht zusätzlich ein enddiastolischer linksventrikulärer Durchmesser größer als 7,0 cm und eine frühdiastolische Dezelerationszeit kleiner als 140 ms bei Restriktion (2.18), so ist das Risiko des irreversiblen Herzversagens potenziert.

Eine begleitende Mitralinsuffizienz, ein Volumenmangel oder einer Exsikkose äußern sich in hohen spitzen E-Wellen und kleinen A-Wellen. Denn unter diesen Umständen besteht kein hoher enddiastolischer Druck im linken Ventrikel. Es ist allerdings auch ein Kriterium für eine erfolgreiche konservative Therapie in der echokardiographischen Verlaufskontrolle. Komplizierend kommt leider hinzu, daß ab einer NYHA-III-Herzinsuffizienz mit anhaltendem pulmonalvenösen Rückstau, der passive Einstrom V_E den aktiven V_A wieder überschreiten kann. Es handelt sich um eine Pseudonormalisierung.

Die Dilatation findet fast nur in die Breite statt und gibt dem Herzen die typische Eiform, besonders wenn alle vier Kammern betroffen sind. Im Frühstadium sind Ventrikeldurchmesser und Wanddicke lange im Normbereich. Das Herzminutenvolumen und der Herzindex sind in Ruhe noch lange normal. Bei Belastung steigt die Herzleistung allerdings nicht oder zumindest nicht ausreichend an. Die frühen Zeichen einer DCM sind die verminderte systolische und diastolische Herzfunktion, also eine reduzierte EF, FS, FT und die diastolische Funktionsstörung.

AV-Klappeninsuffizienzen entstehen durch die Klappenringdilatation sowie durch die Dysfunktion der Ventrikel- und Papillarmuskelmuskulatur. Sie können mit einer erfolgreichen Therapie reversibel sein.

Es besteht bei diesen Patienten ein erhöhtes Risiko zur Ausbildung intrakavitärer Thromben und zur Embolisation. Gestielte Thromben lösen sich logischerweise bevorzugt ab. Meist finden sich die Thromben in der linken Herzspitze. Zu unterscheiden sind spontane Echos in Arealen mit vermindertem Blutfluß. Dilatierte hypokinetische oder gar akinetische Kammern, bevorzugt in Aneurysmen oder in den Herzohren, sind Areale mit vermindertem Flow. Die Erythrozyten legen sich rollenförmig aneinander, wie Geldrollen, die im Echo dichter sind als fließendes Blut, aber echoärmer als Thromben. Diese spontanen Echos sind Ausdruck eines hohen Risikos zur Thrombosierung

und der Embolisation. So wurden beispielsweise bei Vorhofflimmern und zerebralen Insulten autoptisch nicht mehr intrakavitäre Thromben entdeckt, als bei Patienten ohne zerebrale Insulte und Vorhofflimmern. Deswegen sollten Risikopatienten auch ohne den Nachweis von intrakavitären Thromben markumarisiert werden, falls keine Kontraindikationen vorliegen.

Eine DCM ist echokardiographisch nicht von einer Dilatation bei KHK und multiplen kleinen Infarkten zu unterscheiden. Beide können sowohl globale, als auch regionale Kontraktionsstörungen aufweisen. Gerade bei einer peripartalen DCM der Mutter soll die Diagnose gestellt werden, um konsequent konservativ zu therapieren. Eine Normalisierung verbessert die Prognose signifikant. Künftige Schwangerschaften werden möglichst vermieden.

2.17.2 Untersuchungstechnik und Vorgehen bei dilatativer Kardiomyopathie

Diagnose	M-mode	LPL, LPQ	– Zeichen des diastolischen Rückstaus an der MV – Dilatation der Herzhöhlen, meist linksseitig – E-IVS-Abstand > 6–10 mm – EF, FS und FT reduziert – HI in Ruhe lange normal
Quantifizierung	M-mode	LPL, LPQ	In etwa gilt folgendes UKG-Staging der DCM: – beginnend: diastolische Funktionsstörung – leicht: plus reduzierte FS und FT – mittel: plus Dilatation – schwer: plus reduzierter HI
	2-D	Apikal	– Morphometrie einer Rechtsinsuffizienz – Vorhofgröße
		Abdomen	– ZVD aus der VCA
	CW	Apikal, LPQ	– TI und MI beschreiben – sekundäre PH über eine TI oder PI quantifizieren
Konsequenzen			● Konservative Therapie mit Digitalis, Diuretika und ACE-Hemmer ● Körperliche Schonung ● β-Blocker, falls überhaupt, niedrigst dosiert unter Überwachung, sollten nur unter UKG-Verlaufsbeobachtung angewandt werden. ● Bei alkoholtoxischer Genese findet sich oft begleitend eine behandlungsbedürftige Hypertonie. Die Progredienz wird durch Abstinenz gestoppt. Thiamine werden gegeben, die Ursache dieser DCM ist jedoch direkt alkoholtoxisch.

▶

- Mental und körperlich aktive Menschen sowie junge Patienten (< 40 Lj.) sollten ab einer NYHA-III-Herzinsuffizienz zur Herztransplantation vorgestellt werden.
- Behandlung einer KHK
- Schlechte Prognose bei restriktiven Veränderungen und $LV_{dias} > 7,0$ cm

Ätiologie
- Idiopathisch, meist wird keine Ursache gefunden
- Toxisch; Alkohol, Zytostatika, Kokaine
- Neuromuskuläre Erkrankungen, z.B. Friedreich Ataxie
- Bestrahlungsfolge, meist RCM
- Überlastung, wie Schwangerschaft, anhaltende Tachykardien, z.B. unter Kokaine oder Appetitzüglern, anhaltende körperliche Überlastung.
- KHK
- Familiär
- Mangelerscheinungen: Phosphat, Kalzium oder Selen
- Dekompensation unter Druckbelastung (AS, Hypertonie, HOCM)
- Dekompensierende Vitien bei Volumenbelastung
- Viral; selten Spätfolge ($> 1\%$) nach Myokarditis
- Akute Myokarditis mit globalen oder regionalen Motilitätsstörungen
- Hämochromatose, Sarkoidose u.a.

2.17.3 Dilatative Kardiomyopathie im 2-D-Bild und M-mode

- Im Vollbild der DCM findet sich ein dilatiertes linkes Herz, oft auch eine Dilatation des rechten Herzens, mit „Kugelform" der gesamten Herzsilhouette im apikalen KB. Die Verbreiterung wird am besten vom LPQ aus gesehen.
- Die EF, FT und FS sind reduziert. Das HMV und SV können in Ruhe noch lange normal sein.
- Die Kammerwände sind zunächst normal mit verringerter Verdickung in der Systole (FT). Mit dem Fortschreiten der DCM werden die Wände zunehmend dünner.
- An der Mitralklappe, im M-mode, gibt es eine Reihe typischer Befunde (Abb. 2.60a, b):
  a) Der Abstand zwischen IVS und E-Punkt ist größer als 1 cm.
  b) Die DE-Amplitude ist reduziert und die E-Spitze abgerundet und verbreitert.
  c) Das EF-Gefälle ist abgeflacht, kleiner als 70 mm/s.
  d) Der midsystolische Segelabstand wirkt kontinuierlich aufgeweitet.
  e) Die A-Welle ist erhöht, gleich oder größer als E, und abgerundet.
  f) Eine B-Welle im AC-Intervall.

Die Punkte b) bis f) sind Ausdruck eines erhöhten enddiastolischen ventrikulären Drucks. Dementsprechend kann die Mitralisexkursion derart behindert sein, daß die Mitralklappenöffnungsfläche MÖF planimetrisch kleiner wird. Bei Jugendlichen ist die E-Welle deutlich größer als die A-Welle. Mit zunehmendem Alter gleichen sich diese beiden Wellen physiologischerweise an. Dieser Befund darf also nicht isoliert gewertet werden.

- Eine verminderte Separation der Aortenklappe und eine frühsystolische Konvergenzbewegung sind Ausdruck der geringen systolischen Auswurfleistung.
- Thromben sollten ausgeschlossen werden, wobei zu Bedenken ist, daß diese transthorakal nur mit einer Sensitivität von 50% in den Vorhöfen nachgewiesen werden können. Bei Verdacht besteht die Indikation

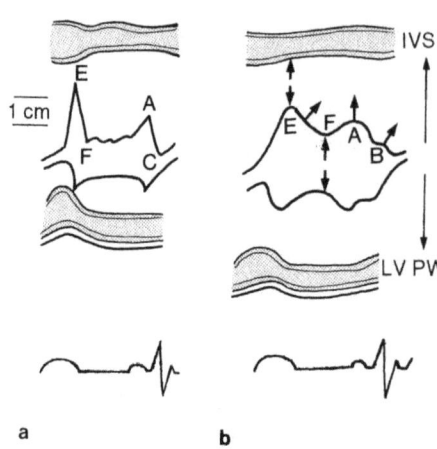

Abb. 2.60. a Normale M-mode-Kurve der Mitralklappe. **b** Dilatierter linker Ventrikel und veränderter transmitraler Flow bei DCM

zur TEE. Höḥer, bei etwa 90%, liegt die Sensitivität der TTE bei ventrikulären Thromben.

- Eine dilatierte Vena cava inferior im fortgeschrittenen Stadium mit aufgehobener Lumenschwankung bei Atmung ist ein Zeichen eines erhöhten ZVDs im Sinne eines rechtsventrikulären Rückstaus oder einer Flüssigkeitsretention.

2.17.4 Dilatative Kardiomyopathie in der Dopplerechokardiographie

- AV-Klappen-Regurgitationen bei Aufweitung der Klappenringe und Papillarmuskeldysfunktion sind eine sekundäre Insuffizienz. Der Wert dieser Fragestellung liegt in der Verlaufskontrolle. Bei Rekompensation des Herzens, nach entsprechender Therapie, kann das Herz kleiner werden. Damit wird der AV-Klappenring oft auch wieder enger, der Papillarmuskel ist nicht mehr überdehnt und kontrahiert sich besser und die AV-Klappeninsuffizienzen verschwinden.

- Der E/A-Quotient des transmitralen Einstromes ist beim jungen gesunden Menschen bis zu 4:1. Beim gesunden 60jährigen nähert er sich dem Verhältnis 1:1. Bei einer NYHA-II-Herzinsuffizienz ist er kleiner als 1:1 und ab NYHA-III oft wieder größer als 1:1.

- Trikuspidal- und Mitralinsuffizienz werden quantifiziert. Der systolische rechtsventrikuläre Druck einer sekundären PH wird über das V_{max} einer TI berechnet. Der Mitteldruck in der Pulmonalarterie über das V_{max} einer PI.

2.18 Restriktive Kardiomyopathie

- schneller frühdiastolischer Mitral-flow
- mit steilem Flowabfall
- diastolischer Abfall der Aorta
- evtl. intramurale Verdichtungen
- evtl. verdicktes Endokard
- große Vorhöfe
- veränderter Flow in den Leber-venen

2.18.1 Grundlagen

Die restriktive Kardiomyopathie (RCM) ist eine sehr seltene Erkrankung. Die spätdiastolische Füllung schlägt gegen einen endständig rigiden Ventrikel. Die frühdiastolische Vorhofentleerung geschieht sehr schnell, da im gestauten Vorhof ein hoher Druck besteht. Das Ausmaß des Rückwärts- oder Vorwärts-versagens bei RCM läßt sich mit dem ZVD bzw. HI bestimmen. Die Verhär-tung des Ventrikels ist Folge einer Infil-tration, Fibrose, Hypertrophie oder En-dokardverdickung. Die Ventrikelwände können sowohl global, als auch regio-nal, oder auch nicht verdickt sein. En-dokardverdickungen können in der Echokardiographie beschrieben wer-den. Unterscheiden muß man dieses Krankheitsbild von der konstriktiven Perikarditis. Diese zeigt einen typi-schen M-mode-Befund des linken Ka-vum und wird bei Verdacht sicher durch das NMR diagnostiziert.

2.18.2 Untersuchungstechnik und Vorgehen bei restriktiver Kardiomyopathie

Diagnose	CW	Apikal	Bei schlagartigem frühdiastolischen Druckabfall im LV und plötzlichem Stopp des Einflusses middiastolisch findet sich: – ein sehr schneller initialer Einstrom – mit überhöhter E-Welle, – ganz steilem EF-Abfall und – erniedrigter A-Welle. Letzteres, weil der Vorhof gegen den vollen und starren Ventrikel kaum ankommt.
	M-mode	LPL	Dabei steiler Abfall der Aorta in der Diastole vom Schall-kopf weg, entsprechend der schnellen Vorhofentleerung. In der frühen Phase der Erkrankung, solange der Ventrikel noch „weich" ist, bewegt sich die MV wie bei der DCM.
	2-D	4KB	– Vorhof vergrößert – disseminierte intramurale Verdichtungen bei Amyloidose – Fibrose, Verdickung und Verdichtung des Endokards bei Löffler Endokarditis
	CW	Hepatisch	Phasenweise retrograder hepatischer Venenfluß
Ätiologie	• Löffler-Endokarditis • Speicherkrankheiten, wie Hämochromatose, Amyloidose u.a. • Sarkoidose • Afrikanische Endomyokardfibrose (Uganda, Nigeria) • Herztransplantatabstoßung • Idiopathisch • Restriktion bei DCM (bindegewebiger Umbau)		

2.18.3 Restriktive Kardiomyopathie im 2-D-Bild und M-mode
(Abb. 2.61a–c)

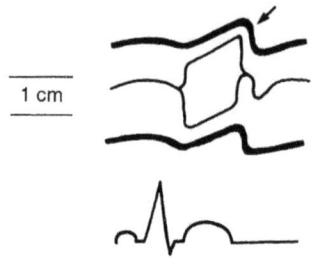

Abb. 2.61. a M-mode durch die Aortenwurzel vom LPL. Mit Beginn der Diastole fällt die Aorta sofort nach dorsal, entsprechend der raschen Entleerung des linken Atriums. **b** 2-D-Bild von apikal angelotet. Endokardverdickung im Rahmen der Löffler-Endokarditis. Das ganze Kavum und die Klappen können ausgekleidet sein. Die Atria sind durch den mid- und enddiastolischen Rückstau vergrößert. **c** 2-D-Bild von apikal angelotet. Verdichtungen im Myokard, wie man sie im Rahmen einer Amyloidose erwartet

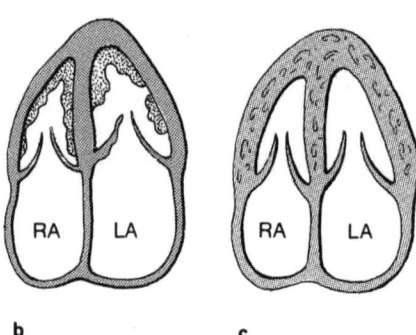

2.18.4 Restriktive Kardiomyopathie in der Dopplerechokardiographie
(Abb. 2.62 und 2.63)

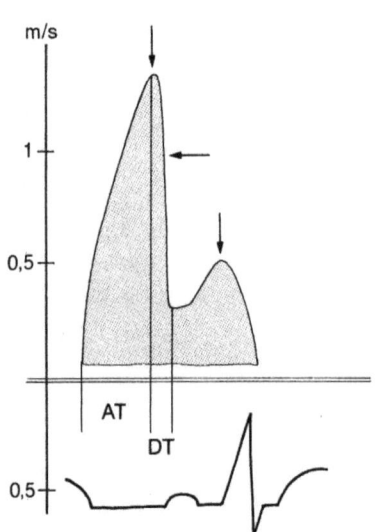

Abb. 2.62. CW-Ableitung des transmitralen Einstroms von apikal. Der initiale passive Einstrom, also die E-Welle, zeigt einen erhöhten Flow und dann einen steilen Abfall des Mitraliseinstroms. Der gestaute Vorhof entleert sich schnell. Die A-Welle ist erniedrigt. Die Vorhofkontraktion kommt gegen die Restriktion kaum noch an. *AT* Anstiegszeit, *DT* Dezelerationszeit

Abb. 2.63. CW-Anlotung der Lebervenen von subkostal. Normalerweise fließt das Blut in der Systole und Diastole zum Herzen. Wegen des Rückstaus bei einer RCM kann sich der Flow mit Beginn der Exspiration oder nach der Inspiration umkehren. Die Angaben zur Relation der systolischen und diastolischen Flows sind nicht einheitlich. *S* Systole, *D* frühe Diastole

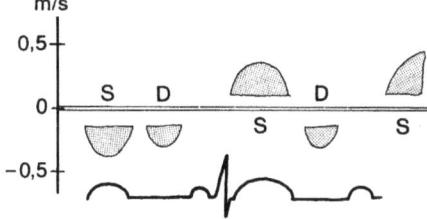

2.19 Konstriktive Perikarditis

2.19.1 Untersuchungstechnik und Vorgehen bei konstriktiver Perikarditis

Diagnose	M-mode	LPL, LPQ	– flacher Verlauf der LVPW mid- und enddiastolisch – mit der Vorhofkontraktion (A-Welle) wird das Septum invers verlagert – inspiratorische Vergrößerung des RV auf Kosten des LV (= Pulsus paradoxus) – steiler Abfall der Aorta bei schneller Vorhofentleerung und plötzlichem Stop, wie bei RCM – verdicktes Perikard, ein unsicheres Kriterium – Kußmaul-Zeichen, VCI kollabiert inspiratorisch nicht, sondern nimmt paradoxerweise an Größe zu. Im Herzkatheter inspiratorischer Druckanstieg im rechten Vorhof.
	CW	Apikal	Mitralisflowkurve wie bei RCM. Der Mitralisflow fällt mit beginnender Inspiration deutlich; normalerweise ist die respiratorische Flowschwankung des Mitralisflusses minimal.
		Apikal, LPQ	Der Trikuspidalflow nimmt inspiratorisch zu.
	CW	Abdomen	– Retrograder Lebervenenfluß bei Exspiration – Dilatierte Vena cava
Quantifizierung	2-D, M-mode, Doppler		Herzleistung und Morphometrie
Konsequenzen	● Sicherung der Diagnose durch simultanen Rechts- und Linkskatheter (Druckverhalten). ● Ausschluß einer Tuberkulose als häufigste Ursache. ● Perikardresektion früh durchführen, bevor die Ventrikel atrophisch werden. Deswegen werden die Wanddicken ausgemessen. ● Im Intervall Digitalis, einschleichend Diuretika, körperliche Schonung. ● Bestimmung des Herzindex im Verlauf. Vor allem bei Diuretikatherapie kann die Vorlast zu sehr abfallen, und das HMV sinkt kritisch. ● Kriterien der Indikation zur Operation sind die Klinik, das Druckverhalten und die Wanddicken.		

▶

Ätiologie	• Tuberkulose und andere infektiöse Perikarditiden
	• Kollagenosen
	• Traumen
	• Neoplasmen
	• Urämie
	• Idiopathisch
	• Radiatio

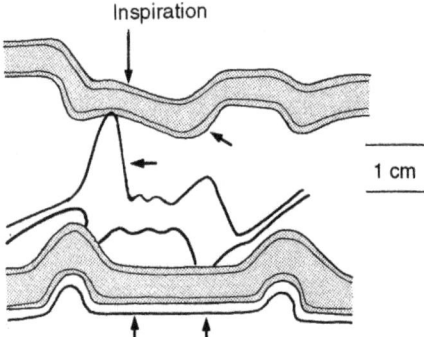

Abb. 2.64. M-mode-Ableitung des linken Kavums bei einer Perikardkonstriktion vom LPL. Die LVPW liegt diastolisch linear gerade entlang der Zeitachse. Die Konstriktion durch das Perikard erlaubt nur eine bestimmte maximale Ausdehnung. Bei Inspiration dehnt sich der RV auf Kosten des LV aus, weil das Preload des LV im Lungengefäßbett „versacken" kann. Die Kontraktion des RA verlagert das Septum in den LV. Die E-Welle der Mitralklappe zeigt den frühdiastolisch schnellen Einfluß mit dem plötzlichen Stopp, ausgedrückt durch ein steiles EF-Gefälle

2.20 Herzinfarkt

- regionale Kontraktilitätsstörungen
- kompensatorisch hyperkinetisches Restmyokard
- Aneurysma und Thromben
- Perikarditis und Perikarderguß
- Mitralinsuffizienz
- Ventrikelseptumdefekt

2.20.1 Grundlagen

Die regionale Kontraktilitätsstörung ist sehr sensitiv bezüglich eines Herzinfarktes (HI). Patienten mit einer Stenokardie und ohne Motilitätsstörung in der Echokardiographie haben entweder keinen oder einen sehr kleinen Infarkt. Im Tierexperiment bewirkt die Abklemmung einer Koronararterie die sofortige Motilitätsstörung im entsprechenden Areal. Dabei ist die systolische Dickenzunahme der Kammerwand (FT) aussagekräftiger als der Bewegungsausschlag, also die systolische Einwärtsbewegung der Kammerwand. Wird ein großes Muskelareal bei einem transmuralen Infarkt nicht reperfundiert, so wird der Muskel dünner und wegen des narbigen Umbaus auch echodichter. Letztlich kann sich dieses Areal bei großen Infarkten aneurysmatisch ausdehnen, und zeigt sich im Kontraktionsverlauf dyskinetisch.

Der Echokardiographiebefund ist ein wichtiger Baustein bei einer fraglichen Diagnose und noch nicht aufgetreten

EKG-Veränderungen oder CK-Erhöhungen. Eine instabile Angina pectoris verändert auch die Kontraktilität. Diese funktionelle Beeinträchtigung kann einige Stunden oder bis zu 24 h anhalten. Differentialdiagnostisch kann die Echokardiographie nicht zwischen einem frischen Infarkt, einer instabilen Angina pectoris oder einer Myokarditis unterscheiden. Letztere bewirkt mitunter regionale Kontraktilitätsstörungen, ist allerdings im Herzecho in Ruhe meist unauffällig. Eine KHK mit Stenokardien in der Anamnese kann in Ruhe unauffällig sein. Motilitätsveränderungen treten direkt nach oder bei Belastung auf. Mit einem Dobutaminperfusor läßt sich ein ähnlicher Effekt erzielen. Entsprechend ist eine relative Ischämie mit reduzierter regionaler „fractional thickening" (FT) ohne Infarkt bei Tachykardie und schwerer KHK möglich. Diese Diagnostik ist eine Domäne der Streßechokardiographie.

2.20.2 Untersuchungstechnik und Vorgehen bei Herzinfarkt

Diagnose	M-mode	LPQ, LPL	– regionale Kontraktilitätsstörung über FT – kompensatorische Hyperkinese des Restmyokards
Quantifizierung	2-D, M-mode		– Ausmaß der Kontraktilitätsstörung über die FT – Größe des hypo- oder akinetischen Areals
	2-D, M-mode, Doppler		Herzleistung und Morphometrie
Konsequenzen und Komplikationen	● Die Reperfusion nach erfolgreicher Lysetherapie zeigt sich in einer verbesserten oder normalisierten Kontraktilität in Ruhe. ● Die planimetrische Bestimmung der Ejektionsfraktion läßt in Ruhe das insuffiziente Herz erkennen. Die EF sowie die Beurteilung der globalen und regionalen LV-Funktion sind Kriterien für die Differentialtherapie mit ACE-Hemmern versus Betablockern. ● Spontanechos und Thromben bei Aneurysmabildung sind eine Indikation zur Markumarisierung. ● Ein zunehmender enddiastolischer Druck und eine zunehmende Dilatation mit fallender Ejektionsfraktion sind prognostisch ungünstig. Die Mobilisation sollte aufgeschoben werden. ● Eine akute Mitralinsuffizienz kann die Ursache für ein akutes Lungenödem und eine Indikation zur Notfalloperation sein, insbesondere beim Hinterwandinfarkt. ● Ein akuter Ventrikelseptumdefekt kann den rechten Ventrikel überlasten und die systemische Perfusion kritisch reduzieren. Die Indikation zur Notfalloperation bzw. Rechtsherzkatheter hängt von der Klinik und vom echokardiographischen Schweregrad des Befundes ab.		

2.20.3 Herzinfarkt im 2-D-Bild und M-mode

● Pathognomonisch, aber nicht spezifisch, für einen HI ist eine regionale Kontraktilitätsstörung, FT. Gesucht wird der Motilitätsausfall im 2-D-Bild. Dokumentiert wird er im M-mode (Abb. 2.65). Kleine Ausfälle, z. B. im hohen anteroseptalen Bereich, sieht man im M-mode sicherer.

● Eine reduzierte FT ist das sensitivste Kriterium für eine regionale Kontraktilitätsstörung, Normwerte:
– IVS: systolisch plus 30–70%
– LVPW: systolisch plus 40–80%

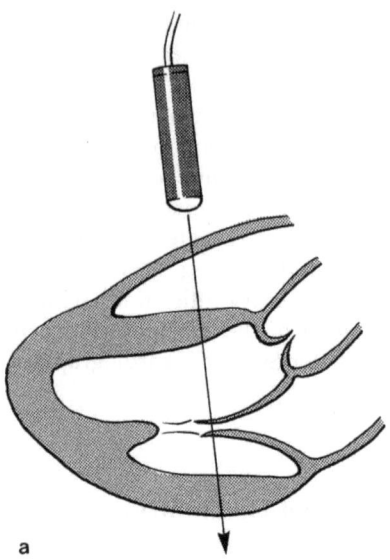

Abb. 2.65. a M-mode-Anlotung des LV vom
LPL. b Akinetisches Septum ohne systolische
Verdickung. Die Hinterwand kompensiert die-
sen regionalen Kontraktionsausfall durch eine
Hyperkinesie

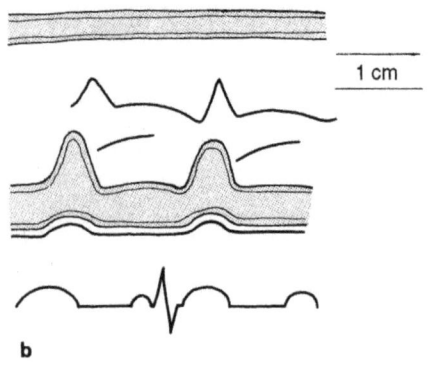

1 cm

Im Verlauf verkleinert sich bei opti-
maler Behandlung das betroffene
Areal.

● Typisch ist eine überhöhte Kontraktilität der gegenüberliegenden Wand
(Abb. 2.65b). Bei einer Mehrgefäßer-
krankung ist das Restmyokard nicht
in der Lage die kompensatorisch vermehrte Kontraktilität aufzubringen.

Fehlt die kompensatorische Hyperkinesie des nichtinfarzierten Gewebes,
so ist dies prognostisch ungünstig.
Das Bewegungsmuster der Mitralklappe im M-mode kann dabei einer
restriktiven oder einer dilatativen
Kardiomyopathie entsprechen. Eine
Ventrikeldilatation unter obiger Konstellation ist ein prognostisch sehr
schlechtes Zeichen.

- Eine Akinesie erwartet man immer bei einem transmuralen Infarkt. Eine Akinesie kann zur passiven Verdrängung des betroffenen Wandanteils in der Systole führen. Dies entspricht einer Dyskinesie. Der Innenschichtinfarkt bewirkt fast immer eine reduzierte FT und eine Hypokinesie.
- Kleinere Thromben treten in der frühen Infarktphase auf. Sie bilden sich an der infarzierten Wand. Im Gegensatz zu flachen wandständigen Thromben, neigen flottierende und polypöse Thromben zur Embolisation. Größere Thromben füllen aneursymatische Aussackungen. Einen derartigen Befund erwartet man vor allem in der Ventrikelspitze. Spontane Echos und turbulente Flows in ausgesackten Arealen sind die Vorläufer sich entwickelnder Thromben. Je frischer ein Thrombus ist, desto weniger echodicht ist er.
- Perikardergüsse können bei einer Begleitperikarditis, beim Dressler-Syndrom, oder, schlimmstenfalls, im Rahmen einer Ventrikelruptur auftreten. Kleine Ergüsse findet man Stunden bis Tage nach Infarkt bei etwa 20 % der Patienten, die gelegentlich von einer unkomplizierten Perikarditissymptomatik begleitet werden. Das Dressler-Syndrom tritt erst Wochen bis Monate nach Infarkt auf und kann Ursache einer fibrinösen Perikarditis sein. Eine Ventrikelruptur kann eine akute Perikardtamponade verursachen, oder einen abgegrenzten Perikarderguß, das sog. Pseudoaneurysma. Dieses Pseudoaneurysma kann mit einem Aneurysma verwechselt werden. Es hat eine enge Verbindung zum Ventrikel. Bei einem langsamen Übertritt kann das Blut thrombosieren, und es tritt keine hochakute Perikardtamponade auf.
- Aneurysmen bilden sich nach Tagen bis Wochen. Die Narbe dilatiert bei kompensatorischer Hyperkinesie anderer Ventrikelanteile. Große transmurale Vorderwandinfarkte gehen diesen Aneurysmen meist voraus. Grundsätzlich können sich Aneurysmen postinfarziell in jedem betroffenen Areal ausbilden. Zur Verlaufskontrolle ist der LPQ durch den linken Ventrikel am aussagekräftigsten (Abb. 2.66).
- Angeblich verdichtet sich das Myokard im Infarktareal bei akutem Infarkt. Echte, klinisch brauchbare Kriterien dies zu beurteilen, gibt es nicht, zumindest noch nicht.

Abb. 2.66. LPQ durch das proximale Drittel der linken Kammer. Im anteroseptalen Bereich ist die Kammerwand verdünnt und bewirkt eine Entrundung des Kavums

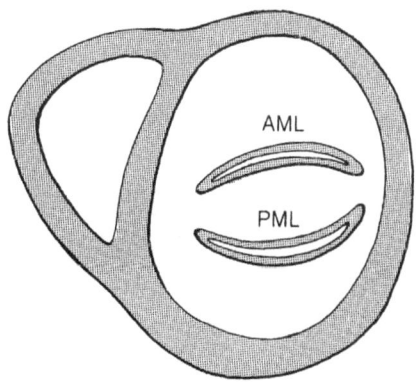

- Die Ruptur eines Mitralsehnenfadens mit flottierendem Segel hat alle Folgen einer akuten Mitralinsuffizienz. Ein Infarkt im Areal der Papille führt zunächst zu einer Akinesie und Dehnung des ischämischen Muskels. Ein Mitralklappenprolaps, eventuell mit einer MI ist die Folge. Später fibrosiert dieser Teil des Klappenapparates und die MI bleibt bestehen. Ein Riß im Halteapparat ist vergleichsweise selten. Zur Beschreibung der Läsion ist die TEE hinzuzuziehen. Ein vollständiger Abriß eines Papillarmuskels ist sehr selten und in der Regel letal.
- Die Beurteilung der regionalen und globalen Funktionsstörungen ist ein Kriterium für die Differentialtherapie ACE-Hemmer versus Betablockern. Weder im Restmyokard, noch im betroffenen Areal bekommt man die Ejektionsfraktion durch das M-mode korrekt. Deswegen wird man im 2-D-Bild das systolische und diastolische Ventrikelvolumen planimetrisch in 3 Ebenen ausmessen.
- Bei etwa 1/3 der inferioren Infarkte ist der rechte Ventrikel mitbeteiligt. Deswegen wird das rechte Herz immer funktionell und morphometrisch miterfaßt. Isolierte Rechtsherzinfarkte sind selten und in der Regel nur bei einem Cor pulmonale zu erwarten.

2.20.4 Herzinfarkt in der Dopplerechokardiographie

- Suche nach einer Mitralinsuffizienz. Bei akutem pulmonalen Rückstau kann ein partieller Sehnenfaden- oder Papillarmuskelabriß vorliegen.
- Besteht der klinische Verdacht auf einen Ventrikelseptumdefekt, ist die Chance mit dem PW-und Farbdoppler sowie ggf. einer Kontrastmittelzugabe die Diagnose zu stellen sehr gut. Der postinfarzielle VSD entsteht oft aus einem ischämisch „durchsiebten" Septum. Man sucht im und um das infarzierte Areal, besonders dort, wo bereits eine aneurysmatische Aussackung vorliegt. Diese Komplikation kann bereits Stunden bis Tage nach dem Infarkt auftreten. Am sensitivsten ist der Farbdoppler bei senkrechter Anlotung des Septums. Der rechte Ventrikel kann sich mitunter nicht an die akut auftretenden Drücke adaptieren, und es besteht eine Indikation zur Notfalloperation.
- Suche Hinweise für einen erhöhten enddiastolischen Druck im LV anhand der diastolischen Flußkurve durch die Mitralklappe. Dies ist ein frühes Zeichen der Herzinsuffizienz.

2.21 Perikarderguß

- frischer vs. chronischer Erguß
- „swinging heart"
- abgekapselter Erguß
- Herztamponade

2.21.1 Grundlagen

Ein frischer Perikarderguß (PE) ist echofrei, oder zumindest echoarm. Mit zunehmender Fibrinbildung wird der Erguß im Verlauf echodichter. Ein hämorrhagischer Erguß ist, wie immer bei stehendem Blut, wegen der sog. „Geldrollenbildung" der Erythrozyten, nicht echofrei. Mit zunehmender Organisation erfolgt eine Verdichtung. Geronnenes Blut im Herzbeutel kann unter Umständen sogar übersehen werden.

Schallkopfnahe erscheint der Erguß oft echodichter als hinter dem Herzen. Ursächlich ist die höhere Schallintensität. An der Thoraxwand findet sich oft epikardiales Fettgewebe, das im 2-D-Bild und M-mode echoarm erscheint. Es sollte nicht als Perikarderguß interpretiert werden, vor allem dann nicht, wenn sich hinter dem Herzen kein Erguß findet. Differentialdiagnostisch erschwerend kann sich, nach Entzündungen oder postoperativ, ein Erguß oder eine Einblutung allerdings auch abkapseln. Sie ist dann nur isoliert in einem Bereich zu finden.

Während ein akuter Perikarderguß bereits ab 250 ml zum kardiogenen Schock führt, können chronische Ergüsse bis zu 2 Liter erreichen. Das Herz „schwingt" im großen Erguß, man spricht vom „swinging heart". Im M-mode lassen sich die Strukturen nicht mehr zuverlässig zuordnen, da das Herz nicht nur schwingt, sondern sich auch im Herzzyklus dreht. Als Pendant sieht man im EKG das elektrische Alternans. Derartig große Ergüsse sind in der Regel die Folge von malignen Metastasen. Diese bewirken einen langsam zunehmenden Erguß. Der Herzbeutel kann sich anpassen, und damit wird dieser Erguß hämodynamisch lange Zeit nicht wirksam.

Der Erguß schließt im LPL etwa zwischen der Herzbasis und Mitte linker Vorhof, an einer Umschlagfalte, ab. Unter Aussparung der großen Gefäße überzieht das Perikard auch die Vorhöfe. Man unterscheidet den Perikard- vom Pleuraerguß, indem der Pleuraerguß die Aorta descendens im LPL umfaßt.

Die Entscheidung zur therapeutischen Punktion ist klinisch und echokardiographisch. Sobald die Kriterien für eine hämodynamische Wirksamkeit durch Herzbeuteltamponade beobachtet werden, sollte der Patient intensivmedizinisch überwacht werden. Die Verlaufskontrolle sollte bei identischer Lage und in Exspiration durchgeführt werden.

Kriterien für eine Perikardtamponade

Sie sind in erster Linie klinisch. Ein Rückstau wird echokardiographisch durch eine Bewertung des ZVD unter Anlotung der Vena cava inferior nachgewiesen. Ein erhöhter enddiastolischer linksventrikulärer Druck bei Perikardtamponade (PT) bewirkt eine Umkehr des E/A-Verhältnisses des diastolischen Mitralflows. Zusätzlich sieht man im Doppler ausgeprägte respiratorische Schwankungen des Mitralflusses, wie bei der konstriktiven Perikarditis. Mit beginnender Inspiration fällt der frühdiastolische Mitraliseinstrom bei einer Perikardtamponade dramatisch ab, mitunter um 50% und mehr. Die Folge ist eine meßbar verminderte Füllung der linken Kammer und ein vermindertes Schlagvolumen. Dies entspricht dem Befund des Pulsus paradoxus. Es sammelt sich das gesamte Preload im pulmonalvenösen System. Beim Gesunden wird der Mitralisflow nur minimal durch den Atemzyklus beeinflußt. Die inspiratorisch verminderte Füllung der linken Kammer erlaubt eine reziprok vermehrte Füllung des rechten Ventrikels. Damit ist der Trikuspidalisflow inspiratorisch erhöht. Dies, und der inspiratorisch verminderte Druck im Lungenkreislauf bewirken einen inspiratorisch erhöhten Pulmonalisflow.

Ein Früh- bzw. Warnzeichen des Perikardergusses, der hämodymamisch wirksam ist oder werden wird, ist der diastolische Kollaps des rechten Atriums und/oder des rechten Ventrikels. Der Kollaps des rechten Atriums ist sensitiver bezüglich einer Tamponade, als ein Kollaps des rechten Ventrikels. Ausmaß und Zeitdauer des Kollapses korrelieren mit dem Schweregrad der Perikardtamponade. Das M-mode ist diagnostisch sensitiver als das 2-D-Bild. Auch im Hinblick auf die Zuordnung des Kollapses zum Herzzyklus, der Ausmessung der Zeitdauer und der Quantifizierung ist das M-mode zu dokumentieren.

Ein hohes Preload des rechten Ventrikels, also bei hohem ZVD, kann zu falsch negativen Befunden führen. Deswegen wird die Vena cava abdominalis mitbeurteilt. Ein Volumenmangel kann zu falsch positiven Befunden bezüglich eines Kollapses führen. Dieser Tatbestand spiegelt sich auch im günstigen Effekt einer therapeutischen Erhöhung des Preloads bei kritischer Tamponade wider.

Bei der Perikardpunktion kann man die Nadel im 2-D-Bild sehen, die Nadelspitze jedoch meist nicht. Deswegen ist die Injektion einer aufgeschüttelten Kochsalzlösung als Echokontrastmittel günstig, um sicher zu sein, daß die Nadelspitze im Herzbeutel ist.

2.21.2 Untersuchungstechnik und Vorgehen bei Perikarderguß

Diagnose	2-D, M-mode		DD.: Pleuraerguß, epikardiales Fett

Quantifizierung	2-D, M-mode		semiquantitative Schätzung
			– großer PE um das ganze Herz:
			  Durchmesser > 1 cm
			– mittlerer PE um das ganze Herz:
			  Durchmesser < 1 cm
			– kleiner PE nur hinter LVPW:
			  Durchmesser < 1 cm

Herztamponade	M-mode	Abdomen	ZVD über die VCA
	2-D, M-mode	LPL, LPQ	Inspiratorische Lumenschwankung – inspiratorische Größenzunahme des RV – inspiratorische Verkleinerung des LV Kollaps von rechtem Atrium und/oder Ventrikel
	CW	Apikal	Umgekehrtes E/A-Verhältnis Inspiratorische Flowschwankungen – abfallender Mitral- u. Aortenflow – zunehmender Trikuspidal- u. Pulmonalflow
		Hepar	Exspiratorisch reduzierter oder sogar retrograder Flow in den Lebervenen
Konsequenzen	● Bei ersten Hinweisen für eine Tamponade Intensivüberwachung. ● Therapeutische Punktion abhängig von der Klinik und vom Echokardiographiebefund.		
Ätiologie	● Kryptogen, meist nach einem Virusinfekt ● Infektiös, meist bei einem Infekt der Luftwege, TB ● Maligner Erguß (z.B. bei einem Bronchialkarzinom) ● Autoimmunerkrankungen, Polyserositis (L.E.) ● Aortendissektion und Ruptur in das Perikard ● Thoraxtrauma, stumpf und spitz ● Myokardinfarkt (innerhalb von 1–3 Wochen) ● Urämie, harnpflichtige Substanzen reizen die serösen Häute ● Selten bei Herzinsuffizienz, Hypalbuminämie, Myxödem, hämorrhagischer Diathese ● Nach herzchirurgischem Eingriff		

2.21.3 Perikarderguß im 2-D-Bild und M-mode

Folgende Aspekte sollen im 2-D-Bild und M-mode (Abb. 2.67, 2.68a und b, 2.69a und b) zur Beschreibung des PE erfaßt werden:

- Echodichte,
- Ausdehnung und Tiefe,
- Stau in die Vena cava inferior,
- inspiratorische Lumenschwankungen,
- Kollaps einer oder mehrerer Herzhöhlen,
- Hinweise für einen Herzinfarkt,
- begleitender Pleuraerguß,
- Hinweise für ein Bronchialkarzinom,
- Hinweise für Metastasen im Herzbeutel.

2.21.4 Perikarderguß in der Dopplerechokardiographie

Folgende Fragen sollen zur Beschreibung eines PE und einer Herztamponade geprüft werden:

● Findet sich ein erhöhter LVEDP, ein inspiratorisch abfallender Mitralis- und Aortenflow sowie ein zunehmender Trikuspidal- und Pulmonalisflow?

Abb. 2.67. Linker und rechter Ventrikel im LPL. Der Erguß findet sich vor dem rechten und hinter dem linken Herzen. Der Perikarderguß ist tiefer als 1 cm. Damit handelt es sich um einen großen Perikarderguß

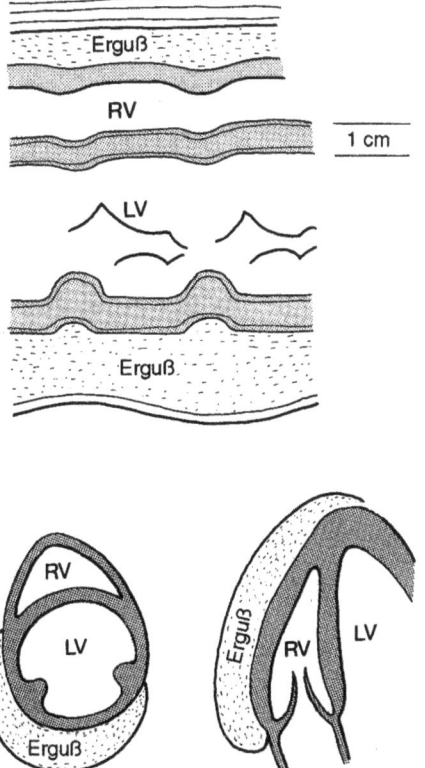

Abb. 2.68. a PE im LPQ. Der Erguß findet sich nur hinter dem LV. Er ist im Durchmesser größer als 1 cm. Wahrscheinlich kann sich dieser Erguß wegen einer Abkapselung nicht ausbreiten. b PE von apikal. Ein PE mit einem Durchmesser größer als 1 cm findet sich isoliert vor dem RV. Nur bei einer Abkapselung ist so ein Befund zu erwarten

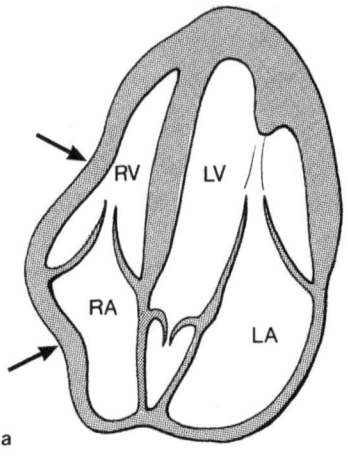

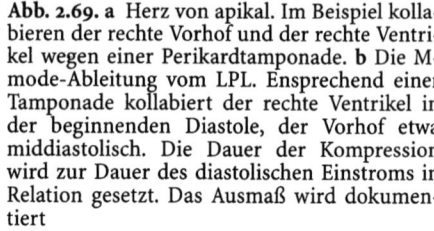

Abb. 2.69. a Herz von apikal. Im Beispiel kollabieren der rechte Vorhof und der rechte Ventrikel wegen einer Perikardtamponade. **b** Die M-mode-Ableitung vom LPL. Ensprechend einer Tamponade kollabiert der rechte Ventrikel in der beginnenden Diastole, der Vorhof etwa middiastolisch. Die Dauer der Kompression wird zur Dauer des diastolischen Einstroms in Relation gesetzt. Das Ausmaß wird dokumentiert

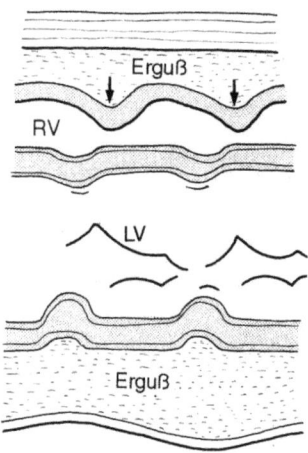

● Findet sich ein exspiratorisch reduzierter oder sogar retrograder Flow in den Lebervenen?

Normalerweise fließt sowohl in der Diastole, als auch in der Systole, Blut zum Herzen. Sowohl die Vorhof-, als auch die Ventrikelkontraktion, erzeugen einen Sog. Bei einer Tamponade entsteht ein Rückstau, der im fortgeschrittenen Stadium kaum noch zu überwinden ist. Dieser Rückstau wird durch den erhöhten thorakalen Druck in der Exspiration verstärkt.

2.22 Perikarditis

2.22.1 Grundlagen

Anamnese und Auskultation sind richtungsweisend. Selbst das EKG kann nicht, oder nur passager, verändert sein. Bei einer klinisch gesicherten Perikarditis, beispielsweise bei einem In-

fekt oder nach einem Infarkt, muß kein Erguß sichtbar sein. Ohne Erguß läßt sich eine akute Perikarditis mit dem 2-D-Bild und M-mode nicht ausschließen.

Verdicktes Perikard läßt sich mit Perikarderguß beschreiben. Das M-mode (Abb. 2.70) ist sensitiver und zur Messung geeigneter als das 2-D-Bild (Abb. 2.71). Jedoch ist ohne Perikarderguß eine Abgrenzung und Quantifizie-

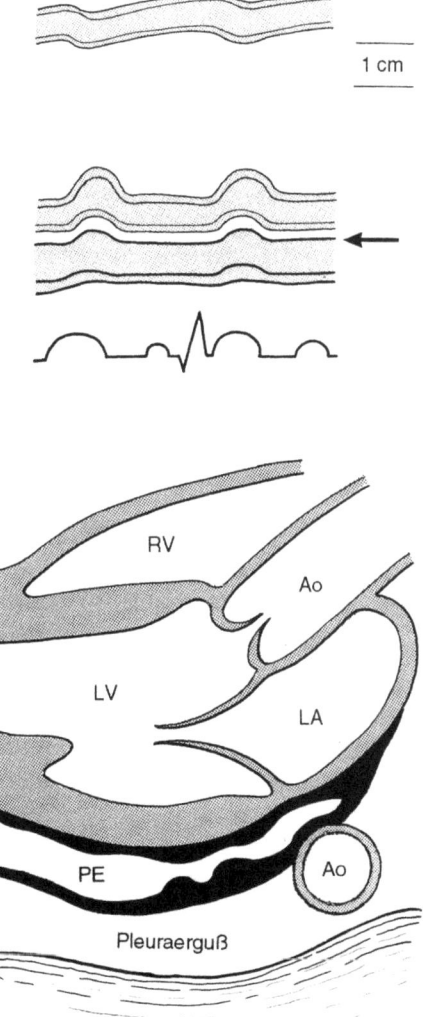

Abb. 2.70. M-mode-Anlotung durch den linken Ventrikel. Typischerweise erwartet man einen echoarmen Saum zwischen Epikard und Perikard (*Pfeil*). Im Beispiel sieht man eine deutliche Verdickung des Perikards, die man bei einer akuten Perikarditis in der Regel nicht sicher abgrenzen kann

Abb. 2.71. 2-D-Bild vom LPL. Es handelt sich um ein Beispiel, wie wir es bei einer Patientin mit protrahierter Bronchopleuropneumonie und Übergriff auf das Perikard gesehen haben. Die Aorta descendens liegt immer außerhalb des Perikardergusses. Ein Pleuraerguß findet sich häufig bei einer pulmonalen Genese der Perikarditis. Eine Verdickung und knotige Auftreibung des Perikards kann bei bakteriellen Perikarditiden gesehen werden

rung unsicher. Besteht der Verdacht auf
ein verdicktes Perikard im 2-D-Bild und
M-mode und eventuell auch der Hinweis auf eine konstriktive Perikarditis,
so ist das Röntgen, CT oder NMR diagnostisch spezifischer und sensitiver.

2.22.2 Perikarditis im 2-D-Bild und M-mode

- Man erwartet einen echoarmen
  Saum zwischen Hinterwand und Perikard.
- Epikard und Perikard sollten verdichtet sein.
- Das Perikard bewegt sich ohne Erguß parallel zur Hinterwand.
- Bei Perikarditis calcarea ist das
  Röntgen sensitiver.
- Beim malignen Erguß sucht man In-
  filtrationen der Herzbeutelblätter,
  die oft knotig sind. Primäre Ge-
  schwülste des Herzbeutels sind selten. Wesentlich häufiger ist das
Übergreifen von Bronchial- und
Mammakarzinomen, oder ein meta-
statischer Befall.
- Beim infektiösen Erguß mit Infekt
  der Luftwege findet sich oft ein re-
  trokardialer Pleuraerguß.
- Kleine Knötchen können ein Hinweis für eine tuberkulöse Perikarditis sein.
- Die Perikarditis epistenocardica ist
  auf das Infarktgebiet beschränkt.
- Verwachsungen und Kammerbildun-
  gen erwartet man bei chronischen
  Verlaufsformen.
- Angeborene Mißbildungen des Herzbeutels sind meist Defekte über dem
  linken Herzen. Man sieht Verdichtungen am Defektrand und eventuell sogar Einklemmungen des Myokards.
- Perikardzysten und Perikarddiverti-
  kel sollten nicht als gekammerte
  chronische Perikarditis interpretiert
  werden.

2.23 Ventrikelseptum-defekt

- Defekt im 2-D-Bild meist sichtbar
- Dilatation des linken Ventrikels
  und Vorhofes
- Rechtsbelastung bei pulmonaler
  Hypertonie
- Kontrastmittelauswaschung
- Farbpunkte im Septum
- Farbjet
- Druckgradient
- Shuntfraktion
- assoziierte Vitien

2.23.1 Grundlagen

Angeborene Defekte werden in der
Kindheit entdeckt. 70% der Defekte
sind perimembranös und singulär. 10%
finden sich im Bereich des muskulären
Septums. Letzteres hat eine trabekulär
geformte Oberfläche, und diese bewirkt
oft einen Ventrikelseptumdefekt (VSD)
mit multiplen kleinen Durchtrittsstel-
len. Trabekuläre Defekte sind, bedingt
durch die unruhige Oberfläche, nur in
50% der Fälle direkt im 2-D-Bild zu sehen. Irreguläre kleine Kanäle bahnen
sich ihren Weg durch das Trabekelwerk.
10% der VSDs finden sich im Infundibulum und 10% direkt unter dem atrio-
ventrikulären Einfluß. Sie sind im 2-D-

Bild in 80% der Fälle direkt zu erkennen. 50% der angeborenen VSDs verschließen sich, abhängig von der Größe, spontan bis zum 5. Lebensjahr. Nach dem 5. Lebensjahr wird wegen der Endokarditisgefahr, auch bei kleinen Defekten, ein operativer Verschluß empfohlen. Ansonsten wird ein Defektverschluß möglichst erst im 2. Lebensjahr durchgeführt (s. Lehrbücher der Kinderkardiologie).

Die Anlotung des Defekts soll senkrecht sein, einmal um die beste Auflösung zu bekommen, zum anderen, weil der Doppler gleich „hineingelegt" werden kann. Da das Septum gewölbt ist, wird es in mehreren Schnittebenen abgesucht. Während der systolischen Kontraktion kann der VSD aus der Schnittebene verschwinden. Ebenfalls ist ein spätsystolischer Verschluß des VSD bei kleinen Defekten möglich. Der hohe apikale Schnitt, also angenähert an den linksparasternalen Schnitt, ist zur Diagnose der VSDs unterhalb des AV-Kanals geeignet. Ansonsten wählt man die Schnittebenen, die senkrecht auf das Septum fallen, also die Anlotung vom SK, LPL und die Querschnitte. Zur exakten anatomischen Lokalisation sollte der VSD möglichst in 3 Ebenen erfaßt werden (s. Lehrbücher der Anatomie).

Infundibuläre Defekte sind oft mit einem Taschenklappenprolaps oder, in 5% der Fälle, mit einer Aorteninsuffizienz assoziiert. Diese bestimmt gewöhnlich die Prognose und die Operationsindikation. Perimembranöse Defekte zeigen mitunter eine aneurysmatisch ausgesackte dünne Membran. Ein AV-Vitium sollte bei Defekten im Einflußtrakt ausgeschlossen werden.

Echokardiographische prognostische Faktoren und, entscheidend für die therapeutischen Konsequenzen, sind die Defektgröße, die Shuntfraktion, die pulmonale Hypertonie, begleitende Vitien und die Herzleistung. Die Shuntfraktion ist abhängig von der Defektgröße und dem rechtsventrikulären Druck.

Abhängig von der Defektgröße kann ein VSD bereits im Säuglingsalter zum Herzversagen und Tod führen. Erhöht sich der pulmonalvaskuläre Widerstand, so entwickelt sich eine pulmonale Hypertonie (Eisenmenger-Reaktion) mit konsekutivem Rechts-links-Shunt, Zyanose, Polyglobulie und Trommelschlegelfingern. Eine Operation des VSD wird vor der Ausbildung einer irreversiblen pulmonalen Hypertonie empfohlen. Kinder tolerieren eine Shuntfraktion bis zu 50% bevor eine Rechtsüberlastung zu erwarten ist. Bei Erwachsenen muß man schon ab einer Shuntfraktion von 30% mit einer Rechtsüberlastung rechnen. Der pulmonalvaskuläre Widerstand sollte präoperativ noch kleiner als 1/3 des systemischen Widerstands sein. Höhere Werte sind irreversibel oder sogar progredient.

Der akute VSD ist eine Komplikation des Herzinfarktes, und tritt innerhalb von 1 Woche bei weniger als 1% der Infarktpatienten auf. Die Folge ist meist ein hochakutes Herzversagen. Die Behandlung des Lungenödems, eine Nachlastsenkung mit Nitroperfusor und Nitroprussid sowie ggf. eine intraaortale Ballongegenpulsation (IABP) sind die Maßnahmen, die vor einer Notfalloperation zur Stabilisierung eingeleitet werden. Die Diagnose wird echokardiographisch gestellt. Selten ist keine Ableitung möglich (z. B. bei COPD), und eine TEE müßte, soweit verfügbar, durchgeführt werden. Eine Erhöhung der Sauerstoffsättigung um mehr als 5% zwischen rechtem Atrium und rechter Kammer ist diagnostisch (PAK, ZVK). Ein akuter VSD mit einer Shuntfraktion von mehr als 50% führt zum akuten Rechtsherzversagen.

2.23.2 Untersuchungstechnik und Vorgehen bei Ventrikelseptumdefekt

Diagnose	2-D	LPL, LPQ, SK, hoher 3–5KB	– membranös (70 %) – Endokardkissendefekt – infundibulär – muskulär Auswascheffekt im Kontrastmittelecho
	Farbe	s. o.	Die Kombination aus 2-D-Bild und Farbdoppler erhöht die Sensitivität in allen Lokalisationen deutlich.
Quantifizierung	2-D	s. o.	Planimetrie des VSD in 2 Ebenen
	2-D	LPL, LPQ, apikal	Die Größe der Herzkammern wird initial und im Verlauf dokumentiert.
	CW	LPL, LPQ, SK hoher 3–5KB	– Druckgradient am VSD zwischen LV und RV – pulmonalarterieller Druck
	Farbe	s. o.	Vena contracta
	CW	Apikal, LPQ	Shuntfraktion über die Durchflußmethode
	2-D	Abdomen	ZVD über die Vena cava abdominalis
Konsequenzen	• Zur sicheren Quantifizierung der Schlagvolumina sowie der Widerstände im kleinen und großen Kreislauf wird der Rechtskatheter hinzugezogen. • Begleitende Vitien, v.a. eine AI, beeinflussen eine OP-Indikation. • Endokarditische Vegetationen sucht man im Bereich der Wirbelbildung, also rechtsventrikulär am VSD. Endokarditisprophylaxe bei invasiven medizinischen Eingriffen. • Erworbene VSDs bei Myokardinfarkt erfordern meist eine Notfalloperation. • Die konservative Therapie entspricht dem üblichen Vorgehen bei Herzinsuffizienz. • Die Indikation zum operativen Defektverschluß ist komplex (s. aktuelle Literatur).		

Folgende Kriterien werden herangezogen und etwa wie folgt gewertet:

	Operation erst im 5. Lebensjahr	Operation bei Beschwerden	Sofortige Operation
VSD	klein	mittel	groß
Defekt	< 0,5 cm^2/m^2 KÖ	0,5–1,0 cm^2/m^2 KÖ	> 1 cm^2/m^2 KÖ
Shunt	< 30 %	30–40 %	> 50 %
PAP	i. NB	< 50 % des systolischen RR	> 80 % des systolischen RR
PA/Ao-Widerstand	< 30 %	> 30 %	steigt
Symptome	keine	bei Belastung	Herzinsuffizienz

Ätiologie	• Meist angeboren. 30 % aller angeborenen Herzfehler • Erworben bei Myokardinfarkt oder Trauma.

2.23.3 Ventrikelseptumdefekt im 2-D-Bild und M-mode

- Im 2-D-Bild sind mittlere und große Defekte direkt sichtbar. Kleinere Defekte oder Defekte bei schlechten Schallbedingungen können in 10–30% der Fälle übersehen oder nicht gesehen werden. Perimembranös oder im Ausflußtrakt liegt die Sensitivität im 2-D-Bild bei 80–100%. Trabekuläre Defekte im muskulären Teil des Septums sind mittels 2-D-Bild nur in 50% der Fälle sichtbar. Die Kombination von 2-D-Bild mit dem Farbdoppler erhöht die Sensitivität in allen Lokalisationen deutlich. Nach Herzinfarkt sucht man im hypokinetischen oder aneurysmatisch veränderten Areal.
- Die planimetrisch erfaßte Defektgröße korreliert sehr gut mit den Autopsiebefunden.
- Beim VSD wird die Volumenarbeit vom linken Vorhof und vom linken Ventrikel aufgebracht. Entsprechend sind diese beiden Herzhöhlen bereits früh im Verlauf typischerweise vergrößert. Der rechte Ventrikel dilatiert in der Regel erst bei pulmonaler Hypertonie. Sie ist spätestens ab einem Shuntvolumen von mehr als 50% zu erwarten. Der rechte Ventrikel unterliegt dann einer Druck- und Volumenbelastung.
- Der rechte Vorhof dilatiert beim VSD nicht. Bei vergrößertem rechten Vorhof und rechten Ventrikel denkt man an einen Vorhofseptumdefekt (ASD). Beim ASD trägt das rechte Herz die Volumenbelastung.
- Bei Kontrastmittelinjektionen kann ein Auswascheffekt mit Wirbelbildung gezeigt werden. Bei Shuntumkehr sieht man einen Übertritt von echoreichen Kontrastmittelbläschen.

2.23.4 Ventrikelseptumdefekt in der Dopplerechokardiographie

- Ein Defekt nach Herzinfarkt ist oft kein schönes Loch, sondern besteht aus multiplen kleinen Löchern. Der Farbdoppler kann dies bei günstiger Anlotung sichtbar machen (Abb. 2.73).
- Eine Vena contracta wird ausgemessen.

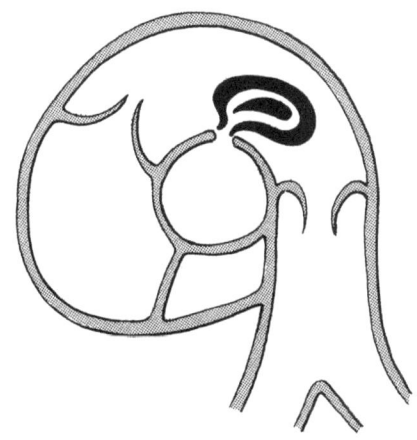

Abb. 2.72. Infundibulärer Ventrikelseptumdefekt. Im Idealfall kann man einen derartigen Defekt sehen. In der Regel wird der Fluß durch die Strömung im rechten Ventrikel abgelenkt, und Wirbelbildungen im farbkodierten Doppler zeichnen sich nur im und am Infundibulum ab

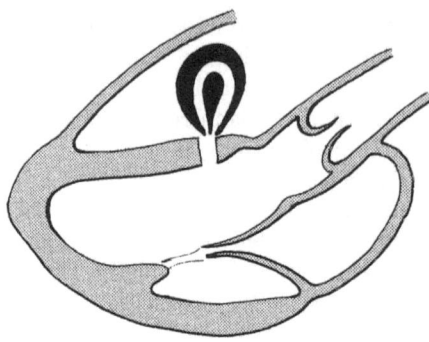

Abb. 2.73. Muskulärer Ventrikelseptumdefekt. So wird der Jet selten aussehen. Statt dessen kann man den Defekt durch Turbulenzen im und am Septum nur ahnen

- Mit der Durchflußmethode kann die Shuntfraktion berechnet werden. Bei kleinen Defekten ist die Bestimmung an der Pulmonalklappe zu ungenau (Abb. 2.72).
- Der maximale Druckgradient am VSD ist ein Kriterium für die Defektgröße. Kleine Defekte haben einen hohen Gradienten und große Defekte einen geringen Druckgradienten. Kleine Defekte sind nicht immer sicher ableitbar, und die Defekte wandern systolisch aus der Anlotung. Deswegen ist eine Aussage über den Druckverlauf und den Mitteldruckgradienten nicht sinnvoll. Der CW-Doppler wird senkrecht in den VSD gelegt. Ausgewertet wird der maximale Druckgradient nach der vereinfachten Bernoulli-Gleichung über V_{max}:

$$\Delta\ p_{max} = 4 \cdot V^2$$

Der Druckgradient ist abhängig vom Widerstand im Defekt. Damit gilt die Bernoulli-Gleichung nicht für kleine Defekte, die kaum sichtbar sind.

- Außerdem ist der Druckgradient abhängig vom Druck im rechten Ventrikel. Damit ist der Druckgradient ein Kriterium für die rechtsventrikuläre Belastung. Je höher der Gradient, desto kleiner ist der Defekt und desto geringer ist der rechtsventrikuläre Druck. Der Druckgradient wird vom arteriellen Blutdruck subtrahiert und man erhält den rechtsventrikulären Druck:

$$RR_{art.syst.} - \text{Druckgradient} = RR_{pulm.syst.}\ (mmHg)$$

Bei Vorliegen einer TI läßt sich dieser Wert prüfen. Falls der LVESP mit dem systolischen Blutdruck nicht übereinstimmt, also bei einer AS, ist diese Berechnung nicht möglich.

2.24 Vorhofseptumdefekt

● Echolücke von subkostal
● Rechtsbelastung
● Kontrastmittelauswaschung
● Jet im Farbdoppler
● Shuntfraktion

2.24.1 Grundlagen

In der Erwachsenenkardiologie spielt in der Regel (ca. 80%) der Secundum-Typ (ASD II) eine Rolle; der Aortenseptumdefekt (ASD) I und Sinus-venosus-Defekt dagegen nur in etwa jeweils 10% der Fälle. Bei Erwachsenen haben 30% ein funktionell verschlossenes Foramen ovale. Durch Druckerhöhung im rechten Herzen (Valsalva-Manöver oder Lungenembolie) wird dieser funktionelle Verschluß geöffnet und ein Rechts-links-Shunt (RLS) nachweisbar. Folgende Typen werden unterschieden:

● **ASD I**: Defekt direkt oberhalb der Klappenebene. Er zählt zu den Endokardkissendefekten, die den AV-Kanal, die AV-Klappen oder das Ventrikelseptum oft miteinbeziehen
● **Offenes Foramen ovale:**
 – anatomisch offen: sondierbar mit Links-rechts-Shunt,
 – funktionell verschlossen: Rechts-links-Shunt bei rechtsseitiger Druckerhöhung.
● **ASD II**: Defekt im Bereich der Fossa ovalis, zentral im Vorhofseptum; der häufigste ASD beim Erwachsenen.
● **Sinus-venosus-Defekt**: hoher Defekt, oft kombiniert mit einer Fehleinmündung einiger Lungenvenen in den rechten Vorhof.

Sehr selten sind tiefe Sinus-venosus-Defekte oder Defekte neben dem Koronarsinus, die Koronarvenensinus-Defekte. Sie finden sich auf Höhe der Herzbasis, also am Anulus fibrosus, am Übergang der Trikuspidalklappe in die Vena cava inferior. Extrem selten ist das Monoatrium ohne Vorhofseptum. Differentialdiagnostisch sollte ein langes Herzohr nicht mit einem ASD verwechselt werden. Ein Morbus Ebstein ist oft mit einem ASD assoziiert. Bei dieser Kombination sollte gezielt nach einer Pulmonalstenose gesucht werden.

Für die Hämodynamik ist die Größe des Defekts entscheidend. Beim Säugling wird ein Durchmesser von mehr als 8 mm und ein Shuntvolumen von mehr als 30%, beim Erwachsenen ein Durchmesser von mehr als 15 mm mit einem Shuntvolumen von mehr als 20% zu Beschwerden und zur Rechtsherzüberlastung führen. Ein Shuntvolumen von mehr als 40% des Pulmonalisdurchflusses gilt als Operationsindikation.

Das Shuntvolumen wird natürlich auch von den Druckverhältnissen beeinflußt. Je höher der Druck im kleinen Kreislauf, desto geringer ist der Shunt. Eine Shuntumkehr mit RLS und zentraler Zyanose bei Pulmonalsklerose ist die sogenannte Eisenmenger-Reaktion. Sie ist beim ASD mit 1–2% selten. Auch bei massivsten Volumenbelastungen des rechten Herzens sind selten rechtsventrikuläre Druckanstiege über 70 mmHg mit konsekutivem RLS zu beobachten. Bei Säuglingen ist der rechtskardiale Druck physiologischerweise erhöht, Symptome treten oft erst nach dem 1. oder 2. Lebensjahr auf.

Der direkte Nachweis erfolgt von subkostal. Der Dopplerstrahl hat einen günstigen senkrechten Winkel auf das Vorhofseptum. Die Auflösung und Schallbarkeit ist bei vielen Erwachsenen von subkostal allerdings schlecht. Im Vierkammerblick sieht man oft Echolücken, ohne daß eine Defekt vorhanden ist! Das sog. „T"-Zeichen, eine

Auftreibung der Ränder am Rand des ASD, ist nicht zuverlässig. Diese Verdikkung des Vorhofseptums findet sich auch an der Fossa ovalis. Da man viele Erwachsene von subkostal nicht gut schallen kann, wählt man auch mal einen Mittelweg zwischen Vierkammerblick und Querachse, dem verkürzten medialen Vierkammerblick. Die Anwendung von Kontrastmitteln oder des Farbdopplers führt meist zur Diagnose. Eine Kontrastmittelauswaschung kann jedoch auch durch den Einfluß aus der Vena cava oder dem Koronarsinus bedingt sein. Die TEE wird bei ungünstigen transthorakalen Schallbedingungen zur Diagnose und Quantifizierung herangezogen.

Die Shuntfraktion berechnet sich, wie beim VSD, aus dem Quotienten der Schlagvolumina im LVOT und im RVOT mittels der Durchflußmethode. Da die Ableitung des RVOT beim Erwachsenen meist ein ungünstiges Schall/Rausch-Verhältnis hat, ist eine Quantifizierung der Shuntfraktion zusätzlich mit dem Rechtsherzkatheter indiziert.

Die ASDs sind singuläre Defekte. Eine Rechtsherzbelastung im 2-D-Bild und M-mode bei einem Erwachsenen sollte Anlaß sein nach einem ASD zu suchen. Im Gegensatz zum VSD ist der rechte Vorhof und die rechte Kammer vergrößert. Der linke Ventrikel kann sogar verkleinert sein.

2.24.2 Untersuchungstechnik und Vorgehen bei Vorhofseptumdefekt

Diagnose	2-D, M-mode	Alle Ebenen	– Zeichen der Rechtsbelastung – kleiner, relativ kleiner oder sogar hypoplastischer LV
	2-D, Farbe	SK, verkürzter 4KB	– Echolücke – Jet – KM-Auswaschung
Quantifizierung	CW	Apikal, LPQ	Shuntfraktion
	2-D, Farbe	SK apikaler 4KB	– Defektgröße – Vena contracta
	CW	Apikal, LPQ	RVP
	2-D, M-mode	Abdomen	ZVD über die Vena cava inferior

Konsequenzen	● Endokarditisprophylaxe
	● Infektbekämpfung bei Kindern mit einer erhöhten Infektneigung bei ASD
	● Assoziierte AV-Klappenfehler oder Lungenvenenfehleinmündungen werden gesucht
	● Folgende Kriterien der Indikation zum Verschluß z.B. beim Erwachsenen, werden echokardiographisch geprüft:
	  – Defektgröße ($>$ 15 mm)
	  – Shuntfraktion ($>$ 40 %)
	  – Rechtsbelastung (mit erhöhtem RVP steigt das OP-Risiko)
	● Exakte Bestimmung der Shuntfraktion und des RVP mittels Rechtsherzkatheter
	● Bestimmung der Defektgröße und Lokalisation, ggf. mittels TEE, um die Möglichkeit eines transvenösen Verschlusses mit zu prüfen.		

Ätiologie	Angeboren		

Abb. 2.74. Typischer Befund eines ASD II von
subkostal.
● Rechter Vorhof und rechte Kammer vergrö-
ßert mit abgeflachtem Septum.
● Linker Ventrikel relativ oder absolut klein.
● Kontrastmittelauswaschung.
● Übertritt einiger KM-Bläschen trotz LRS in
den LA

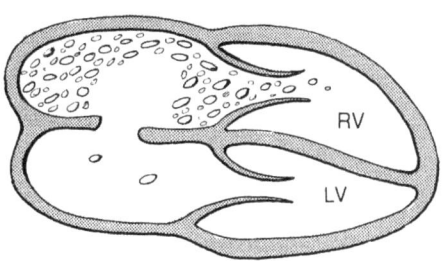

Abb. 2.75. Anlotung des ASD II von subkostal.
Typischer Flow bei ASD II. Kurzer Rückfluß
enddiastolisch bzw. frühsystolisch

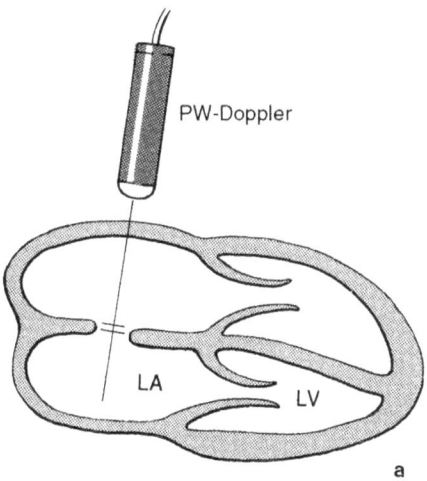

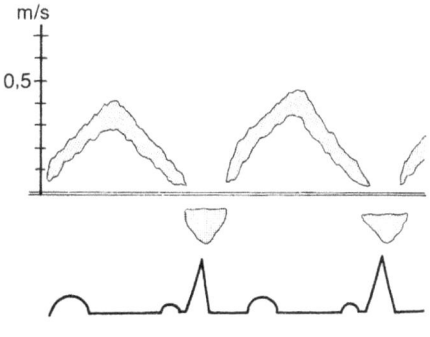

2.24.3 Vorhofseptumdefekt im 2-D-Bild und M-mode

- Der direkte Nachweis im 2-D-Bild hat eine Sensitivität von 65–90 % (Abb. 2.74).
- Eine rechtsventrikuläre Volumenbelastung mit kleinem linken Ventrikel ist typisch.
- Der KM-Auswascheffekt und geringe KM-Übertritte werden nachgewiesen. Mittels Valsalva-Manöver läßt sich ein RLS erzeugen mit KM-Übertritt. Da der Flow nicht streng unidirektional ist, findet auch bei LRS ein geringer KM-Übertritt in den linken Vorhof statt.

2.24.4 Vorhofseptumdefekt in der Dopplerechokardiographie

- Enddiastolisch und frühsystolisch zeigt der PW-Doppler auch einen kurzen Recht-links-Shunt (Abb. 2.75).
- Der PW-Doppler ist jedoch in der Sensitivität im Nachweis des ASD dem Farbdoppler unterlegen.
- Die Vena contracta wird bestimmt.
- Eine Trikuspidalinsuffizienz tritt meist bei signifikanter pulmonaler Hypertonie auf.
- Natürlich kann man mit dem Durchflußverfahren eine Shuntfraktion messen. Ob diese stimmt, ist im Einzelfall nicht sicher. Maßgebend bleibt die oxymetrische Shuntbestimmung mit dem Rechtskatheter.

2.25 Linksschenkelblock

Der Linksschenkelblock (LSB) ist keine 2-D-Bild- und M-mode-Diagnose. Trotzdem sollte man den Befund kennen, um ihn von einer inversen Septumbewegung bei Rechtsherzbelastung oder IVS unterscheiden zu können. Oft liegt beim LSB eine Dilatation und Herzinsuffizienz vor (Abb. 2.76).

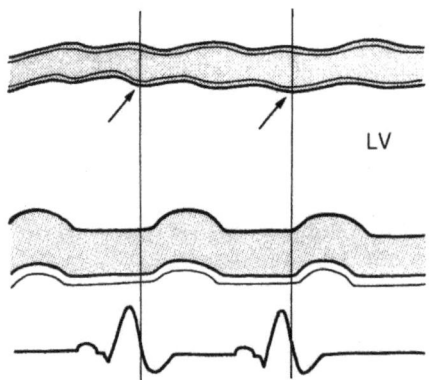

Abb. 2.76. M-mode-Anlotung des LV vom LPL bei Linksschenkelblock. Eine frühsystolische Dorsalbewegung des IVS beginnt unmittelbar nach der Q-Zacke. Die Kontraktion des LVPW folgt. Es kontrahiert beim LSB also die rechte Kammer früher, so daß im parasternalen M-mode eine frühsystolische Dorsalbewegung des Septums zu sehen ist.

2.26   Verkalkter Mitralring

Eine zunehmende Fibrose und Verkalkung am Ansatz des hinteren Mitralsegels stellt sich im UKG echodicht zwischen PML und LVPW dar (Abb. 2.77). Sie betrifft zunächst nicht den Klappenring. Ausgehend von dieser ringförmigen submitralen Lokalisation kann sich diese Verdichtung ausbreiten. Es erfaßt die hintere Mitralklappe, den Mitralklappenring im Bereich des hinteren Segels, dann den gesamten Mitralklappenring, die linksventrikuläre Hinterwand und schließlich auch die Klappenebene im Bereich der Aortenklappe. Begleitend sieht man oft eine Sklerose und/oder Immobilität des hinteren Segels. Das vordere Segel kann unauffällig sein. Dieser Befund hat Bedeutung bei Patienten mit absoluter Arrhythmie und der Erwägung, ob markumarisiert werden soll. Ein verkalkter Mitralring korreliert mit einer signifikanten Zunahme des Schlaganfallrisikos, unabhängig von anderen Kriterien. Ein Mitralklappenvitium sollte gesucht werden, vor allem bei ausgedehnten Befunden.

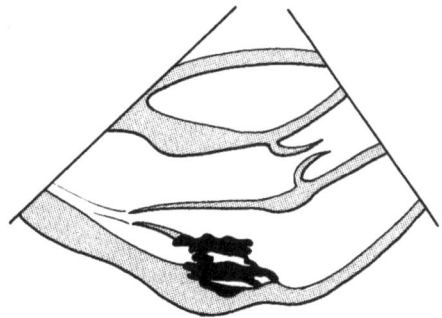

Abb. 2.77. 2-D-Bild vom LPL mit verkalktem Mitralring. Im Beispiel sind das Areal zwischen PML und LVPW, der PML-Ansatz und der Klappenring verdichtet

2.27   Morbus Ebstein

Der rechte Ventrikel ist „atrialisiert", mit der Trikuspidalklappe mitten im rechten Ventrikel. Dabei können Segelanteile mit dem Endokard verklebt sein und sind damit funktionsuntüchtig (Abb. 2.78a und b).

Ein weites Spektrum der Ausprägungen wurde beschrieben. In der leichteren Form sind die Trikuspidalsegel verlängert, reichen weit in den rechten Ventrikel, und die Klappenebene ist kaum merklich nach apikal verlagert. Es handelt sich dabei oft um Zufallsbefunde. Andererseits können die Segel und die Klappenebene soweit in die rechte Kammer verlagert sein, daß weniger als 1/3 des Ventrikels noch funktionell wirksam ist. Die Trikuspidalebene liegt dabei mehr als 1,5 cm apikaler als die Mitralisebene. Die Segel sind weitstreckig mit der Kammerwand verklebt oder durch Bänder zur Kammerwand funktionell stark eingeschränkt. Klinisch imponiert eine Rechtsherzinsuffizienz.

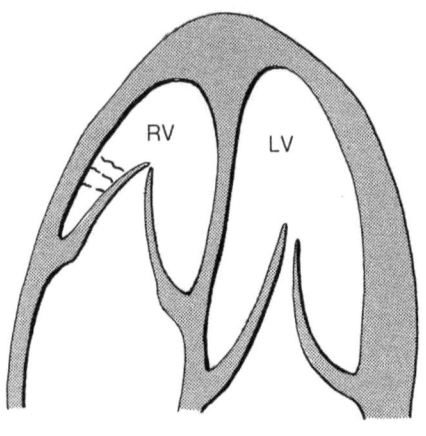

a

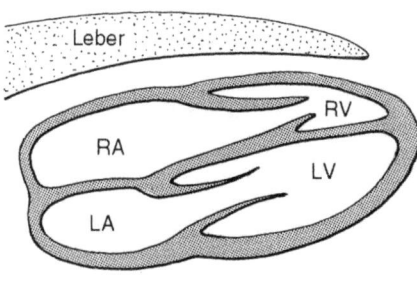

b

Abb. 2.78. a 2-D-Bild von apikal eines Morbus Ebstein. Die Klappenebene ist nach apikal verlagert. Bänder verbinden das vordere Segel und die Kammerwand. Der rechte Ventrikel ist dilatiert und das Septum abgeflacht. **b** 2-D-Bild von subkostal. Das septumnahe Trikuspidalsegel ist mit dem Septum verwachsen, die Klappenebene ist nach apikal verschoben

Gehäuft finden sich beim Morbus Ebstein:

- Trikuspidalinsuffizienz,
- Rechtsherzinsuffizienz,
- Vorhofseptumdefekt, ASD II,
- funktionelle Pulmonalisstenose bei prolabierendem vorderen Trikuspidalsegel,
- Pulmonalatresie,
- Mitralklappenprolaps,
- verminderte linksventrikuläre Leistung,
- WPW-Syndrom,
- Transposition der Arterien.

2.28 Myxome

Das Myxom geht klassischerweise von der Fossa ovalis des Vorhofseptum aus, ist gestielt und prolabiert diastolisch in den AV-Kanal. Zu 75 % entspringen sie im linken Vorhof, zu 20 % im rechten Vorhof. Selten kommen sie beidseits, multipel oder in den Ventrikeln vor. Ansonsten ist die Verdichtung von einem anderen Tumor oder einem Thrombus schwer zu unterscheiden. Das Myxom ist meist zottig. Im Kindesalter wird man eher an Rhabdomyome denken, beim Erwachsenen dominieren die Myxome. Andere primäre oder me-

Abb. 2.79. a Myxom im rechten Vorhof. Während der Systole liegt es dem Vorhofseptum an. **b** In der Diastole prolabiert es in den Ausflußtrakt und bewirkt eine Stenosierung

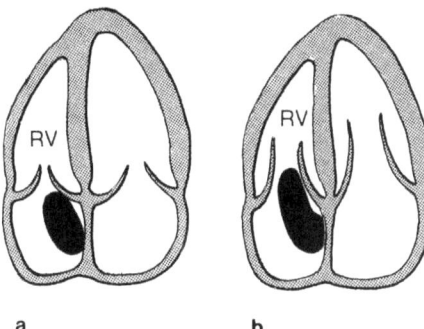

a   b

tastasierende Tumore sind wesentlich seltener. Zur Differenzierung intrakardialer Tumore kann man das NMR hinzuziehen.

Rechtsatriale Myxome können zur Trikuspidalstenosierung oder zu rezidivierenden Lungenembolien mit allen Konsequenzen, wie z. B. einer progredienten pulmonalen Hypertonie führen. Entsprechend kann man bei linksseitigen Myxomen eine funktionelle Mitralstenose und/oder systemische Embolien finden. Der Doppler mißt das Ausmaß der Stenose bei prolabierendem Myxom. Beim Prolabieren auf das vordere Mitralsegel wird der AV-Durchfluß stenosiert (Abb. 2.79a und b)

Durch die Lage im Vorhof können morphologische Fragestellungen sensitiver und genauer durch die TEE beant-

wortet werden. Folgende Aspekte werden geprüft:

● Morphologie:
  – Lage, Größe, Ursprung des Myxoms,
  – Stielansatz bei mobilen Myxomen.
● Stenosierung:
  – Prolaps des Myxoms,
  – Stenosefläche nach der PHT-Methode.
● Komplikationen:
  – Infizierung oder Einblutung,
  – Pulmonale Hypertonie.

Da die Letalität nach der Diagnose hoch ist, wird eine baldige Operation angestrebt. Danach kontrolliert man über 10–15 Jahre jährlich, da Myxome selten rezidivieren.

2.29 Thromben

Die Sensitivität des transthorakalen 2-D-Bildes für Thromben in den Vorhöfen liegt bei 50%. Schalenförmig anliegende Thromben oder Thromben in den Herzohren werden transthorakal

noch schlechter erfaßt. Wahrscheinlich kann man transösophageal fast alle Vorhofthromben sehen, wie aus neueren Studien hervorgeht.

Die Suche nach einem Thrombus ist eine häufige Fragestellung für die TEE vor elektrischen Kardioversionen bei absoluter Arrhythmie oder vor operati-

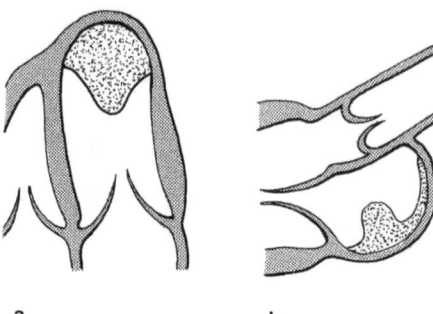

Abb. 2.80. a Kugelförmiger Thrombus in einem apikalen Ventrikelaneurysma. **b** Schalenförmiger Thrombus im linken Vorhof mit einer polypösen Apposition. Eine inhomogene Oberfläche der Apposition spräche für ein erhöhtes Embolierisiko

a   b

ven Eingriffen an der Mitralklappe. Bei einem Mitralvitium mit vergrößertem Vorhof, Vorhofflimmern, nach Myokardinfarkt mit der Ausbildung eines Aneurysmas und bei linksventrikulärer Dilatation mit Wandhypokinesien sollte ein Thrombus sicher ausgeschlossen werden, da diese Veränderungen zur Thrombenbildung prädisponieren. Bei Vorhofflimmern sollten insbesondere die Herzohren abgesucht werden. Da man bei Embolien oft keine Thromben mehr im Herzen findet, sollten prädisponierende Veränderungen sowie ggf. Turbulenzen bzw. Areale mit Stasen und Spontanechos beschrieben werden.

Thromben im linken Ventrikel lassen sich mit der TTE ebensogut erfassen wie mit der TEE. Die Sensitivität liegt hierfür bei 90%. Durch die Nähe zum Schallkopf kann man mit einem 3,5-MHz-Schallkopf eine bessere Auflösung erreichen. Dies gilt vor allem für Thromben im Herzapex. Bei schlechter Auflösung oder bei einem frischen Thrombus kann ein Füllungsdefekt im Farbdopplerflow, den man in mehreren Ebenen verifizieren und dokumentieren sollte, ein Hinweis für einen Thrombus sein. In den Herzohren kann der Farbdopplerflow helfen zwischen der trabekulären Muskulatur und einem Thrombus zu unterscheiden.

Die Echodichte kann dem Herzmuskel entsprechen, ist jedoch meist eher lockerer verdichtet mit unregelmäßigen echoärmeren und echodichteren Arealen. Dabei können Thromben zentral echoarm sein, oder sie sind irregulär geformt. Letztere werden mit einer hohen Embolierate assoziiert. Man unterscheidet tapetenartig bzw. schalenförmig anliegende, polypöse oder kugelige Thromben (Abb. 2.80a, b). Flottierende Thromben oder Thromben, die den Klappen anliegen sind ebenfalls möglich. Ein frischer Thrombus ist echoarm. Er grenzt sich kaum vom fließenden Blut ab.

Spontanechos sind stagnierendes Blut, wie man es in hypo- oder akinetischen Arealen findet. Die Vorstadien der Thromben, die Spontanechos, sind etwas echodichter als fließendes Blut und flau begrenzt. Stehendes Blut ist wegen der Geldrollenbildung der Erythrozyten echodichter. Der Nachweis von Spontanechos spricht für ein hohes Risiko einer intrakardialen Thrombenbildung. Unabhängig davon, ob Thromben im Herzen vorliegen, besteht bei Spontanechos ein erhöhtes Embolierisiko. Letzteres hängt damit zusammen, daß im stagnierenden Blut die Gerinnungskaskade bereits initiiert wird.

2.30 Virale Myokarditis

Nach WHO soll 1% der Virusdefekte mit kardialer Mitbeteiligung verlaufen. Chronische Verläufe mit DCM sind selten. Die akuten Verläufe mit Abgeschlagenheit, allgemeiner Muskelschwäche, verminderter psychischer Belastbarkeit und selten Dyspnoe, gehen teilweise über 6–18 Monate. Abwechselnd gibt es Phasen der vollen Belastbarkeit und der Abgeschlagenheit, wie bei protrahiert verlaufenden Infektionen mit Viren oder Chlamydien. In der Regel folgt eine vollständige Ausheilung. Wiederholte serologische Untersuchungen auf kardiotrope Viren ergeben in etwa 5–10% der Fälle eine Bestätigung der Verdachtsdiagnose. Antimyolemmale und antisarkolemmale Antikörper sind bei etwa 80–90% der Patienten positiv. Sie reagieren nach einigen Wochen und sie fallen dann langsam über Monate auf einen niedrigen Resttiter ab.

Trotz ausgeprägter Beschwerden sieht man selten etwas im 2-D-Bild und M-mode. Wahrscheinlich müßte man die Streßechokardiographie durchführen, nur das ist in der Akutphase kontraindiziert. Schwere Verläufe mit Kardiomegalie, generalisierten Kontraktilitätsstörungen und Herzinsuffizienz sind selten. Bei Mitbeteiligung des Perikards ist nach Zeichen einer Perikarditis oder eines Perikardergusses zu suchen.

Überraschend häufig sind regionale Motilitätsstörungen, wie man sie beim Myokardinfarkt beobachtet. Dies entspricht auch den Befunden bei multiplen Herzbiopsien. Histologische Veränderungen finden sich nicht generalisiert, sondern man muß multiple Areale biopsieren, um eine befallene Region zu erwischen.

2.31 Stumpfes Herztrauma

Mit dem Echo können, bei pathologischen CK-MB-Erhöhungen und EKG-Veränderungen, in 50% der Fälle Verletzungen am Herzen festgestellt werden. Da das CK-MB auch im Zwerchfell vorkommt, haben stumpfe Traumen mit CK-MB-Werten kleiner als 200 U/l eine Spezifität von nur 50% für eine kardiale Mitbeteiligung. Bei einer CK-MB größer als 200 U/l treten in nahezu allen Fällen kardiale Komplikationen auf. Umgekehrt sollen aber auch schwere Herzverletzungen ohne CK-MB-Erhöhung autoptisch gesichert worden sein. Vielleicht war das eine Frage der diagnostischen Lücke?

Im 2-D-Bild und M-mode sucht man nach:

- Reizzuständen des Perikards mit Verdickung und/oder Erguß,
- Einblutungen in das Perikard, eventuell mit einer Tamponade als wichtige Notfalldiagnostik,
- intramuralen Aufhellungen bei Quetschungen, eventuell mit Einblutungen, z. B. aus einer Koronararterie. Quetschungen können ödematös aufquellen. Ein Wandhämatom wirkt raumfordernd, und sie kann eine Herzkammer verlegen oder zu einem großen Teil ausfüllen,
- Intimaläsionen, die kurzfristig Ausgangspunkt für die Entstehung von Embolien werden können. Die Entstehung von Aneurysmen führt zur Thrombenbildung,
- einer Aortendissektion,
- Septumdefekten und Fistelungen (z. B. von der Aorta in den rechten Vorhof).

Das rechte Herz soll gründlich inspiziert werden, da es der EKG-Diagnostik entgeht.

Obligatorisch ist die morphologische und funktionelle Prüfung des Klappenapparates. Das Risiko soll bei 0,1 % liegen, bei vorgeschädigten Klappen ist es größer. An den AV-Klappen sind die Papillarmuskeln und die Chordae die Schwachstellen, die Aortenklappe reißt bevorzugt am Anulus aus.

2.32 Herzklappenprothesen

- klinische Verschlechterung
- Veränderungen im EKG
- veränderter Auskultationsbefund
- Hämolyse
- Embolien
- Klappenmotilität
- bauartbedingte vs. pathologische Stenosen
- bauartbedingte vs. pathologische Insuffizienzen
- paravalvuläre Regurgitationen
- Klappenthrombosierung
- Bindegewebseinwachsungen
- Endokarditische Vegetationen
- Ringabszesse
- linksventrikuläre Funktion

2.32.1 Grundlagen

Eine klinische Verschlechterung, Veränderungen im EKG, im Röntgen- und im Auskultationsbefund sollten immer Anlaß sein eine Herzklappenprothese echokardiographisch zu untersuchen.

Wünschenswert wäre, wenn jeder „Herzklappenpatient" einen Ausweis hätte, in dem die Ausgangswerte und Verlaufskontrollen bezüglich des EKGs, der Auskultation und der Echokardiographie dokumentiert wären sowie die technischen Daten des Herstellers vermerkt sind. Leider ist dies noch nicht der Fall. Ein Untersucher kann nun bei grenzwertig normalen Echobefunden nicht sagen, ob die Klappenprothese Ursache für eine akute klinische Verschlechterung ist. Klappentypen s. Tabelle 2.3.

Auskultorisch erwartet man bei einer normal funktionierenden Kunstklappe einen Öffnungsklick (ÖK) und einen Verschlußklick (VK). Für Kippscheiben- und Flügelklappen ist der VK lauter als der ÖK. Bei einer Starr-Edwards-Klappe sind VK und ÖK gleich laut und der ÖK kann verdoppelt sein. Bei einer Doppelflügelprothese kann einerseits der ÖK fehlen, ohne daß die Klappe geschädigt ist, andererseits kann aber auch eine Halbscheibe immobil sein und die andere Scheibe liefert normale Auskultationsbefunde. Klicks verschwinden oder werden dumpfer durch Vorhofflimmern, Herzversagen, Thrombosierungen, endokarditische Vegetationen, Bindegewebsüberwucherungen oder Materialversagen. Letzteres bewirkt in der Regel einen hochakuten Notfall mit kardiogenem Schock, bedingt durch das akute Vitium.

Ein kurzes Systolikum ist bei einer Kunstklappe in Aortenposition normal. Ein verlängertes Systolikum oder ein Diastolikum, vor allem wenn sie neu auftreten, sollten echokardiographisch abgeklärt werden. Eine funktionierende Kunstklappe in Mitralposition sollte keine Geräusche erzeugen. Bedingt durch den hohen Öffnungsdruck erwartet man bei Bioklappen Durchflußgeräusche. In Aortenposition findet man fast immer ein frühes kurzes Systolikum und in Mitralposition gelegentlich

Tabelle 2.3. Klappentypen

Klappentype	Beispiel und Beschreibung
Kippscheibenklappen	z.B. Medtronic-Hall (MH), Omnicarbon (OC), Björk-Shiley (BS), u.a. In einem Ring ist eine Scheibe asymmetrisch aufgehängt. Je nach Typ öffnet sich die Scheibe um 60–80 ° mit einem großen und kleinen Durchfluß. Die Art der Aufhängung bewirkt unterschiedliche funktionelle Regurgitationsbilder im Farbecho bei normaler Funktion.
Doppelflügelprothesen	z.B. St. Jude Medical (SJM), Duromedics, u.a. Zwei halbrunde Kippscheibenplatten stehen sich gegenüber. Jede halbrunde Scheibe ist asymmetrisch aufgehängt. Der Durchfluß ist im Zentrum mit zwei Seitenflüssen. Das normale Regurgitationsbild im Farbdoppler zeigt drei Keulen, eine zentrale und zwei Seitenkeulen.
Kugel-Käfig-Prothesen	z.B. Starr-Edwards-Prothese (SE). Eine Kugel verschließt den Ring und schlägt beim Durchfluß gegen den Käfig.
Gerüstlose Bioprothesen	z.B. Edwards Prima vom Schwein, u.a. Diese sog. „stenless" Bioprothesen werden beispielsweise als komplette Aortenwurzel mit Taschenklappen eingenäht.
Bioprothesen mit Gerüst	z.B. Schweineaortenklappe Hancock, Rinderperikardklappe Mitroflow. Sie sind theoretisch genauso zu beurteilen wie natürliche Klappen. Bioklappen haben eine kürzere Haltbarkeit als Kunstklappen und brauchen einen höheren Öffnungsdruck als native Herzklappen. Dadurch entstehen höhere Einflußgeschwindigkeiten als bei natürlichen Klappen.

ein Mesodiastolikum. Ansonsten verhalten sie sich wie native Herzklappen.

Embolien bei Patienten mit Kunstklappen sprechen zunächst für eine unzureichende Gerinnungshemmung. Echokardiographisch findet man jedoch oft keine Thromben. Das Gerinnungssystem wird durch Strudelbildung und Blutzelldestruktion durch Abscherungen (Fragmentozyten im Blutbild) aktiviert. Die so entstehenden Thromben müssen nicht unbedingt ortsständig sein. Eine ausreichende Antikoagulation mit entsprechender Überwachung sollte gewährleistet sein. Bei Embolien wird optimal antikoaguliert, idealerweise mit INR-Selbstmessung. Manche Autoren empfehlen die zusätzliche Gabe eines Thrombozytenaggregationshemmers. Sollten diese Maßnahmen ohne Erfolg sein und/oder die Kunstklappe ist geschädigt, so besteht die Indikation zum Klappenwechsel. Die Summe der Risiken für eine Thrombenbildung, Embolien und Blutungen durch

Antikoagulation scheint derzeit für alle Kunstklappenprothesen fast gleich zu sein. Das Risiko liegt statistisch bei 1–4 % pro Jahr und ist bei Klappenlokalisationen mit geringem Flow erhöht, also in der Mitralposition höher als in der Aortenposition. Das geringste Risiko scheint für eine SJM-, etwas höher für eine BS- und relativ am größten für eine SE-Klappe zu sein. Eine derzeit oft angesprochene Reduktion der Antikoagulation zur Senkung des Blutungsrisikos bei Patienten mit einer SJM-Klappe wird nicht empfohlen.

Eine zunehmende **Hämolyse** mit LDH- und Bilirubin-Anstieg sowie Hämoglobin und Haptoglobinabfall spricht für eine trans- oder paravalvuläre Regurgitation mit Zelldestruktion. Je nach Kunstklappentyp und Klappenlokalisation, bevorzugt in Aortenposition, treten Hämolysezeichen in unterschiedlichem Ausmaß auf. Auch hier wäre es wünschenswert, wenn in einem Herzklappenprothesenpaß Ausgangsbefunde und Verläufe dokumentiert wären. Akute Verschlechterungen könnten dann sofort als Hinweis für eine Veränderung an der Prothese gedeutet werden, die man dann echokardiographisch abklärt. Man unterscheidet eine kompensierte Hämolyse mit normalem Hb-Gehalt und eine dekompensierte Hämolyse mit Hb-Abfall.

Die **Dopplerechokardiographie** hat bei Kunstklappen mit beginnenden Veränderungen eine sehr geringe Spezifität und Sensitivität. Dies gilt vor allem für die Stenosen.

Stenosen der Kunstklappen lassen sich durch morphologische Veränderungen, Motilitätsstörungen, veränderte effektive Klappenöffnungsflächen, Druckgradienten und Flowquotienten erkennen. Eindeutig pathologische Befunde werden im Herzecho erkannt. Jede Klappenprothese ist bauartbedingt etwas stenotisch. Leider streuen die dopplerechokardiographischen Normalbefunde sehr weit. Diese Normalbefunde schwanken einmal von Autor zu Autor und sind für ein und dieselbe Klappe auch interindividuell sehr unterschiedlich. Sie hängen von der Herzleistung, dem Gerät, der Schallbarkeit, begleitenden Vitien, Wirbelbildungen und wahrscheinlich auch vom Untersucher ab. So wird beispielsweise für eine bestimmte Klappe ein mittlerer Druckgradient von 18 mmHg angegeben. In diesem untersuchten Kollektiv beträgt die Standardabweichung ± 5 mmHg und die erzielten Normwerte streuen von 8–27 mmHg. In einer anderen Untersuchung streute bei funktionstüchtigen Klappen gleicher Bauart die gemessene effektive Öffnungsfläche zwischen Werten von 0,7–3,3 cm^2. Der Mittelwert lag bei 1,45 cm^2 gelegen. Ohne Vor- und Ausgangsbefunde kann damit eine beginnende Veränderung alleine durch den Doppler nicht sicher diagnostiziert werden. Der Untersucher sollte mit dem

jeweiligen Herzzentrum telefonieren, um die Daten der Herzklappe, und vielleicht sogar die erhobenen Ausgangsbefunde zu bekommen. Vom Hersteller kann man oft die dopplerechokardiographischen Normwerte bekommen. Sie beinhalten den mittleren Druckgradienten bei einem bestimmten Klappendurchmesser. Gut ist es, wenn er noch auf die Herzleistung, das Schlagvolumen und/oder die Verkürzungsfraktion bezogen ist. Die Druckgradienten steigen fast linear mit der Herzleistung an. Eventuell kann man auch noch Durchschnittsdaten über die Flowgeschwindigkeiten, die Flowquotienten, das Regurgitationsvolumen und die effektive Öffnungsfläche erhalten. Leider streut auch die effektive Öffnungsfläche interindividuell bei derselben Kunstklappe und bei normaler Klappenfunktion sehr stark. Es spricht auch vieles dafür, daß die Kunstklappen unter Ruhebedingungen nicht immer vollständig öffnen. Bei zunehmendem Durchfluß, wie auch bei einem großen Pendelvolumen, steigen der Druckgradient und die effektive Öffnungsfläche. Mittelwerttabellen erzeugen bei der Beurteilung von Kunstklappen eine falsche Sicherheit. Wirklich hilfreich ist eine Vorbefundung, die in einem Paß oder ähnlichem dokumentiert ist. Fehlt eine Vorbefundung, so sollte trotzdem eine regelmäßige echokardiographische Verlaufsbeobachtung stattfinden.

Der **Druckgradient** über V_{max} ist zur Erfassung einer Kunstklappenstenose ungeeignet. Hohe Initialflows treten auch bei normalen Kunstklappen auf. Dies gilt vor allem bei hohem Auswurf. Verläßlichere Werte erhält man über den mittleren Druckgradienten, also über V_{mean}. Diesen Wert liefert der Computer durch Umfahrung des Stenoseflows mit einer Hüllkurve; er mittelt die einzelnen instantanen Geschwindigkeiten aus. Dabei wird nebenbei auch das Integral VTI berechnet. Der mittlere Druckgradient nach Bernoulli sollte parallel im Hauptstrom abgeleitet werden. Bei stenotischen Kunstklappen können die kleineren Nebenströme durch Reibungsverluste vermindert sein. Normwerte können für eine St. Jude Medical-Klappe mit 6 mmHg sehr niedrig sein. Bei einer Starr-Edwards-Klappe wurden Normwerte bis 30 mmHg gemessen.

Für die Anwendung der **Kontinuitätsgleichung** zur Berechnung der effektiven Öffnungsfläche sollte keine pathologische Aorten- oder Mitralinsuffizienz vorliegen. Gemessen wird nicht das V_{max}, sondern das VTI. Die Werte scheinen gut mit den technischen Daten zu korrelieren. Sie liegen immer unter den technisch errechneten Angaben der Hersteller. Sie streuen über einen sehr weiten Normbereich, so daß nur eine Verlaufsbeobachtung wirklich zuverlässige diagnostische Informationen liefert. Die Fläche des Ausflußtraktes vor der Klappenprothese sollte in mehreren Ebenen bestimmt, und die Meßpunkte genau definiert werden. Diese Angaben werden zusätzlich zur effektiven Öffnungsfläche dokumentiert. Damit kann eine Fehlerquelle eliminiert werden.

Die **Gorlin-Formel** kann angewandt werden, falls keine pathologischen Regurgitationen vorliegen. Das Schlagvolumen wird im LVOT bestimmt.

Der **mittlere Flowquotient** ist der Quotient aus den gemittelten Flußgeschwindigkeiten vor und in der Klappe. Nach Angaben einiger Autoren scheint er der robusteste und verläßlichste Parameter zur Beschreibung einer bauartbedingten Stenose und zur Verlaufsbeobachtung zu sein.

Die **PHT-Methode** wird nicht von allen Autoren einheitlich gewertet. Die Mitralstenose sollte tendenziell überschätzt werden. Auf alle Fälle wird die Öffnungsfläche über die PHT-Methode im Rahmen der Untersuchung mit er-

faßt und den anderen Werten gegenübergestellt. Leider streut dieser Parameter sehr weit, und von vielen Untersuchern konnte keine Korrelation mit den technischen Daten des Herstellers hergestellt werden.

Möglicherweise wird die Dopplerechokardiographie unter Belastung oder unter Dobutamininfusion die momentane Unsicherheit bei der Dopplerdiagnostik von Kunstklappenstenosen beseitigen.

Bei **Insuffizienzen** von Kunstklappen hängt die Ausdehnung des Regurgitationsjets auch vom Gerät, der Schallbarkeit und von der Ableitungsebene ab. Hochgradige Insuffizienzen lassen sich im Farbdoppler sofort erkennen. Grenzwertige Befunde, also pathologische versus bauartbedingte Regurgitationen, lassen sich oft nicht sicher voneinander abgrenzen. Deswegen müssen die anderen Kriterien für eine signifikante Klappeninsuffizienz mit herangezogen werden. Hierzu verweise ich auf die entsprechenden Kapitel der nativen Klappen. Ein PISA-Phänomen vor einer Klappe ist immer ein Hinweis für eine pathologische Regurgitation. Eine Besonderheit ist der Anstieg des mittleren Druckgradienten und der effektiven Öffnungsfläche bei pathologisch-insuffizienten Kunstklappen. Da jede Kunstklappe leicht stenotisch ist, ist dies die Folge eines großen Pendelvolumens. Bei einem Verdacht auf pathologische Regurgitationen der Kunstklappe in Mitralposition wird man die TEE hinzuziehen. Trotz Schallauslöschung der Kunstklappe erlaubt die TTE oft eine Darstellung; die Jetgröße kann allerdings nicht immer qualitativ und quantitativ sicher beurteilt werden. Oft wird sie auch nicht gesehen oder unterschätzt. Dieses Problem ist geringer bei Bioklappen, die aber schalldichter sind als natürliche Klappen. Sie sind normalerweise nicht, oder gelegentlich nur

minimal, insuffizient. Transvalvuläre
und paravalvuläre Insuffizienzen lassen
sich mit dem Farbdoppler nicht immer
sicher abgrenzen. Durch Absuchen mit
dem CW-Doppler kann der Defekt
eventuell lokalisiert werden. Zur Unter-
scheidung einer transvalvulären von einer paravalvulären Insuffizienz muß oft
ergänzend eine Kontrastmitteldarstel-
lung durchgeführt werden (Aortographie bei der AV und Ventrikulographie
bei der MV), um unnötige Operationen
zu vermeiden.

Leichte Regurgitationen sind bei
Kunstklappenprothesen bauartbedingt.
Die Scheibe der Kunstklappe legt sich nur
auf den Ring. Es entstehen ein Regurgitationsjet beim Klappenschluß und kleine
Regurgitationsfähnchen nach Klappenschluß mit einer schmalen Vena contracta. Die Jetmorphologie hängt von der
Bauart der Kunstklappe ab. Das Refluxvo-
lumen sollte kleiner als 10 % des Schlagvolumens sein. Bei der SJM liegt sei bei
15 %, bei der Starr-Edwards-Klappe um
7 %. Dies läßt sich natürlich nicht mit
dem Farbdoppler bestimmen. Man muß
die Differenz der Schlagvolumina messen, was rein echokardiographisch mit
einigen Fehlermöglichkeiten behaftet ist.
Morphologische Veränderungen werden gesucht. Thrombosierungen, endokarditische Vegetationen und Bindegewebseinwachsungen in die Klappenprothese können zu Motilitätsstörungen
der Klappe führen. Oft können sie morphologisch im Frühstadium noch nicht
erkannt werden. Veränderte Flows und
eine veränderte Klappenmotilität im
M-mode sind Hinweise. Bei diesen
morphologischen Fragestellungen ist
die TEE sensitiver als die TTE. Bei Patienten mit Kunstklappen in Mitral-
und Aortenposition kann die Aortenklappe durch die Mitralklappe aus der
Sicht der TEE verdeckt sein.

Bei Bioklappen achtet man im besonderen auf Fibrosierungen, Verdik-

kungen und Kalzifikationen. Bei jungen
Patienten läuft dieser degenerative Pro-
zeß schneller ab, als bei alten. Das Im-
plantationsdatum ist zur Klappenbeur-
teilung bei Bioklappen anzugeben. Im
2-D-Bild kann man bei normalen Bioklappen nur den echodichten Halteapparat sehen. Damit ist eine M-mode-
Anlotung nur bedingt möglich. Dieser
Halteapparat schützt die Prothese vor
Verziehungen und Dilatationen. Andererseits entstehen an den Stents der Se-
gelaufhängungen Scherkräfte, die zur
Materialermüdung und damit an diesen
Stellen zu Einrissen führen können.

Ist die Frage nach einer einge-
schränkten Motilität mit dem TTE und
TEE, wegen Überlagerung, Schallschat-
ten oder Wiederholungsechos, nicht sicher zu beantworten, so beobachtet man
eine Metallklappe im Röntgen unter
Durchleuchtung. Hierzu stellt man den
Kunstklappenring und die Klappen-
scheibe in einer Ebene mit dem Rönt-
genstrahl dar. Normale Öffnungs- und
Verschlußwinkel können vom Hersteller
abgefragt werden. Der Ring sollte sich
um weniger als 10 ° im Herzzyklus neigen. Ansonsten muß man von einer
Nahtinsuffizienz mit Leckage ausgehen.

Der **Klappenring** wird echokardiographisch auf Instabilitäten, Lecks, Fi-
stelbildungen (z. B. vom linken Ventrikel
in den rechten Vorhof), Pseudoaneurys-
men und Abszesse untersucht. Idealerweise liegt der Klappenring senkrecht
im Blutstrom bzw. parallel zur Klappenebene. Eine Verziehung der Klappenebene zu den Kammerwänden spricht
für eine Nahtinsuffizienz oder gefährdet
die Beweglichkeit der Ventilscheiben.

Morphologische und funktionelle
Veränderungen des „Restherzens" werden bei einer echokardiographischen
Untersuchung der Klappenprothesen
dokumentiert. Im besonderen erfaßt
man die echokardiographischen Kriterien der systolischen und diastolischen

Herzleistung, die nativen Klappen, die Morphometrie des Herzens und das Perikard.

Andere Ursachen, also nicht klappenprothesenbedingte Ursachen, für eine kardiale Verschlechterung werden geprüft. Hierzu gehören unter anderem der Herzinfarkt, Lungenembolien, eine zunehmende pulmonale Hypertonie, Arrhythmien, Vorhofflimmern, Anämien, Nierenversagen mit Überwässerung, Hypoxien, Fehler an den nativen Herzklappen, Infektionen u.a.

Fazit

- Dopplerbefunde bei beginnenden Stenosierungen sind meist nur mit einer Vorbefundung verwertbar. Allerdings muß noch gezeigt werden, daß die Dopplerbefunde von unterschiedlichen Untersuchern reproduzierbar sind. Die Kontinuitätsgleichung und der Flowquotient sind wahrscheinlich noch die robustesten Parameter.
- Eine umfassende Echodiagnostik des Herzens gehört immer zur Abklärung von Patienten mit Klappenprothesen.

- Die Röntgendurchleuchtung kann bei Unsicherheiten bezüglich der Klappenmotilität mit herangezogen werden.
- Bei morphologischen Fragestellungen an der Herzbasis, den Vorhöfen und bei Mitralinsuffizienzen ist die TEE der TTE überlegen.
- Eine auffällige Anamnese, ein veränderter Auskultationsbefund oder ein veränderter EKG-Befund sollten nicht wegen eines unauffälligen transthorakalen Echobefundes übergangen werden. Dafür ist die TTE nicht sensitiv genug. Dies gilt insbesondere für Thromben und Endokarditiden.
- Nichtklappenbedingte Ursachen einer kardialen Verschlechterung werden ausgeschlossen.
- Technische Daten, Verlaufsbefunde, Röntgen-Thorax, das EKG, Auskultationsbefund und die Anamnese sollten bei der Untersuchung bekannt sein. Der Auskultationsbefund kann bezüglich einer Kunstklappenveränderung sensitiver als die Echokardiographie sein.
- Jede mechanische Dysfunktion wird dem Herzchirurgen vorgestellt.

Tabelle 2.4. Dopplerbefunde einer Kippscheibenprothese (s. 2.32.3) in Aorten- und Mitralposition. *Größe* Durchmesser, *AOA* technische AÖF, wie sie der Hersteller angibt, *EOA* effektive Öffnungsfläche nach der Kontinuitätsgleichung Δp_{max} maximaler Druckgradient, Δp_{mean} mittlerer Druckgradient

Größe [mm]	AOA [cm^2]	EOA [cm^2]	V_{max} [m/s]	Δp_{max} [mmHg]	Δp_{mean} [mmHg]	PHT [ms]
Aortenposition						
21	2,0	1,1 +/- 0,2 (0,8–1,4)	3,0 +/- 0,2 (2,8–3,8)	38 +/- 10 (31–58)	22 +/- 7 (17–37)	
25	3,1	2,1 +/- 0,8 (1,3–3)	2,4 +/- 0,2 (2,1–2,6)	22 +/- 4 (17–27)	15 +/- 4 (9–16)	
29	4,5	4,1 +/- 0,7 (3,6–4,6)	1,8 +/- 0,3 (1,6–2,0)	13 +/- 4 (10–16)	8,0 +/- 2 (7–10)	
Mitralposition						
25	3,1	2,2 +/- 0,6 (1,3–3,1)	2,0 +/- 0,2 (1,7–2,2)	15 +/- 3 (14–19)	5,0 +/- 1 (4–7)	105 +/- 29 (70–158)
31	4,5	2,8 +/- 0,9 (1,8–4,4)	1,6 +/- 0,1 (1,5–1,8)	9,0 +/- 1 (8–11)	4,0 +/- 1 (3–6)	88 +/- 27 (50–122)

2.32.2 Untersuchungstechnik und Vorgehen bei Kunstklappenprothesen

2-D	Beurteilung des Klappenringes:	● Liegt er in der Ebene der Herzbasis?
		● Ist der Nahtring fixiert, oder wackelt er?
		● Suche nach
		  – Pseudoaneurysmen,
		  – Abszessen,
		  – Fistelbildungen.

	Klappenmorphologie:	● Erscheint die Klappe intakt und vollständig?
		● Suche nach
		  – Kalzifikationen,
		  – Fibrosierungen,
		  – endokarditischen Vegetationen,
		  – Bindegewebseinwucherungen und
		  – Thrombosierungen.
		● Bei Mitralprothesen ggf. TEE hinzuziehen.

	Klappenbeweglichkeit:	● Erscheint die Exkursion normal? ● Bei Verdacht auf eine Störung, im TTE oder klinisch, wird die Röntgendurchleuchtung oder die TEE hinzugezogen.
	Herzmaße:	● Planimetrie der Herzhöhlen ● Hinweise für eine Rechtsbelastung?

M-mode	Klappenbeweglichkeit:	● Öffnungsamplitude
		● Öffnungsgeschwindigkeit
		● E-Welle:
		  – spitz (normal)
		  – abgerundet (Behinderung)
		  – mehrphasisch (Regurgitation)

	Herzleistung:	● Verkürzungsfraktion ● Ejektionsfraktion ● Herzminutenvolumen ● Schlagvolumen ● diastolische Funktion
	Herzmaße:	● Wandhypertrophien? ● Dilatationen? ● ZVD über die Vena cava abdominalis
Doppler	Stenosen:	● Mittlerer Druckgradient nach Bernoulli ● Druckgradient in Relation zur Herzleistung ● Effektive Öffnungsfläche nach der Kontinuitätsgleichung ● Flowquotient ● PHT-Methode bei Stenosen in Mitralisposition ● Rechtsventrikuläre Belastung (RVP, PAP)
	Insuffizienzen:	● Jet im Farbdoppler ● PISA-Phänomen ● Vena contracta ● Form des Regurgitationsflusses im CW-Doppler ● Vorzeitiger Mitralklappenschluß bei AI ● Mittlerer Druckgradient ● Effektive Öffnungsfläche ● Regurgitationsfraktion ● Pendelfluß in der Aorta ● TEE bei Kunstklappe in Mitralposition ● Klappenring mit CW-Doppler absuchen ● Rechtsventrikuläre Belastung

Tabelle 2.5 Verschiedene Kunstklappen in Aortenposition

Hersteller	Größe	21	25	27
Starr-Edwards	AOA	1,4		2,2
	EOA	1,3		1,5
	Δp_{max}	54		40
	Δp_{mean}	34		23
Bjork-Shiley	AOA	2,0	3,1	3,8
	EOA	1,5	2,1	
	Δp_{max}		17	21
	Δp_{mean}		10	11
Medtronic Hall	EOA	0,8	1,9	1,9
	Δp_{max}	25	14	19
	Δp_{mean}	14	8	10

2.32.3 Dopplerbefunde

Die Tabellen 2.4 und 2.5 haben, wie bereits mehrfach erwähnt, nur bedingt eine diagnostische Bedeutung. Sie werden hier aufgeführt, um dem Leser einen Anhalt für die Größenordnungen der Normalbefunde zu vermitteln.

In Tabelle 2.4 handelt es sich um die Daten der Allcarbon Kippscheibenklappe der Firma Sorin Biomedica, Saluggia, Italien. Die Bauart entspricht der Bjork-Shiley-Klappe. Die Daten drucke ich ab, mit der freundlichen Erlaubnis von Dr. Luigi Badano, Genova, Italien; er publizierte sie im European Heart Journal (1993) 14: 1602–1609.

Um den Rahmen dieses Buches nicht zu sprengen, verweise ich auf eine Auswahl von Publikationen:

Badano L (1993) Eur Heart J 14:1602–1609
Nihoyannopoulos P (1992) Eur Heart J 13: 348–355
Horstkotte D (1983) Z Kardiolog 72: 385–393, 429–437
Fehske W (1994) Heart Valve Disease. pp 263–270
Javier F Advances in Cardiovascular Engineering. Plenum Press, New York
Reisner SA (1988) J Am Soc Echocardiographie 1: 201

2.32.4 Eine Auswahl wesentlicher Prothesentypen

● Bei den Kippscheibenklappen ist im Ring eine Scheibe asymmetrisch aufgehängt. Jeder Hersteller hat seine eigene Bauart. Im wesentlichen kann die Scheibe aus Metall oder Kohlefaser sein, und die Art der Aufhängung variiert (Abb. 2.81). Die Form der Regurgitationsjets hängt von der Bauart ab. Die Medtronic-Hall-Klappe zeigt ein zentrales Refluxfähnchen im Bereich der Aufhängung. Ansonsten findet man diese Jets am Ring. Die effektive Klappenöffnungsfläche wird vom Durchfluß beeinflußt. Bei niedrigen Flows ist die Klappenöffnung geringer als bei

Abb. 2.81. Schemazeichnung einer Kippscheibenprothese

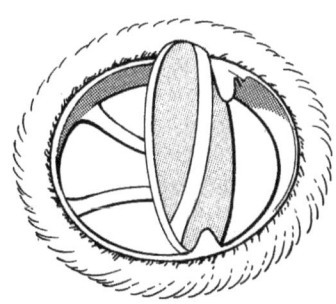

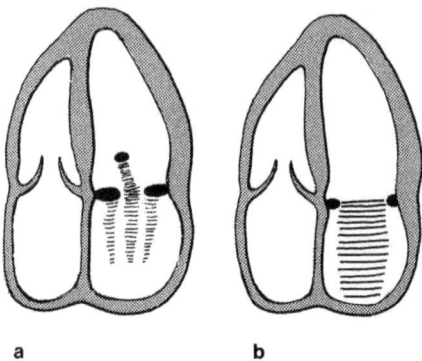

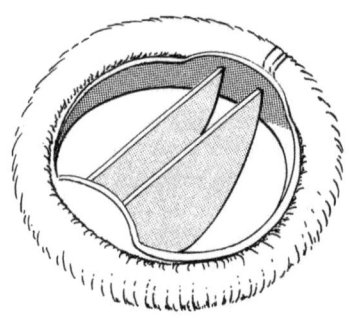

Abb. 2.82 a, b. Eine Kippscheibenprothese in Mitralposition. Während des diastolischen Durchflusses sieht man die 3 Schallauslöschungen des Rings und der gekippten offenen Scheibe (a). Während der Systole erzeugt die echodichte Prothese ein breites Band des Schallschattens (b)

Abb. 2.83. Schemazeichnung einer Doppelflügelprothese

hohen Flows (Abb. 2.82a und b). Mit dem M-mode sollte man die Scheibenfläche möglichst senkrecht anloten. Wenn sich die Scheibe bei der Klappenöffnung in den Schallstrahl bewegt, bekommt man eine Schallauslöschung hinter der Scheibe. Dies kann je nach Anlotungswinkel anders aussehen. Falls nur die Scheibe erfaßt wird, wird die Schallauslöschung nur beim Durchfluß stattfinden. Wird auch der Klappenring mitangelotet, so ist die dorsale Schallauslöschung über den ganzen Herzzyklus zu sehen. Der Schallschatten zeigt sich als Wiederholungsecho mit multiplen, parallel verlaufenden Linien. Der Klappenschluß und die Klappenöffnung soll-

ten sich geometrisch geradlinig mit steilen scharfkantigen Bewegungen abbilden. Das ideale Schallfenster hängt vom Öffnungswinkel und der Klappenlokalisation ab. Man muß suchen, von welchem Schallfenster der optimale Ausschlag abgeleitet werden kann und dokumentiert dies für Nachuntersuchungen.

● Die St. Jude Medical-Klappe ist eine Doppelflügelprothese (Abb. 2.83). Zwei halbrunde Scheiben mit zentraler Aufhängung öffnen sich schmetterlingsartig. Die bauartbedingten Regurgitationsjets zeigen 3 Keulen. Der Bewegungsausschlag im M-mode sollte beide Flügel erfassen. Bei Durchfluß sieht man, wie sich die Scheiben symmetrisch aufeinander

Abb. 2.84. Eine Doppelflügelprothese in Mitralposition. Eventuell kann man in der Diastole die beiden Kippscheiben im TTE abgrenzen. Für eine exakte morphologische Beurteilung, falls es Hinweise für pathologische Veränderungen gibt, wird die TEE durchgeführt

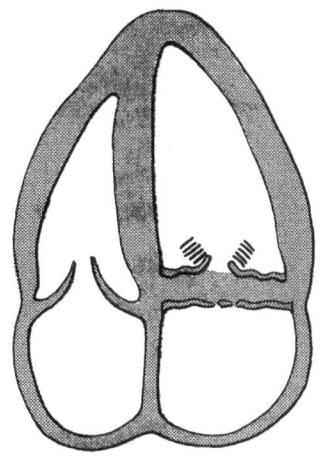

Abb. 2.85. a Schemazeichnung einer Kugel-Käfig-Prothese. **b** Im M-mode sieht man die Kugelbewegung, breite Schallschatten und eventuell den Käfig

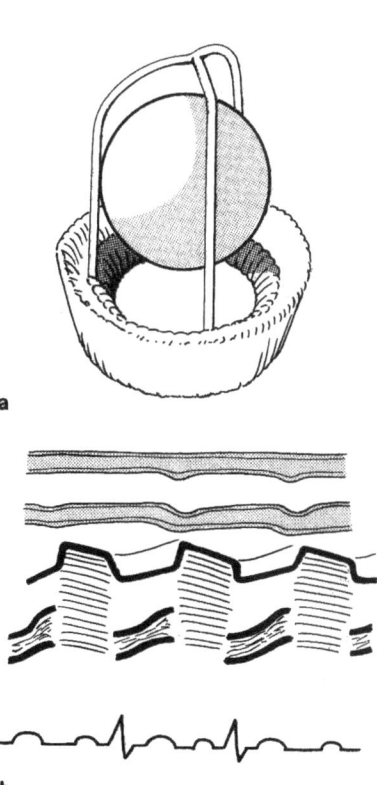

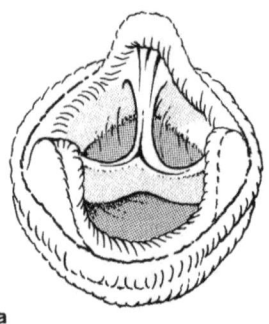

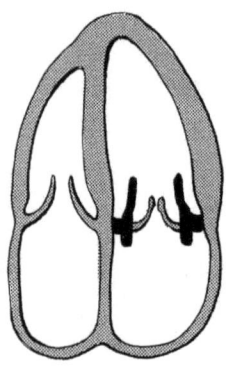

b

zubewegen (Abb. 2.84). Dieser Klappentyp bedarf nur sehr niedriger Öffnungsdrücke.

● Die Starr-Edwards-Klappe ist ist eine Kugel-Käfig-Prothese (Abb. 2.85 a, b). Sehr hohe Öffnungsdrücke sind nötig, um eine ausreichende effektive Öffnungsfläche zu bekommen, und die Klappe kann störend laut sein. Der Blutfluß wird um die Kugel geleitet, mit Turbulenzen hinter der Kugel beim Durchfluß. Es finden sich nur geringe funktionelle Regurgitationsjets beim Klappenschluß. Diese Klappe wird heute kaum noch eingebaut. Man begegnet ihr immer noch bei älteren Patienten, was eigentlich für diesen Klappentyp spricht.

● Bioprothesen mit Gerüst sind in einem echodichten Halteapparat aufgehängt (Abb. 2.86a). Grundsätzlich verhalten sie sich wie natürliche Klappen. Sie brauchen einen höheren Öffnungsdruck und sind echodichter (Abb. 2.86b). Sie wirken über die PHT-Methode und den EF-Slope ewas stenotisch, da sie sich langsamer öffnen als native Klappen. Dies ist jedoch auch ein Hinweis für eine zunehmende Degeneration. Eine Klappenverdickung kann degenerativ, aber auch durch eine Endokarditis oder eine Thrombosierung bedingt sein. Der Halteapparat mit den Stents steht einer problemlosen M-mode-Ableitung etwas im Wege. Regurgitationen kommen bauartbedingt nicht vor. Bei Verdacht sucht man bevorzugt an den Stents an der Taschenaufhängung.

2.32.5 Ausgewählte pathologische Befunde

● Die Klappenöffnungskurve im M-mode gibt Hinweise auf Bewegungs-einschränkungen durch Thromben oder Bindegewebseinwachsungen sowie Insuffizienzen und Stenosierungen. Die reverbierenden Schallschat-ten hinter der M-mode-Linie wurden nicht eingezeichnet (Abb. 2.87a–c).

– Normale M-mode-Kurve einer Kippscheibenprothese in Mitral-position; die Klappenbewegungen sind steil und scharfkantig (Abb. 2.87a).

– Dieselbe Prothese wird durch Bindegewebseinwachsungen in ih-ren Exkursionen eingeschränkt. Durch höhere Drücke bei Bela-stung wird sie eventuell weiter ge-öffnet. So eine Kurve kann jedoch auch die Folge einer ungünstigen Anlotung sein (Abb. 2.87b).

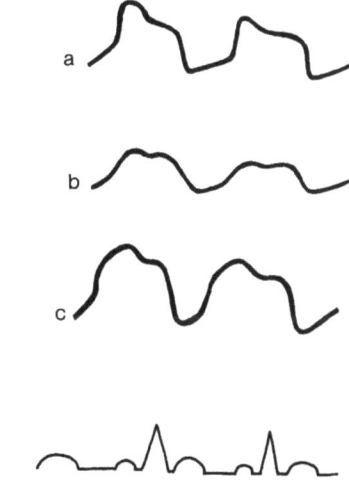

Abb. 2.87 a–c. M-mode-Kurve einer Kipp-scheibenprothese. **a** Normal, **b** Stenose, **c** Insuf-fizienz

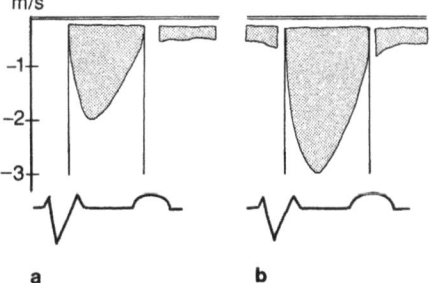

Abb. 2.88 a, b. Stenoseflow bei einer Kipp-scheibenprothese in Aortenposition: **a** Normale funktionelle Stenosierung mit erhöhtem Öff-nungsdruck bei normaler Herzleistung. **b** Ein Jahr später nimmt der Stenoseflow, trotz abge-fallener Herzleistung, zu. Im Verlauf zeigte sich eine zunehmende Stenosierung bei Bindege-webseinwachsungen, die erst später im 2-D-Bild abgrenzbar wurden

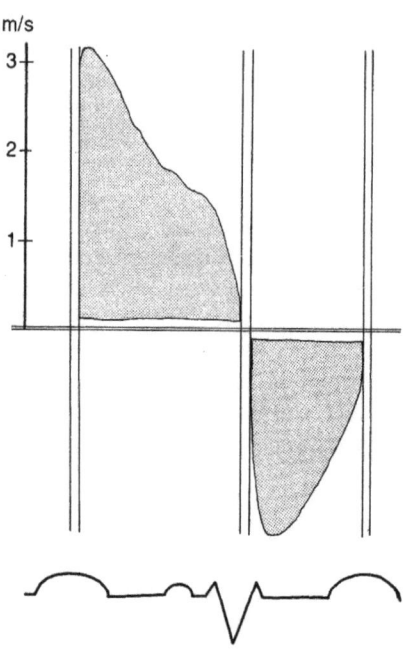

Abb. 2.89. Kippscheibenprothese in Aortenposition: Der Insuffizienzflow ist *farblich kräftig* und strebt einen raschen Druckausgleich an mit Plateaubildung. Man kann aus diesem Befund auf eine mittelschwere AI schließen. Die *scharf abgegrenzten Striche*, vor und hinter dem Blutfluß, werden durch die Klappenbewegung erzeugt

– Öffnungskurve bei einer Protheseninsuffizienz in Mitralposition. Die initiale Öffnungsbewegung erfolgt prädiastolisch. Das Pendelvolumen bewirkt eine vorzeitige, mehrphasische Klappenöffnung. Damit ist die Kurve initial etwas abgerundet (Abb. 2.87c).

● Vitien werden grundsätzlich genauso ausgemessen wie bei nativen Klappen. Bauartbedingte Regurgitationen oder Klappenöffnungsdrücke müs-

sen, je nach Klappentyp, Klappenposition und Herzleistung berücksichtigt werden (Abb. 2.88a und b).

Bei einer Klappeninsuffizienz verändert sich auch der Druckgradient, bedingt durch das Pendelvolumen. Bei Verdacht auf eine AI sucht man das diastolische Flattern des Mitralsegels (Abb. 2.89).

● Ein hohes Herzminutenvolumen kann bei Kunstklappen eine Stenosierung bewirken. Deswegen wird die Herzleistung berücksichtigt.

Literatur

Autenrieth G (1993) Entwicklungslinien in der klinischen Echokardiographie. Herz Kreislauf 361: 367

Badano L (1993) European Heart Journal 14: 1602–9

Bogunovic N, Mannebach H, Ohlmeier H (1982) Atlas der Echokardiographie, Sonderdruck, Boehringer Mannheim

Böhmeke T, Weber K (1995) Echokardiographie. Thieme, Stuttgart

Braunwald E (1992) Heart Disease, 4th edn. Saunders, Philadelphia

Bubenheimer P, Kneissl GD, Dopplerechokardiographie, edition medizin, Chapman & Hall

Classen M, Diehl V, Kochsiek K (1994) Innere Medizin, Krankheiten des Herzens, 3. Aufl., Urban & Schwarzenberg, München

Fehske W (1993 Praxis der Doppler-Echokardiographie. Huber, Bern

Feigenbaum H (1994) Echocardiography, 5th edn. Lea & Febiger, Philadelphia

Harrison's Principles of internal medicine (1994) 13th edn. McGraw-Hill, New York

Haug G (Hrsg) (1994) Streßechokardiographie, Steinkopff, Darmstadt

Herold G (1995) Innere Medizin, Köln

Horstkotte D (1995) In: Paumgartner H, Riekker G (Hrsg) Therapie innerer Krankheiten, 8. Aufl. Springer, Berlin Heidelberg New York Tokyo

Hopf R, Kaltenbach M (1991) Therapieschemata – Kardiologie. Urban & Schwarzenberg, München

Köhler E (1990) Ein- und zweidimensionale Echokardiographie mit Dopplertechnik, 4. Aufl. Enke, Stuttgart

Krahwinkel W (1995) Echokardiographie der künstlichen Herzklappen. Thieme, Stuttgart

Kruck I, Biamino G (1988) Quantitative Methoden der M-mode-, 2D- und Dopplerechokardiographie. Boehringer GmbH, Mannheim

Labovitz, AJ, Williams GA, Dopplerechocardiography, Lea & Febiger, Philadelphia

Riecker G (1991) Therapie innerer Krankheiten, 7. Aufl. Springer, Berlin Heidelberg New York Tokyo

Schmailzl KJG (1994) Kardiale Ultraschalldiagnostik. Blackwell, Berlin

Weihrauch TR (1994) Internistische Therapie, 10. Aufl. Urban & Schwarzenberg, München

Werner (1995) Dtsch Med. Wochenschr 15: 507–514

Woodley M (1992) University of Washington manual of medical therapeutics, Little-Brown & Co., Boston

Aktuelle Literatur beim Autor

Abkürzungsverzeichnis

AD	Aortendissektion
AI	Aorteninsuffizienz
AV	Aortenklappe („aortic valve")
AME	Aortenmittelecho
AML	vorderes Mitralsegel („anterior mitral leaflet")
Ao	Aorta
Ao-cusp-sep	Aortenklappenseparation („aortic cusp separation")
Ao d	Aorta descendens
AÖF	Aortenöffnungsfläche
AT	Anstiegzeit
AS	Aortenstenose
ASD	Vorhofseptumdefekt
AVA	AÖF („aortic valve area")
BS	Björk-Shiley-Klappe
CI	Herzindex („cardiac index")
CW	„continuous wave doppler"
CO	HMV („cardiac output")
Δ p	Druckdifferenz
DCM	dilatative Kardiomyopathie
dias	diastolisch
DZ	Dezelerationszeit
EF	Ejektionsfraktion
EK	Endokarditis
FCR	Flußkonvergenzregion
FS	Verkürzungsfraktion („fractional shortening")
FT	Verdickungsfraktion („fractional thickening")
HI	Herzindex (CI)
HMV	Herzminutenvolumen
HOCM	hypertroph-obstruktive Kardiomyopathie
HPRF	„high pulse repitition frequency"
ICR	Interkostalraum
IVS	Interventrikularseptum
IVSDD	IVS−diastolischer Durchmesser
IVSSD	IVS−systolischer Durchmesser
KM	Kontrastmittel
LA	linker Vorhof (Atrium)
LCC	„left coronary cusp"
LPL	linksparasternaler Längsschnitt

LPQ	linksparasternaler Querschnitt
LRS	Links-rechts-Shunt
LSB	Linksschenkelblock
LSL	Linksseitenlage
LV	linker Ventrikel
LVDD	linksventrikulärer enddiastolischer Durchmesser
LVEDP	„left ventricular enddiastolic pressure"
LVET	„left ventricular ejection time"
LVESP	„left ventricular endsystolic pressure"
LVOT	linksventrikulärer Ausflußtrakt
LVSD	linksventrikulärer endsystolischer Durchmesser
LVPW	„left ventricular posterior wall"
LVPWDD	LVPW−enddiastolischer Durchmesser
LVPWSD	LVPW−endsystolischer Durchmesser
max	Maximum
ME	Morbus Ebstein
mean	Mittelwert
MI	Mitralinsuffizienz
MH	Medtronic-Hall-Klappe
MV	Mitralklappe
MKP	Mitralklappenprolaps
MKPS	Mitralklappenprolapssyndrom
MÖF	Mitralöffnungsfläche
MS	Mitralstenose
MVA	MÖF („mitral valve area")
NCC	„non-coronary cusp"
OC	Omnicarbon-Klappe
PA	Pulmonalarterie
PAP	pulmonalarterieller Druck
PE	Perikarderguß
PEP	Präejektionsperiode
PH	pulmonale Hypertonie
PHT	Druckhalbwertszeit („pressure half time")
PI	Pulmonalsuffizienz
PISA	„proximal isovelocity spheric area"
PV	Pulmonalklappe
PML	hinteres Mitralsegel („posterior mitral leaflet")
PÖF	Pulmonalöffnungsfläche
PS	Pulmonalstenose
PW	„pulsed wave doppler"
RA	rechter Vorhof (Atrium)
RCC	„right coronary cusp"
RCM	restriktive Kardiomyopathie
RF	Regurgitationsfraktion
RLS	Rechts-links-Shunt
RV	rechter Ventrikel
RVDD	rechtsventrikulärer enddiastolischer Durchmesser
RVET	„right ventricular ecjection time"

RVOT	rechtsventrikulärer Ausflußtrakt
RVP	rechtsventrikulärer Druck („pressure")
RVSD	rechtsventrikulärer endsystolischer Durchmesser
SAM	„systolic anterior movement"
SAX	„short axis" (Querschnitt)
SE	Starr-Edwards-Klappe
SJM	St. Jude medical-Klappe
SK	Subkostalschnitt
SKQ	subkostaler Querschnitt
SST	Suprasternalschnitt
SV	Schlagvolumen
SVA	Sinus-valsalva-Aneurysma
sys	systolisch
TEE	„transesophageal echocardiography"
TGC	„time gain compensation"
TI	Trikuspidalinsuffizienz
TÖF	Trikuspidalöffnungsfläche
TS	Trikuspidalstenose
TTE	„transthoracal echocardiography"
TV	Trikuspidalklappe („valve")
UKG	Ultraschallkardiogramm = Echokardiographie
V	„velocity"
VCI	Vena cava inferior
VCA	Vena cava abdominalis
V_{max}	Maximalgeschwindigkeit
V_{mean}	mittlere Geschwindigkeit
VSD	Ventrikelseptumdefekt
VTI	„velocity time integral"
ZVD	zentralvenöser Druck
2-D	zweidimensional
3KB	Dreikammerblick
4KB	Vierkammerblick
5KB	Fünfkammerblick

Sachverzeichnis

Springer-Verlag und Umwelt

Als internationaler wissenschaftlicher Verlag sind wir uns unserer besonderen Verpflichtung der Umwelt gegenüber bewußt und beziehen umweltorientierte Grundsätze in Unternehmensentscheidungen mit ein.

Von unseren Geschäftspartnern (Druckereien, Papierfabriken, Verpackungsherstellern usw.) verlangen wir, daß sie sowohl beim Herstellungsprozeß selbst als auch beim Einsatz der zur Verwendung kommenden Materialien ökologische Gesichtspunkte berücksichtigen.

Das für dieses Buch verwendete Papier ist aus chlorfrei bzw. chlorarm hergestelltem Zellstoff gefertigt und im ph-Wert neutral.

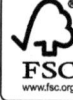